DR. COLBERT
PRESENTA

# LA
# GUÍA
para las
# VITAMINAS y
# SUPLEMENTOS

## DON COLBERT, MD

CASA
CREACIÓN

D1212385

La mayoría de los productos de Casa Creación están disponibles a un precio con descuento en cantidades de mayoreo para promociones de ventas, ofertas especiales, levantar fondos y atender necesidades educativas. Para más información, escriba a Casa Creación, 600 Rinehart Road, Lake Mary, Florida, 32746; o llame al teléfono (407) 333-7117 en Estados Unidos.

*La guía para las vitaminas y suplementos*
por Dr. Don Colbert
Publicado por Casa Creación
Una compañía de Charisma Media
600 Rinehart Road, Lake Mary, Florida 32746
www.casacreacion.com

A menos que se indique lo contrario, el texto bíblico ha sido tomado de la versión Reina-Valera © 1960 Sociedades Bíblicas en América Latina; © renovado 1988 Sociedades Bíblicas Unidas. Utilizado con permiso. Reina-Valera 1960® es una marca registrada de la American Bible Society, y puede ser usada solamente bajo licencia.

Traducido por: www.thecreativeme.net (tr. Ernesto Giménez)
Diseño de la portada: Lisa Rae McClure
Director de Diseño: Justin Evans

Originally published in the U.S.A. under the title:
*Dr. Colbert's Guide to Vitamins and Supplements*
Published by Siloam, A Charisma Media Company, Lake Mary, FL 32746 USA
Copyright © 2016
All rights reserved

Visite la página web del autor: www.drcolbert.com
Copyright © 2017 por Casa Creación
Todos los derechos reservados

Library of Congress Control Number: 2016951625
ISBN: 978-1-62998-902-0
E-book ISBN: 978-1-62999-012-5

Porciones de este libro fueron previamente publicadas por Siloam y Casa Creación bajo los títulos: *Los siete pilares de la salud*, ISBN 978-1-59979-036-7, copyright © 2013; *Cómo revertir la diabetes*, ISBN 978-1-61638-537-8, copyright © 2012; *La dieta "Yo sí puedo" de Dr. Colbert*, ISBN 978-1-61638-038-0, copyright © 2011; *Eat This and Live for Kids*, ISBN 978-1-61638-1387, copyright © 2010; *Fasting Made Easy*, ISBN 978-1-59185-4517, copyright © 2004; *Get Fit and Live!*, ISBN 978-1-61638-0267, copyright © 2010; *Buena salud a través de la desintoxicación y el ayuno*, ISBN 978-1-59185-978-9, copyright © 2006; *Living in Divine Health*, ISBN 978-1-59185-8850, copyright © 2005; *La dieta para reducir su cintura rápidamente*, ISBN

Ni la editorial, ni el autor, están prestando asesoramiento profesional o servicios al lector individual. Las ideas, los procedimientos y las sugerencias en este libro no se deben considerar como un sustituto al tratamiento profesional con su médico. Todo lo relacionado a su salud requiere supervisión médica. Ni el autor, ni la editorial, serán responsables por cualquier pérdida o daño presuntamente provocados por cualquier información o sugerencia de este libro. Le recomendamos encarecidamente que consulte con su médico antes de comenzar un programa de ayuno. Ni la editorial, ni el autor, hacen ninguna garantía. Los resultados individuales pueden variar dependiendo del compromiso y otros factores.

Las recetas de este libro deben seguirse exactamente como están escritas. La editorial no es responsable por sus necesidades específicas de salud o alérgicas que

Impreso en los Estados Unidos de América
17 18 19 20 21 * 7 6 5 4 3 2 1

# CONTENIDO

# ABREVIATURAS

25-hidroxivitamina D3 (25-OHD3)
5-hidroxitriptofano (5-HTP)
5-lipoxygenase (5-LOX)
acetil L-carnitina (ALC)
ácidos alfa-hidroxidos (AHA)
ácido alfa-linolénico (AAL)
ácido clorhídrico (HCL)
ácido docosahexaenoico (DHA)
ácido eicosapentaenoico (EPA)
ácido gamma-aminobutírico (GABA)
ácido gamma-linolénico (GLA)
ácido ribonucleico (ARN)
adenosina difosfato (ADP)
adenosín trifosfato (ATP)
Agencia de Protección Ambiental (EPA)
alcaloides pentacíclicos de oxindol (POAs)
amyotrophic lateral sclerosis (ALS)/ Lou Gehrig's disease
bifenilo policlorado (PCB)
capacidad de absorción de los radicales de oxígeno (CARO)
Centro Nacional para la Salud Integral y Complementaria (NCCIH)
Centro para el Control y Prevención de Enfermedades (CDC)
ciclooxigenasa-2 (COX-2)
coenzima $Q_{10}$ ($CoQ_{10}$)
colesterol HDL (bueno)
colesterol LDL (malo)
contracciones ventriculares prematuras (CVP)
cucharada (cda.)
déficit de atención (DDA)
déficit de atención/trastorno de hiperactividad (TDAH)

dióxido de carbono (CO2)
dehidroepiandrosterona (DHEA)
Departamento de Agricultura de los Estados Unidos (USDA)
Departamento de Salud y Servicios Humanos (DHHS)
De-Stress Formula (DSF)
dicloro-difenil-tricloroetano (DDT)
diindolilmetano (DIM)
esclerosis múltiple (EM)
eosinofilia-mialgia (EMS)
especies reactivas de oxígeno (ERO)
Estudio del Alfa-tocoferol y del Beta-caroteno para Prevención del Cáncer (ATBC)
ethylenediaminetetraacetic acid (EDTA)
fosfatidilserina (PS)
fosfato inorgánico (Pi)
Fructooligosacáridos (FOS)
galato de epigalocatequina (EGCG)
glóbulos rojos (RBC)
glutamato monosódico (GMS)
glutatión (GSH)
Gruppo Italiano per lo Studio della Streptochinasi nell'Infarto Miocardico (GISSI-Prevenzion)
Helicobacter pylori (H. pylori)
hidrato de nicotinamida adenina dinucleotide (NADH)
hiperplasia prostática benigna (HPB)
hormona estimulante de la tiroides (TSH)
hormona luteinizante (LH)
Indol-3-carbinol (I3C)
ingesta adecuada (IA)
ingesta diaria recomendada (IDR)

ingesta máxima tolerable (IMT)

inhibídor selectivo de la recaptación de serotonina (ISRS)

Instituto Nacional de Salud (NIH)

insuficiencia cardíaca congestiva (ICC)

metilenotetrahidrofolato reductasa (MTHFR)

metiltetrahidrofolato (MTHF)

microgramo(s) (mcg)

miligramo(s) (mg)

mililitro(s) (ml)

milímetros de mercurio (mmHg)

movimiento ocular rápido (REM)

n-acetilcisteína (NAC)

NADH quinona oxidorreductasa 1 (NQO1)

nanogramo/mililitro (ng/ml)

oligosacáridos, disacáridos, monosacáridos y polioles fermentables (FODMAP)

onzas (oz.)

Organización Mundial de la Salud (OMS)

óxido nítrico (ON)

p-Fenilendiamina (PPD)

percloroetileno (perc, PCE)

pirroloquinolina quinona (PQQ)

PolyGlycopleX (PGX)

productos finales de glicación avanzada (AGE)

prostaglandina 3 (PG3)

prostate-specific antigen (PSA)

proteína C reactiva (PCR)

Prueba antigénica de anticuerpos celulares de leucocitos (ALCAT)

R-dihidrolipoico (R-DHLA)

regaliz deglicirrizinado (DGL)

S-adenosil metionina (SAM-e)

síndrome de fatiga crónica (SFC)

síndrome del intestino irritable (SII)

síndrome premenstrual (SPM)

Sociedad Anticancerosa de los Estados Unidos (ACS)

superóxido dismutasa (SOD)

tasa metabólica basal (TMB)

Tereftalato de polietileno (PETE)

test de alanina aminotransferasa (ALT)

tiroxina (T4)

trimetilglicina (TMG)

triyodotironina (T3)

valores diarios (VD)

valores diarios de referencia (VDR)

Unidades Internacionales (UI)

US Pharmacopeia (USP)

PARTE I

# LAS CONSECUENCIAS DE NUESTRAS CARENCIAS NUTRICIONALES

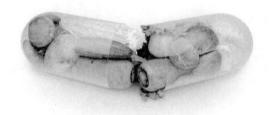

# Capítulo 1

# EL DÉFICIT NUTRICIONAL

AUNQUE HAN PASADO muchos años desde su publicación, existe un estudio que aún las autoridades médicas de todo el mundo citan con frecuencia. Me refiero a una investigación publicada en el *Journal of the American Medical Association*, una de las revistas médicas más prestigiosas de los Estados Unidos, en el año 2002, en la cual se afirma que todos los adultos deberían tomar suplementos multivitamínicos para evitar la aparición de enfermedades crónicas.[1] Los resultados conmocionaron a la comunidad médica. En décadas anteriores, la mayoría de las instituciones médicas insistían en que los multivitamínicos no eran necesarios, porque la gente recibía todas las vitaminas y minerales que necesitaba de los alimentos. Algunos médicos afirmaban que los multivitamínicos solo le producían "una orina muy cara" a la gente.

Pero los resultados obtenidos por estos investigadores contradijeron completamente lo que se pensaba hasta el momento, y con base en datos concretos. Los investigadores analizaron estudios sobre la relación que existe entre la ingesta de vitaminas y varias enfermedades, publicados entre 1966 y 2002, y concluyeron que cuando no se consumen suficientes vitaminas, existe un riesgo mayor de padecer enfermedades crónicas, incluyendo enfermedades cardíacas y cáncer. Lo más recomendable, concluyeron los investigadores, es que los adultos tomen suplementos nutricionales.[2] Aunque el estudio sacudió a la comunidad médica, la tendencia en contra de los multivitamínicos y los suplementos sigue siendo tan fuerte, que algunos doctores todavía se rehúsan a recomendarlos. Insisten en que los suplementos multivitamínicos, así como la mayoría de los otros suplementos, son "terapias alternativas", o que solo se deben recomendar a pacientes enfermos y ancianos, que son los más vulnerables a la deficiencia de vitaminas. Desafortunadamente, estos doctores no se han dado cuenta de todo lo que abarca la deficiencia vitamínica y los problemas que esta crea en la salud del ser humano.

## Las deficiencias nutricionales más comunes[3]

- Vitamina D
- Grasas omega-3
- Vitamina K$_2$
- Magnesio

- Calcio
- Yodo
- Hierro (en las mujeres)
- Vitamina E

- Colina
- Vitamina A
- Vitamina B$_{12}$ (en los adultos mayores)

## Por qué la dieta no es suficiente

En un mundo perfecto, el cuerpo humano obtendría todos los nutrientes que necesita de los alimentos. Las vitaminas y minerales que nuestro cuerpo necesita para desarrollarse *deberían* provenir de los alimentos que consumimos. Sin embargo, los alimentos procesados han sido despojados de muchas de sus propiedades nutritivas. Durante la cocción y el almacenaje también se pierden muchos nutrientes. El ambiente tóxico y las toxinas que hay en la comida, el agua y el aire, combinados con nuestro estilo de vida saturado de estrés, han incrementado nuestros requerimientos nutricionales. Aunque consumiéramos cantidades adecuadas de frutas y vegetales, el contenido nutricional que estos contienen ha disminuido debido al empobrecimiento de los suelos.

Muy poca gente—si es que alguna—recibe todos los nutrientes que necesita exclusivamente de los alimentos, incluso llevando una dieta saludable. Es por ello que los suplementos nutricionales son un pilar de la buena salud, ya que nos proporcionan los nutrientes que podrían faltar en nuestra dieta. Tales nutrientes son componentes esenciales de la salud, y nos protegen de las enfermedades. Sin ellos, corremos el riesgo de sufrir deficiencias de nutrientes.

Es extremadamente difícil obtener toda la nutrición que nuestro cuerpo necesita exclusivamente de la dieta. Tengo varios pacientes que son increíblemente meticulosos con su dieta. Cuidan todo lo que comen, manteniendo un registro de sus alimentos para llevar un control de todo lo que han consumido y cuándo. Algunos son vegetarianos; otros insisten en comer solo alimentos que hayan sido preparados de acuerdo con estándares saludables. Terminan pasando mucho tiempo planificando lo que van a comer, haciendo compras y preparando su comida. En algunos casos, el tiempo y la energía que conlleva planear todo esto, puede consumirles la vida.

### La cura de Dios para los suelos empobrecidos

En los tiempos bíblicos, Dios le dijo a su pueblo que trabajara la tierra durante seis años y que en el séptimo año le dieran a la tierra un "descanso sabático" (Lev. 25:1-7). Al hacer esto, el suelo tendría tiempo de regenerar sus nutrientes.

Como mencioné anteriormente, cuidar la dieta solamente no es suficiente, porque el suelo hoy en día tiene menos nutrientes que nunca. Y si el suelo tiene menos nutrientes, lo mismo ocurre con lo que se siembra en él. En nuestros días, el suelo ha sufrido enormemente en manos de los gigantes de la agroindustria, los cuales siembran, cosechan y producen en gran escala, no con el objetivo de obtener cosechas nutritivas, sino de obtener cosechas que tengan buen aspecto y que puedan durar largos períodos en los anaqueles.

Desafortunadamente, a lo largo del camino se sacrificó la nutrición. Muy atrás quedó la época en la que los agricultores rotaban las cosechas o abonaban sus campos, lo cual preservaba los minerales presentes en los suelos. Actualmente, la agroindustria trabaja los campos en exceso y repone algunos minerales, en vez de permitir que la tierra regenere sus nutrientes de forma natural.

En La Cumbre de la Tierra de 1992 se determinó que Norteamérica tiene los peores suelos del mundo: 85 por ciento de los minerales vitales en ella se han agotado.[4] Esta tendencia es notoria desde 1936, cuando el senado de EE. UU. emitió el Documento 264, que indicaba que el suelo empobrecido de los Estados Unidos ya no proveía a las plantas los minerales necesarios para la nutrición humana.[5]

Los agricultores modernos fertilizan el suelo con un número limitado de nutrientes, principalmente nitrógeno, fósforo y potasio. Estos tres nutrientes ayudan a producir cosechas grandes y hermosas, pero son solo algunos de las decenas de nutrientes que nuestro cuerpo necesita para estar sano. Las manzanas brillantes y las lechugas de color verde intenso se ven atractivas en los anaqueles de los supermercados, pero esa belleza es superficial. Normalmente estos productos carecen de muchos nutrientes, ya que fueron plantados en suelos empobrecidos.

Diversos estudios revelan que los suelos empobrecidos han afectado el contenido de minerales en los vegetales y frutas. Un observador comparó los datos del manual USDA de 1972 con las tablas alimenticias actuales y descubrió que el contenido de nutrientes ha disminuido drásticamente. Por ejemplo, cerca de la mitad del calcio y la vitamina A del brócoli ha desaparecido. El contenido de vitamina A en los vegetales verdes ha disminuido a casi la mitad de sus niveles anteriores. El potasio disminuyó de 400 mg a 170 mg, y el magnesio de 57 mg a solo 9 mg. El coliflor perdió casi la mitad de su contenido de vitamina C, tiamina y rivoflavina. La cantidad de calcio en la piña bajó de 17 a 7 mg. Esta disminución asombrosa de nutrientes tendrá un efecto significativo en nuestra salud con el paso del tiempo.[6]

La lluvia ácida es otro de los responsables de la degradación de los suelos. Hasta la cantidad más pequeña de lluvia ácida hace que el suelo pierda sus nutrientes. Un estudio de treinta años demostró que la lluvia ácida empobreció en 38 por ciento y acidificó los suelos boscosos de un sector en Carolina del Sur.[7] Otro estudio analizó datos nutricionales de la segunda mitad del siglo XX, revelando una baja en las cantidades de proteína, calcio, fósforo, hierro y algunas vitaminas en cuarenta y tres vegetales y frutas diferentes.[8] Creo que el empobrecimiento de los suelos forma parte de la maldición que Dios puso en la tierra después de que Adán y Eva fueron obligados a salir del Jardín de Edén. Pero también creo que, al estar bajo la gracia de Dios, Él nos ha bendecido con las herramientas y los conocimientos que harán que nuestra tierra y nuestro suelo vuelvan a ser ricos en nutrientes.

## Granos buenos: cómo se clasifican

Es casi imposible clasificar los granos, ya que hay que tomar en cuenta todos los elementos involucrados (tamaño, suelo, etcétera). Cada grano es diferente, con su propia textura y sabor. Cada uno contiene diferentes nutrientes, tales como fibra, vitamina B, y trazas minerales, que los productos refinados no contienen. La cebada, la avena, el mijo, el centeno, la quinua y el arroz integral son algunos de los granos más saludables.[9]

## Mala digestión

Otra de las razones por la que necesitamos suplementos nutricionales es la mala digestión. En ocasiones debo realizar pruebas de sangre a mis pacientes para comprobar los niveles de nutrientes intracelulares. Y con mucha frecuencia descubro que tienen deficiencias en algunos de estos nutrientes, aunque lleven una dieta saludable y tomen suplementos. Esto ocurre porque no solo importa lo que comemos, sino también lo que nuestro cuerpo asimila y absorbe.

Se estima que unos cien millones de estadounidenses padecen algún tipo de problema digestivo.[10] Esto significa que aunque consuman alimentos nutritivos, es posible que el cuerpo no absorba los nutrientes adecuadamente. Una de las razones de la mala digestión es la ausencia de enzimas en la dieta. Las enzimas son esenciales para la digestión, la asimilación y la absorción de los alimentos. No obstante, muchos adultos no tienen suficientes enzimas para realizar una digestión normal. Esto puede ocurrir por varias razones:

1. Escogen comida altamente procesada, que carece de enzimas.
2. No mastican los alimentos adecuadamente, lo que dificulta que las enzimas los desintegren. Cada bocado debe masticarse treinta veces.
3. Cocinan los alimentos a altas temperaturas, destruyendo las enzimas que contienen.
4. Consumen cantidades excesivas de líquidos con las comidas, lo cual les "lava" las enzimas.

Además, a medida que envejecemos, nuestra capacidad de crear enzimas disminuye. El estrés también obstaculiza la producción de enzimas digestivas.

## Prueba rápida

La digestión ocurre principalmente en:

A. El estómago　　B. El intestino delgado　　　C. El intestino grueso

Respuesta: B. El intestino delgado

Muchos individuos, en especial los mayores de cincuenta años, tienen bajos niveles de ácido clorhídrico, necesario para la buena digestión. Adicionalmente, millones de estadounidenses consumen antiácidos y otros medicamentos que bloquean el ácido estomacal, como Pepcid, Mylanta, Zantac 75, Prilosec y otras medicinas que reducen el ácido clorhídrico. Otros tienen mala digestión debido al estrés, o a la ingesta de pastillas anticonceptivas u otros medicamentos que afectan la absorción de vitaminas. Todo esto contribuye a la deficiencia de vitaminas y minerales.

La conclusión es que para estar saludables, es casi seguro que necesitemos tomar suplementos nutricionales. En la segunda parte indicaré cuáles se deben tomar y en qué cantidades. En el resto de esta primera parte, hablaré sobre las consecuencias de la falta de nutrientes, como las toxinas que enfrentamos (incluido el estrés), y de qué manera el metabolismo afecta el peso.

# Capítulo 2

# QUÉ HAY EN LOS ALIMENTOS Y EL AGUA QUE CONSUMIMOS

IMAGINE QUE TIENE dos estantes en su cocina, uno con la etiqueta "Comida muerta" y el otro con la etiqueta "Comida viva". La etiqueta de la comida muerta dice: "Esta comida lo hará más propenso a las enfermedades, le ocasionará enfermedades degenerativas como la diabetes, problemas cardiovasculares y artritis, y además le generará sobrepeso. También le ocasionará fatiga y tendrá un riesgo mayor de desarrollar hipertensión y altos niveles de colesterol". En la etiqueta de la comida viva, por el contrario, dice: "Esta comida protegerá su cuerpo del cáncer, de las enfermedades cardíacas, del mal de Alzheimer, de todas las enfermedades degenerativas y de la obesidad, al mismo tiempo que fortalecerá su mente, lo energizará y lo hará sentir animado".

Esta es la decisión dura pero realista que todos debemos tomar. Si usted es un estadounidense promedio, es probable que ingiera hasta cinco libras (2.27 kg.) de comida al día.[1] Eso significa que aproximadamente setenta toneladas de comida pasarán por su tracto intestinal a lo largo de su vida y serán asimilados por su cuerpo.

## Vivir más, pero, ¿mejor?

La esperanza de vida en Estados Unidos aumentó a 78, 8 años en 2012, según un informe del Centro para el Control y Prevención de Enfermedades. La pregunta es: ¿Es esta vida más larga de mejor calidad? Aproximadamente setenta millones de adultos, casi uno de cada tres, presentan alta presión sanguínea. Más de un tercio sufre de obesidad. Ambos padecimientos dejan al individuo sintiéndose inútil y poco saludable.[2] Se estima que el mal de Alzheimer casi se triplicará para el 2050.[3]

¿De cuál estante comerá usted? Recuerde, esto no es algo que yo estoy inventando. En su alacena, en su congelador y en su nevera hay en este momento alimentos que llevan a la vida o a la muerte. Quizás estén todos mezclados. La mantequilla de maní procesada junto al aceite de oliva extravirgen, y los copos de avena junto a una bolsa gigante de papas fritas.

Para ayudarle a entender mejor nuestra necesidad de vitaminas y suplementos, me gustaría explicarle cómo los alimentos que ingerimos afectan nuestra salud y por qué los alimentos hoy en día no contienen todos los nutrientes que necesitamos. Esta realidad puede empeorar si no consumimos alimentos vivos, que contribuyan con la salud. Todo lo que nos llevamos a la boca tiene el potencial de producir vida o muerte. Aunque la comida es una recompensa que puede traer bendición, ingerir la comida incorrecta puede traer maldiciones de mala salud.

## "¿POR QUÉ ES IMPORTANTE LO QUE COMO?"

*No* todos los alimentos son iguales. En efecto, alguna comida no debería ser denominada como tal, sino "producto consumible" o "producto comestible, pero desprovisto de nutrientes".

Dios creó alimentos vivos para nuestro consumo. Estos se encuentran en un estado crudo o semicrudo. Las frutas, los vegetales, los granos, las semillas y los frutos secos están espléndidamente empacados en hermosos envoltorios llamados cáscaras y pieles. La comida viva se ve sólida y saludable. No se le ha añadido químicos. No se le ha blanqueado, ni ha sido alterada químicamente. Fue recolectada, cosechada y exprimida; no procesada, empacada y colocada en un anaquel. La comida viva es fácilmente *reconocible* como comida.

---

### La lista del Dr. Colbert de las peores grasas para consumir

- Grasas y grasas trans hidrogenadas y parcialmente hidrogenadas
- Grasas saturadas en exceso
- Grasas poliinsaturadas en exceso
- Grasas de fritura sumergida en aceite

---

La comida muerta es todo lo contrario. Es comida viva que ha caído en manos humanas y ha sido alterada de todas las formas imaginables, con el fin de que dure el mayor tiempo posible a temperatura ambiente. Los productores la fabrican lo más adictiva posible. Añaden cantidades considerables de azúcar, con nombres como: "dextrosa", "sirope de maíz", "fructosa", "glucosa", y cualquier cosa que termine en "osa". También crean grasas sintéticas, mediante la mezcla de varios aceites que se calientan a temperaturas peligrosamente altas, destruyendo los nutrientes. El resultado es algo totalmente diferente: una sustancia mortal, espesa y tóxica. Este compuesto, denominado aceite "hidrogenado" o "parcialmente hidrogenado", es un ingrediente común en la dieta estadounidense y está presente en la mayoría de las comidas procesadas.

La comida muerta entra en nuestro cuerpo como un intruso. Componentes químicos, como preservativos, aditivos y agentes blanqueadores, hacen estragos en el hígado. Las grasas creadas por el hombre se acumulan en las membranas de las células, incorporándose en nuestro cuerpo o almacenándose en forma de grasa. Comienzan a formar placa en las arterias.

## ALIMENTOS "FRANKENSTEIN"

¿Por qué me opongo tanto a las comidas fabricadas por el hombre, como las comidas rápidas o los alimentos procesados? No solo por la cantidad de sodio que contienen, sino por su alto contenido de azúcares y grasas tóxicas (las cuales podríamos llamar "Los grandes 3"). Estos alimentos son verdaderos asesinos en la típica dieta estadounidense.

A esta comida procesada que ayuda a engordar a tanta gente yo la llamo alimentos "Frankenstein". Son una pesadilla y la razón principal por la que debemos limitar nuestra ingesta de alimentos procesados, como el pan blanco, el arroz blanco instantáneo, las galletas saladas, las papas fritas y las chucherías. Si procesar la comida la hiciera más saludable, yo sería su principal defensor. Pero los alimentos procesados son, sin excepción, más altos en harinas, azúcares, sal, y aditivos y grasas tóxicas. El proceso de fabricación de estos alimentos elimina valiosas vitaminas, minerales, fibra, enzimas, fitonutrientes y antioxidantes. La mayoría de los alimentos procesados tienen un alto índice glicémico y aumentan nuestros niveles de azúcar, ocasionando aumento de peso e inflamación, y son además la puerta de entrada de la mayoría de las enfermedades degenerativas.

Con los alimentos muertos, procesados, nos quedamos con lo peor y nos perdemos de lo mejor. Además, las empresas contratan las mentes y los químicos más brillantes para que hagan sus productos lo más adictivos posibles, de manera que no podamos comer solo un poco. Ellos saben cómo crear apariencia, sabores, texturas, sensaciones y olores a los que la gente no se puede resistir.

Ya es hora de que desterremos los siguientes alimentos muertos de nuestra vida. En la próxima parte enumeraré algunos de los alimentos que debemos eliminar o reducir drásticamente.

## LO MALO Y LO FEO

**Glutamato monosódico (GMS)**

Un ingrediente común, así como uno de los más peligrosos y mejor disfrazados en la comida procesada, es el GMS (glutamato monosódico). El GMS es la sal sódica de un aminoácido llamado ácido glutámico, y tiene una apariencia similar a la del azúcar o la sal. El GMS no altera el sabor de la comida de la misma manera que lo haría la sal u otros condimentos. Lo que hace es "mejorar" el sabor aumentando la sensibilidad de nuestras papilas gustativas. Es decir, este ingrediente engaña a nuestro cerebro para que piense que la comida sabe bien. Muchos fabricantes de alimentos añaden GMS para estimular el apetito y hacernos adictos a sus productos. Los investigadores descubrieron que las ratas que habían recibido GMS aumentaron su consumo de comida en cuarenta por ciento.[4]

## Reacciones adversas

Generalmente, cuanto más salada o procesada es la comida, más GMS o "glutamato libre" contiene.

El glutamato, o ácido glutámico, viene en una versión unida y en una versión suelta. Ambas se encuentran en los alimentos naturales ricos en proteínas, como la mayoría de las carnes, la mayoría de los productos lácteos, las algas, hongos, tomates, productos de soya fermentada, extractos de levadura, proteínas hidrolizadas, frutos secos y legumbres.

Solo la forma "suelta" puede mejorar el sabor de la comida. El ácido glutámico libre se metaboliza en GMS en el cuerpo. Casi todo el GMS que ingerimos proviene de alimentos procesados como sopas, cremas, aderezos de ensalada, salsa de soya, salsa inglesa, carnes procesadas y alimentos congelados. También se encuentra en las galletas saladas, papas fritas y nachos. No solo está presente en la mayoría de los productos procesados que compramos, sino también en otros alimentos procesados, como productos de pollo frito, salchichas, mezcla de huevos revueltos, y en los filetes de pollo a la parrilla que son vendidos en restaurantes y cadenas de comida rápida, incluyendo Chick-fil-A y KFC.

Estudios confirman que el GMS que consumieron animales de laboratorio les produjo lesiones cerebrales en el hipotálamo. Casi todos los neurocientíficos están de acuerdo en que el ácido glutámico (presente en el GMS) es un neurotóxico que destruye las neuronas, estimulándolas hasta la muerte. El GMS puede dañar el hipotálamo, el órgano encargado de controlar el apetito. Un hipotálamo dañado puede llevar a desarrollar un apetito desenfrenado. El GMS también estimula al páncreas, produciendo más insulina. El azúcar en la sangre normalmente baja debido al exceso de insulina y nos hace sentir hambrientos. Es por ello que tantos individuos sienten deseos de comer aproximadamente una hora después de haber consumido alimentos que contienen GMS. El GMS también bloquea el mensaje al cerebro de que estamos llenos o satisfechos.

### Alimentos y bebidas con alto contenido de azúcar

El azúcar refinado es un producto hecho por el hombre, a diferencia del azúcar natural con fibra que está presente en la comida viva. ¿Por qué es tan dañino el azúcar refinado? Porque es un producto inflamatorio que nos hace ganar peso. Cuando ingerimos azúcar en exceso, nuestro cuerpo se programa para almacenar grasas. Es por ello que la mayoría de los diabéticos aumenta de peso cuando comienzan a tomar insulina, a veces hasta veinte o treinta libras. El azúcar crea un ciclo de ansias por más azúcar que aumenta los niveles de insulina. La insulina es una hormona poderosa que le indica al cuerpo que debe almacenar más grasa.

## ¿Refrescos dietéticos o regulares? He ahí el dilema

Muchos creen que los refrescos de dieta ayudan a perder peso, pero un estudio reveló lo contrario. Este estudio, cuya recolección de datos se extendió durante ocho años, demostró que el riesgo de aumentar de peso tomando una o dos latas de refresco al día es de 32, 8 por ciento, pero que tal riesgo aumenta a 54, 5 por ciento si el refresco es de dieta.[5]

Además, el azúcar perjudica nuestro sistema inmunológico, afectando temporalmente los linfocitos T, que nos protegen de los virus, y los linfocitos B, que producen anticuerpos.

El azúcar también afecta los glóbulos blancos en la sangre, denominados fagocitos, que nos protegen de las bacterias. Además, alimenta las células cancerígenas, y está relacionado con enfermedades conductuales. Existe un fuerte vínculo entre el consumo excesivo de azúcar y el déficit de atención/trastorno de hiperactividad (TDAH).

El azúcar produce osteoporosis, debido a que crea un ambiente ácido en los tejidos que ocasiona que nuestro cuerpo canibalice sus propios huesos. Si no ingerimos suficiente calcio en nuestra dieta, nuestro cuerpo lo extrae de los huesos y dientes para reequilibrar el pH, lo que nos puede llevar a desarrollar pérdida ósea u osteoporosis.

Y eso no es todo: el azúcar también agrava los problemas de hongos, contribuye con la diabetes tipo 2, eleva el colesterol y acelera el proceso de envejecimiento.

### Harina blanca

El pan blanco es una mala opción alimenticia. Cuando se le añade agua al pan blanco, se forma una pasta pegajosa que estriñe nuestro cuerpo. ¡Dicen que es tan espesa que se puede usar para pegar papel tapiz! Aporta pocos ingredientes nutritivos (incluso con todas las vitaminas y minerales añadidos que ostenta el empaque) y se convierte en azúcar rápidamente. Esta "harina enriquecida" es cualquier cosa, menos un producto enriquecido.

En pocas palabras, el pan blanco es otro ejemplo de cómo la comida maravillosa provista por Dios es arruinada antes de llegar al consumidor final. Todos los panes provienen del grano entero. Para fabricar el pan blanco, el productor extrae la cáscara externa del grano, con toda su fibra saludable y su vitamina B. Luego extrae el nutritivo germen de trigo. Tanto la fibra como el germen de trigo *son vendidos en las tiendas de comida saludable*, mientras que la harina blanca es enviada al mercado convencional para ser transformada en pan, bollos, hojaldre, galletas, pasta y otros productos.

## Comida rápida

El estadounidense promedio consume tres hamburguesas y cuatro raciones de papas fritas a la semana. En 1970, los estadounidenses gastaron aproximadamente 6 mil millones de dólares en comida rápida. Para el año 2000, el gasto había ascendido a más de 110 mil millones de dólares.[6] Este gasto en comida rápida superó al gasto en computadoras personales, programas informáticos, automóviles nuevos y educación superior, todos juntos. Y la tendencia no se ha revertido. En marzo de 2015, por primera vez en la historia, las ventas en restaurantes y bares superaron a los gastos de supermercado.[7]

La comida rápida contiene cantidades especialmente altas de grasas trans, de las cuales hablaré más adelante. La acrilamida es un químico tóxico que se forma por la combustión de aceite e hidrocarburos. Es altamente cancerígeno—está particularmente asociado con el cáncer de colon—y debe evitarse. La acrilamida hace mutar el ADN celular. Las papas fritas son uno de los principales alimentos que contienen acrilamidas.

*Carnes mortales.* Es mejor ingerir estas carnes solo de vez en cuando. La lista está encabezada por el hígado y los riñones. Al ser órganos que se encargan de filtrar las toxinas, contienen muchas de ellas. Evitemos estas carnes a toda costa.

Los fiambres y carnes empacadas, como la boloña, el salami, las salchichas, la tocineta y el jamón procesado, normalmente son altos en grasas saturadas, están asociadas con enfermedades cardíacas, y siempre contienen grandes cantidades de sal. También contienen montones de nitritos y nitratos, que son nombres elegantes para designar sustancias dañinas que pueden formar químicos cancerígenos llamados nitrosaminas o compuestos n-nitrosos. Estos componentes están asociados al cáncer de vejiga, esófago, estómago, cerebro y cavidad bucal. La tocineta y las salchichas también son altas en grasas saturadas y químicos.

## Grasas

Las grasas proporcionan un sabor delicioso y le dan una "textura" especial a los alimentos, pero a un precio peligrosamente alto. Hay grasas que matan (las grasas trans o las grasas hidrogenadas y parcialmente hidrogenadas); grasas que en exceso pueden matar, pero que son saludables si se consumen con moderación (grasas saturadas y poliinsaturadas); y grasas saludables (grasas omega-3 y grasas monoinsaturadas).

Las grasas que debemos evitar son los ácidos grasos trans, comúnmente llamadas "grasas trans", como las grasas hidrogenadas y parcialmente hidrogenadas. Debemos limitar el consumo de grasas saturadas y poliinsaturadas. Las grasas saturadas se encuentran principalmente en las grasas animales. Es sólida a temperatura ambiente y eleva significativamente los niveles de colesterol LDL o colesterol malo. Las grasas poliinsaturadas se encuentran en productos como la mayonesa, los aderezos para ensaladas, el aceite de cártamo elaborado a altas temperaturas, el aceite de girasol y el aceite de maíz.

*Las grasas trans.* Incluyen grasas hidrogenadas o parcialmente hidrogenadas. Se originaron hace más de un siglo. Un científico alemán patentó un proceso de hidrogenación en 1902 que consistía en mezclar los aceites más baratos, como soya, maíz, semilla de algodón y canola, con un catalizador metálico, normalmente de níquel. El aceite es pasado por gas de hidrógeno a alta presión en un reactor a alta temperatura que fuerza el hidrógeno a través de él hasta que queda saturado. Se le añaden emulsificadores, se desodoriza a altas temperaturas y se limpia al vapor. La margarina es un ejemplo de un producto que contiene aceites hidrogenados. Esta debe ser blanqueada para ocultar su color gris, luego es teñida y finalmente se le añade un sabor parecido al de la mantequilla.

## Grasas peligrosas

Cuanto más sólida sea la grasa hidrogenada, más peligrosa es para nuestro cuerpo.

Al añadir átomos de hidrógeno a las grasas y aceites líquidos, estos últimos permanecen en estado sólido a temperatura ambiente. Esto significa que es mucho menos probable que se descompongan, lo cual prolonga su vida útil. No obstante, este proceso altera la estructura química de la grasa y la convierte en un "ácido graso trans" sintético que se convierte en enemigo del corazón, ya que eleva los niveles de colesterol LDL (malo) y baja los niveles de colesterol HDL (bueno). Se ha descubierto que las grasas trans son más dañinas para las arterias que las grasas saturadas, y están asociadas a enfermedades del corazón y cáncer.

Estas grasas dañinas están presentes en casi todos los productos disponibles en el supermercado: hojaldres, enrollados, cereales, barras energéticas, galletas saladas y comida procesada o empacada. Las grasas dañinas también están presentes en la sección de panadería en forma de donas, dulces, galletas, pasteles, tartas y otros productos.

*Grasas saturadas.* Estas grasas normalmente forman parte de los productos animales, y casi nunca están presentes en las frutas y vegetales. Los alimentos altos en grasas saturadas incluyen casi todos los productos de los menús de los restaurantes de comida rápida (como las hamburguesas y las tiras de pollo), los productos lácteos y la comida frita comercial, así como alimentos procesados, como: galletas, pasteles, donas, tartas y dulces.

## Mantecas grasosas

Las mantecas clarificadas, como la manteca de carne, cerdo, pollo, pato, ganso, la grasa de tocino, e incluso la manteca de pavo, contienen la enorme cantidad de 44, 8 gr de grasa saturada por cada ración de 3, 5 onzas. Así que, la próxima vez que vaya a cocinar esos frijoles verdes, ¡piénselo dos veces antes de untarle grasa de tocino! [8]

Las grasas saturadas también están en las carnes curadas, como: tocinetas, salchichas, jamones, fiambres, boloñas, salamis y pepperonis. Las carnes rojas, el pato y la carne de ganso, también son bastante altos en grasas saturadas. Algunos aceites vegetales, como el aceite de coco, el aceite de nuez de palma y el aceite de palma, son también altos en grasas saturadas.

Yo recomiendo una ingesta limitada de estas grasas, no su total eliminación, ya que si son consumidas con moderación, traen beneficios al cuerpo. Las grasas saturadas mejoran el sistema inmunológico y permiten que el calcio se incorpore a los huesos. *Con moderación* significa que no más del seis por ciento de nuestra ingesta calórica diaria debe provenir de grasas saturadas.[9] Las grasas saturadas en cantidades moderadas también protegen el hígado de toxinas, ayudan a prevenir el cáncer de mama y de colon, y ayudan a perder peso.

*Las grasas poliinsaturadas (grasas omega-6).* Las grasas poliinsaturadas se oxidan mucho más rápido de las grasas monoinsaturadas. Esta es la razón por la que estas grasas se descomponen tan rápido. Las grasas poliinsaturadas son líquidas a temperatura ambiente, cuando están refrigeradas y cuando están congeladas. Hay dos tipos de grasas poliinsaturadas: grasas omega-3 y grasas omega-6.

Cuando los aceites poliinsaturados, como el aceite de maíz, el aceite de cártamo, el aceite de girasol, el aceite de sésamo, los aderezos comerciales para ensalada, etcétera, son usados para cocinar, especialmente para freír, la oxidación ocurre aun más rápido. La oxidación también ocurre en las arterias cuando los radicales libres atacan las grasas poliinsaturadas, que son transportadas en el colesterol LDL.

Es mucho más probable que el colesterol oxidado forme placas dentro de las arterias o en las paredes arteriales. Cuando las grasas se descomponen a través de la oxidación, forman sustancias que ocasionan coágulos de sangre e inflamación, todo lo cual hace que el flujo de sangre sea más difícil.

Las grasas poliinsaturadas no son el peor tipo de grasas, pero tampoco el mejor. Provienen de fuentes saludables, pero podrían estar demasiado procesadas cuando llegan al consumidor final. Ingerir demasiadas grasas poliinsaturadas aumenta la inflamación, la cual está asociado con enfermedades cardíacas, artritis, cáncer y mal de Alzheimer. Sin embargo, las grasas poliinsaturadas son esenciales para la vida y deben ser consumidas diariamente en pequeñas cantidades. La mejor manera es consumiendo pequeñas porciones de pecanas, almendras, nueces brasileras, piñones, pistachos y nueces comunes. Si necesita usar aceite vegetal, utilice cantidades pequeñas de grasas poliinsaturadas prensadas al frío (aceite de maíz, linaza, cáñamo, semilla de calabaza, cárcamo, soya y girasol). Estos aceites suelen estar disponibles en la mayoría de las tiendas naturistas.

## LA VALIOSA AGUA

El agua es el nutriente más importante que existe. Está relacionada con todas las funciones de nuestro cuerpo. Podemos vivir de cinco a siete semanas sin comida, pero un adulto promedio puede sobrevivir solamente de cinco a siete días sin agua.[10]

A pesar de sus cualidades esenciales y vitales, hay mucha gente que nunca bebe agua. Como resultado, viven en un estado de semideshidratación, manifestando algunos síntomas irritantes, pero nunca se dan cuenta del motivo. A algunos no les gusta el sabor del agua, o nunca aprendieron la importancia de beberla. Tal vez sus padres les daban jugos, batidos, leche, o cualquier cosa, menos agua. En consecuencia, mucha gente pasa el día pasando de una bebida cafeinada o azucarada a otra. No sospechan que toda esa cafeína y azúcar en realidad les están robando el agua de sus cuerpos, y que le hacen más mal que bien.

### Lo básico sobre el $H_2O$

Se pierden de dos a tres tazas de agua al día solamente por la transpiración, en un nivel de actividad normal. En niveles de actividad más elevados, se puede sudar alrededor de un litro de agua. Nuestro cuerpo también pierde agua diariamente a través de la orina, la eliminación y la exhalación.[11]

En mis consultas atiendo constantemente a personas que necesitan urgentemente agua limpia y natural en sus cuerpos. Han descuidado el pilar fundamental de la salud, y sus cuerpos y mentes pagan un precio terrible por ello. En su primera consulta se quejan de dolores de cabeza, de espalda, artritis, problemas cutáneos, digestivos, etcétera. A veces ya han consultado otros médicos que les han prescrito medicamentos que no abordan el verdadero problema, sino que solo tratan los síntomas. Esto es similar a la luz roja de advertencia que parpadea en el tablero del automóvil para informarnos que debemos revisar el motor. Si decidimos eliminar el fusible para apagar la luz, en vez de llevar el automóvil a revisión, en algún momento arruinaremos el motor. Lo mismo pasa con nuestro cuerpo.

¿Qué porcentaje de agua contiene el cuerpo de un hombre adulto promedio?

A. 40–50 por ciento    B. 50–60 por ciento    C. 62–65 por ciento

Respuesta: C. El cuerpo de un hombre adulto promedio está compuesto de agua en un 62 a 65 por ciento, en comparación con las mujeres, cuyos cuerpos están compuestos en un 51 a 55 por ciento de agua. Los hombres tienen más agua en el cuerpo porque generalmente tienen más masa muscular, mientras que las mujeres tienen un porcentaje más alto de grasa corporal.[12]

Mi esposa Mary y yo hemos perdido la cuenta de la cantidad de gente que asiste a nuestros seminarios, y nos dice: "Tenía tal o cual problema, pero seguí su consejo y comencé a tomar agua, y el problema desapareció". Se comienza a perder el exceso de peso, los problemas de artritis desaparecen, y la presión sanguínea alta comienza a volver a la normalidad. Si parece un remedio milagroso, ¡es porque lo es! Dios nos creó para que nuestra vida dependa del agua.

## AGUA DAÑINA

Ahora que lo he convencido (eso espero) de cuánto necesitamos del agua, debo añadir lo siguiente: no toda el agua es igual. Aunque debemos tomar grandes cantidades de agua, tiene que ser el tipo correcto de agua. El agua del grifo no lo es. Me encantaría decirle que toda el agua es igual, independientemente de donde venga, y que nuestro cuerpo filtra naturalmente cualquier "cosa mala". Pero no es verdad. Cuando hay sustancias dañinas en el agua, estas sustancias pasan a nuestro cuerpo. Para más información, por favor consulte *Los siete pilares de la salud*.

Aunque nuestro cuerpo necesita agua, el agua del grifo no es la mejor opción. Estoy convencido de que esta agua disminuye poco a poco la calidad de vida. Aunque no podamos permitirnos un sistema de filtrado de doscientos dólares, podemos comenzar por adquirir una jarra sencilla con sistema de filtro, como las que fabrica ZeroWater. Es posible encontrar una opción que se ajuste a nuestro presupuesto. El agua de grifo es buena para regar el jardín, para lavar la ropa, y para el inodoro, pero no para tomarla.

*Capítulo 3*

# FUENTES INESPERADAS DE TOXINAS

D IARIAMENTE SOMOS BOMBARDEADOS con toxinas. Aunque no estemos conscientes de ello, las toxinas entran en nuestro cuerpo a través del aire que respiramos, los alimentos que comemos, el agua que tomamos, y el contacto directo con nuestra piel. Hay algunas fuentes asombrosas de toxinas a las que también debemos prestar atención.

## TOXINAS COMUNES

Estas son las vías principales por las que las toxinas entran a nuestro cuerpo:

### La contaminación del aire

Lamentablemente, la mayoría del aire que existe en el planeta está sucio. En las principales áreas metropolitanas, e incluso en áreas más pequeñas donde existen plantas químicas y otras instalaciones industriales, el smog es tan común que la gente ya casi ni lo nota. En las áreas rurales de Estados Unidos los pesticidas, el polvo y el ozono contribuyen con el problema. El monóxido de carbono que proviene de los autobuses, automóviles y aviones; los metales pesados y los químicos de las fábricas y refinerías; y el humo proveniente de los incendios forestales y la agricultura, contribuyen con la ensalada de gases que respiramos.

### Problemas domésticos

A veces, el aire dentro de nuestra vivienda puede ser tan malo como el de afuera, e incluso peor. Los productos químicos, las bacterias, el moho y las bacterias mohosas quedan atrapadas y circulan una y otra vez por los sistemas de calefacción y aire acondicionado de los inmuebles. Lo mismo ocurre con los compuestos químicos que se utilizan en construcción. Las alfombras nuevas y las planchas de madera liberan formaldehido en el aire que respiramos. Las pinturas liberan solventes no saludables.

Fumar cigarrillos es una gran amenaza para la salud en muchos hogares. Aunque muchos municipios y estados han aprobado la prohibición de fumar en lugares públicos, millones de personas todavía fuman al aire libre (¿alguna vez ha pasado por el "área de fumadores" en la parte exterior de un hospital?). Según la Sociedad Americana contra el cáncer (ACS, por sus siglas en inglés) cerca de la mitad de los estadounidenses que aún fuman morirán a causa de ese hábito. Según la ACS, fumar cigarrillos es la causa número uno de cáncer de pulmón, y se esperaban más de 221 000 casos nuevos (de más de 1,6 millones en total) en el 2015. En total, para ese año la sociedad pronosticó más de 589 000 muertes por cáncer.[1]

## Y el ganador es…

Treinta por ciento de las muertes por cáncer son atribuidas al consumo de tabaco, igualando a la obesidad en el primer lugar de los factores de riesgo asociados con esa enfermedad.[2]

### Comida

Casi todos los productos no orgánicos corren el riesgo de estar contaminados con pesticidas, herbicidas, parásitos y químicos. Estas toxinas y microbios terminan en nuestros alimentos y nuestro cuerpo.

Los pesticidas son extraídos de la comida en el tracto intestinal del animal, y lo que el hígado de ese animal no puede desintoxicar, queda almacenado en su tejido adiposo. Cuando consumimos carne, todo eso llega a nuestro tejido adiposo, incluyendo el tejido adiposo del cerebro.

Si comemos alimentos procesados, le abrimos la puerta a una cantidad de sustancias químicas como colorantes artificiales, agentes saborizantes, preservativos químicos, emulsificadores, texturizadores, humectantes, gases de maduración, agentes blanqueadores, y sustitutos del azúcar como el aspartamo. Estos aditivos químicos normalmente son derivados de (prepárese) petróleo o alquitrán mineral. Los agentes blanqueadores pueden ser tan tóxicos, que en Alemania su uso en la harina está prohibido desde 1958.[3]

Otras sustancias comunes, pero extremadamente peligrosas, son los pesticidas. Algunos fueron prohibidos en Estados Unidos, pero aún se utilizan en países de los cuales importamos productos, por lo que estas sustancias químicas prohibidas igualmente terminan en nuestros platos. Otros químicos tóxicos, como el DDT (dichloro-diphenyl-trichloroethane) y los PCB (polychlorinated biphenyls), fueron prohibidos en Estados Unidos hace décadas, pero como estos químicos siguen estando en el agua, la tierra y el aire, los peces y los productos de origen animal continúan siendo grandes vehículos de DDT y PCB. El DDT fue desarrollado como pesticida en la década de 1940, y los PCB fueron creados y utilizados por primera vez como refrigerantes a finales de la década de 1920. La Agencia de Protección Ambiental (EPA, por sus siglas en inglés) clasifica el DDT y los PBC como posibles cancerígenos para los seres humanos, ya que ambos causan cáncer de hígado en animales de laboratorio.[4]

Los parásitos son otros enemigos que se encuentran en nuestros alimentos. Una encuesta realizada entre varios laboratorios públicos reveló que 15,6 de los especímenes evaluados contenía algún tipo de parásito.[5] Quienes consumen más alimentos crudos tienen mayor predisposición a sufrir infecciones por parásitos. El manejo poco adecuado de los alimentos también nos expone a los parásitos intestinales.[6] Muchas veces los empleados de los establecimientos de comida no se lavan las manos antes de manipular los alimentos, y todo eso termina en nuestro plato.

## EVITEMOS EL METAL PESADO

No me refiero a la música rock. Estoy hablando de sustancias como mercurio, cadmio, aluminio y plomo. Algunos individuos tienen tanto metal en su cuerpo, que necesitan tratamiento de quelación oral, intravenoso, o en forma de supositorios, para expulsarlos de su cuerpo. Una de mis pacientes sufría la enfermedad de Lou Gehrig. Los neurólogos decían que le quedaban pocos meses de vida. Apenas podía caminar con ayuda de un andador, por lo que con frecuencia debía usar una silla de ruedas. Después de enterarme que esta paciente había fumado durante cuarenta años, le hice una prueba de metales y descubrí que los niveles de cadmio en su orina estaban por la nubes. Comencé a quelar el metal de su cuerpo. Después de un tiempo, pudo trabajar tiempo completo. El neurólogo dijo más tarde que se había equivocado en el diagnóstico.

Diariamente debemos consumir alimentos o suplementos con clorofila, combinados con suplementos que contengan germinado de trigo, germinado de centeno, germinado de avena, algas saludables, y otros productos que nos ayuden a expulsar los metales pesados (para más información, consulte mis libros *What You Don't Know May Be Killing You* y *Get Healthy Through Detox and Fasting*.[7])

Otra fuente de toxinas para millones de personas está en sus propios dientes. Las amalgamas, también conocidas como platinos, contienen cincuenta por ciento de mercurio, además de estaño, cobre o plata. Aproximadamente un millón de personas se colocan amalgamas cada semana. Las amalgamas originales, fabricadas entre 1850 y 1974, liberaban mercurio lentamente durante más de treinta años. Sin embargo, desde 1974 las amalgamas liberan suficiente mercurio en el cuerpo para ocasionar problemas de tres a cinco años después.[8] Una amalgama normal contiene 750 000 mcg de mercurio y libera 10 mcg de mercurio al día.[9]

Cuando el mercurio entra en la membrana de una célula, los sistemas inmunológicos del cuerpo pueden terminar identificándola como una célula anormal que debe ser destruida. El sistema inmunológico puede entonces formar anticuerpos contra las células normales de nuestro cuerpo, ya que al contener mercurio parecen anormales. Esto puede originar artritis reumatoide, tiroiditis de Hashimoto, dolores musculares, lupus y otras enfermedades autoinmunes. Quienes sufren intoxicación por metales pesados, como ocurre en el caso de la lenta liberación de mercurio de las amalgamas dentales, normalmente no lo notan a la primera porque los síntomas aparecen lentamente. La víctima simplemente se siente mal y dice cosas como: "No sé qué me pasa. Simplemente no me siento bien, me siento muy cansado".

Durante muchos años, la comunidad odontológica sostuvo que el mercurio estaba muy bien mezclado con otros componentes metálicos y que no se escapaba de las amalgamas dentales. Pero investigaciones han demostrado que los vapores de mercurio sí se liberan durante la masticación y el cepillado. Lo mismo ocurre cuando entra en contacto con alimentos calientes o ácidos. Un estudio demostró que los niveles de vapor de mercurio en la boca luego de masticar eran cincuenta y cuatro veces más altos en personas con amalgamas que en personas sin ellas.[10] Ahora sabemos que es físicamente imposible que el mercurio se quede "encerrado" en la amalgama cuando esta es colocada en una pieza dental.

La Agencia para Sustancias Tóxicas y el Registro de Enfermedades clasifica al mercurio como la tercera sustancia más tóxica conocida por el hombre,[11] más tóxica que el plomo, el cadmio y el arsénico. Todavía me sorprende que los odontólogos la coloquen en las bocas de sus pacientes. Cuando un odontólogo retira una amalgama, la Administración de la salud y seguridad ocupacional le exige que la coloque en un contendedor para residuos biológicos sellado.

## Dentro de la boca

Si usted tiene una amalgama es probable que desee retirársela, pero tenga mucho cuidado. Muchos odontólogos han compartido historias de horror de pacientes que quedaron en peor estado luego de solicitar la remoción de sus amalgamas.

Existe una forma segura de hacerse retirar las amalgamas. Comience por buscar un buen odontólogo biológico, que esté al tanto de los peligros del mercurio y conozca bien la manera correcta de retirar las amalgamas. Tal vez le haga una prueba de masticación controlada para determinar la cantidad de mercurio que expulsan sus amalgamas. Podría realizar lecturas eléctricas de sus amalgamas para determinar la secuencia en que debe retirarlas, quizá removiendo primero las que tienen mayor carga negativa o la que se están filtrando. Para contactar un odontólogo biológico, llame al International College of Integrative Medicine (antes Great Lakes College of Clinical Medicine) al (419) 303-9769 (dentro de los EE. UU.) o visite su página de internet: www.icimed.com. También puede visitar la página de internet de la Academia Internacional de Medicina Oral y Toxicología en www.iaomt.org (Consulte mi libro *What You Don't Know May Be Killing You* para más información).

Y si su odontólogo le recomienda amalgamas para usted o sus hijos, recuerde los riesgos potenciales del mercurio y rehúsese. Si el odontólogo insiste, búsquese otro odontólogo. La porcelana cuesta más, pero puede salvarle la vida. Si usted tiene rellenos de compuestos, es posible que sean temporales y no deben dejarse durante mucho tiempo. Por favor, no corra a quitarse todas sus amalgamas, ya que eso podría traerle problemas de salud. Busque mejor un buen odontólogo biológico que pueda quitárselas de forma lenta y segura.

## PRODUCTOS PARA EL HOGAR

Los solventes que se utilizan en los productos de limpieza para disolver materiales no solubles en agua contienen toxinas que, si entran en contacto con la piel, son absorbidas por el cuerpo. Recuerde, las compañías farmacéuticas actualmente utilizan métodos transdérmicos (a través de la piel) para liberar hormonas y para suministrar algunos medicamentos para la presión sanguínea, nicotina, etcétera. Si estos químicos entran en contacto con la piel, el cuerpo absorberá algunos de ellos. En algunos casos, la mayoría de los químicos tóxicos son absorbidos, especialmente ciertos solventes, limpiadores, etcétera. Entre los productos tóxicos para la limpieza del hogar están los diluentes para pinturas, los quitamanchas, los barnices, el amoníaco, el cloro, los limpiadores de vidrios y los pulimentos para metales y muebles.

Algunos muebles y productos para el hogar pueden emitir toxinas. Por ejemplo: el formaldehido que se utiliza en las tablas enchapadas, los rellenos sobre los que se instalan las alfombras, los pegamentos para alfombras, los muebles tapizados, las cortinas y la ropa de cama, puede causar fatiga y dolores de cabeza. Los destilados del petróleo que se encuentran en los pulimentos para metales pueden ocasionar visión borrosa temporal si estamos en contacto con ellos durante períodos de tiempo cortos. Un contacto más prolongado puede dañar el sistema nervioso, la piel, los riñones y los ojos.[12]

El fenol y el cresol, componentes de los desinfectantes, son corrosivos y pueden ocasionar diarrea, desmayos, mareos y daños en el hígado y los riñones. El nitrobenceno que se encuentra en las ceras para pisos y muebles puede ocasionar decoloración de la piel, respiración entrecortada, vómitos y la muerte, y está asociado con el cáncer y malformaciones congénitas.[13]

### ¡No los mezcle!

Si alguna vez ha mezclado cloro y amoníaco, probablemente se llevó una desagradable sorpresa. El hipoclorito de sodio, un ingrediente de los blanqueadores con cloro, libera un gas tóxico que si se mezcla con el amoníaco puede generar síntomas leves de asma u otros problemas más graves.[14]

El benceno fue clasificado como un cancerígeno tipo A por el Grupo de Trabajo Ambiental debido a su relación con el aumento del riesgo de leucemia. Es utilizado en una amplia gama de productos que muchos usamos diariamente: limpiadores para alfombras, líquidos para limpiar, acondicionadores, detergentes, tintes, esmaltes en aerosol, pinturas en aerosol, removedores de pintura, diluyentes para pinturas, plásticos, solventes, quitamanchas, acrílicos en aerosol, barnices, pisos de vinil, acabados para pisos, aclaradores de madera, preservativos de la madera y muchos otros productos sintéticos.[15]

Además de los productos para el hogar, un estudio realizado en el 2006 hizo sonar las alarmas sobre niveles de benceno en algunos refrescos, especialmente los que tienen sabor a naranja, fresa, piña y arándanos. Cinco por ciento de los refrescos analizados contenían niveles de benceno que exceden los límites de la EPA para el agua. Como compradores, debemos estar atentos: aunque un refresco no contenga benceno en el momento de su fabricación, este se puede formar en él cuando es expuesto al calor o la luz.[16]

El percloroetileno (también conocido como perc, PCE y tetracloroetileno) y el solvente 1, 1, 1 tricloroetano, presentes en los quitamanchas y los limpiadores para alfombras, pueden ocasionar daños en el hígado y los riñones si son ingeridos. El perc, clasificado como cancerígeno por el Departamento de Salud y Servicios Humanos (DHHS, por sus siglas en inglés), ha ocasionado tumores hepáticos y renales en animales de laboratorio.[17] El perc normalmente es usado en la limpieza al seco. Para evitar reacciones adversas por el uso de perc, asegúrese de quitarle el plástico a sus prendas lavadas al seco, y permita que se ventilen durante varios días antes de usarlas o plancharlas.

## CÁMBIESE A LOS PRODUCTOS NATURALES

La mayoría de la gente no sabe que existen opciones. No estamos obligados a comprar productos que contienen químicos dañinos para limpiar nuestra casa. Acá le recomiendo algunos productos naturales que casi todos tenemos en casa y que pueden ser usados en la limpieza del hogar.

El jugo de limón, que contiene ácido cítrico, es un producto desodorante que puede ser usado para limpiar vidrios y eliminar manchas en superficies de aluminio, telas y porcelanas. Es un blanqueador suave si se usa bajo la luz del sol.

El vinagre contiene aproximadamente cinco por ciento de ácido acético, por lo que es un ácido suave. El vinagre, al ser ligeramente ácido, puede disolver depósitos minerales y grasas, remover restos de jabón, eliminar acumulaciones de moho o cera, pulir algunos metales y desodorizar. También puede limpiar superficies de ladrillo o piedra; es un ingrediente que se encuentra en los limpiadores de alfombras; y puede ser utilizado para eliminar el sabor metálico en cafeteras y para limpiar ventanas. El vinagre se puede diluir con agua, pero no es necesario. Es posible puede fabricar un limpiador multiusos con vinagre y sal.

Si usted usa limpiadores químicos, le aconsejo que use guantes de goma. Eso evitará que su piel entre en contacto directo con los químicos y que su cuerpo los absorba. Use los productos de limpieza en áreas bien ventiladas para que las emanaciones no afecten sus pulmones.

## PRODUCTOS DE HIGIENE PERSONAL

Todos los días nos aplicamos productos personales—rociándolos, cepillándolos, o untándolos en nuestro cuerpo—que pueden contener químicos de fuentes insospechadas. Untamos químicos en nuestro rostro, nos los aplicamos en el cuerpo y nos los rociamos en el cabello.

Los desodorantes y antitranspirantes contienen sustancias químicas como el amoniaco, el formaldehido, el triclosán y el clorohidrato de aluminio. El triclosán que se encuentra en algunos desodorantes ha causado daño hepático en las ratas de laboratorio.[18]

Pero existen alternativas saludables. Algunas compañías se han comprometido a no utilizar químicos que sean perjudiciales para el ser humano. Visite www.safecosmetics.org si desea conocer estas empresas. En esta página también podrá conocer cuáles productos son seguros y cuáles no.

El tolueno (un solvente parecido al benceno), un ingrediente común en perfumes y colonias, puede contribuir con las arritmias cardíacas y causar daño neurológico. Una forma de evitarlo es aplicando el perfume o colonia sobre la ropa, y no sobre la piel.

Un compuesto llamado p-Fenilendiamina (PPD) es utilizado en casi todos los tintes que hay en el mercado, incluso en los llamados productos "naturales" o "herbales". Normalmente, cuanto más oscuro es el color, mayor es la concentración de PPD. Podemos estar expuestos al PPD por inhalación, absorción cutánea, ingestión o contacto con la piel y los ojos. Algunos estudios sugieren que existe una conexión entre los tintes de cabello y la mielodisplasia, el mieloma múltiple, la leucemia y la preleucemia, el linfoma no hodgkiniano y la enfermedad de Hodking.[19] Para reducir el riesgo de exposición al PPD, yo recomiendo usar tientes de pelo de colores más claros. Si necesita usar colores más oscuros, recomiendo los colores semipermanentes.

Otro método para expulsar las toxinas a las que estamos expuestos es ejercitarnos de forma habitual. Uno de los beneficios del ejercicio es que ayuda al sistema linfático a eliminar los residuos celulares. El ejercicio aeróbico puede triplicar el flujo linfático, lo cual significa que el cuerpo puede liberar el triple de toxinas si realizamos ejercicios aeróbicos habitualmente.

# Capítulo 4

# CÓMO AGOTA EL ESTRÉS NUESTRO CUERPO

H ACE MUCHOS AÑOS, a veces el pastor de la iglesia me pedía que le hablara a la congregación sobre temas relacionados con la salud. Cuando llegaba a la plataforma, ya estaba bañado en sudor, con deseos de huir por la salida más cercana y desaparecer, para no tener que darle la cara a una audiencia de varios cientos de personas. Hablar en público, la fobia más común, me horrorizaba (lo cual es irónico considerando lo mucho que lo he hecho desde entonces, incluyendo apariciones en televisión y otros medios). Recuerdo que mi pastor una vez me puso la mano sobre el hombro y me dijo: "Estás todo sudado. ¿Estaba haciendo tanto calor ahí arriba?". No tuve el valor de decirle que me aterrorizaba el hecho de estar bajo los reflectores junto a él. Aquellos momentos de estrés, y muchísimas otras lecciones sobre el estrés que aprendí "por las malas" a lo largo de mi vida, me han enseñado mucho sobre el tema.

Hay gente que vive su vida estresada. El solo hecho de entrar a una autopista los estresa, así como tener que saludar a un vecino o llamar para averiguar sobre el pago de una factura. Esta reacción al estrés, tan útil en el caso de una emergencia real, se convierte en un problema que a la larga puede originar agotamiento y enfermedades.

En esto del estrés, vale la pena recordar que nuestras actitudes influyen en la manera en que reaccionemos ante él. Así como ciertas actitudes negativas pueden detonar una reacción negativa de largo plazo en nuestro organismo, las actitudes positivas pueden aliviarlo. Así de poderosas son. La actitud es una forma de actuar, sentir o pensar que revela la disposición o la opinión de un individuo. Personalmente, me gusta la definición de John Hagee, uno de los mejores maestros y predicadores bíblicos de Estados Unidos, sobre la actitud. Él resume la actitud en cuatro afirmaciones:

> Nuestra actitud es un sentimiento interno que se expresa en una conducta externa. La actitud puede verse, aunque no digamos ni una palabra.
>
> Nuestra actitud es la "carta de presentación" de nuestro verdadero ser. Las raíces de nuestra actitud están ocultas, pero su fruto siempre es visible.
>
> Nuestra actitud es nuestro mejor amigo o nuestro peor enemigo. Ella atrae o aleja a los demás.
>
> Nuestra actitud determina la calidad de las relaciones que tenemos con nuestros cónyuges, hijos, jefes, amigos y con Dios todopoderoso.[1]

Nuestros pensamientos y sentimientos moldean nuestra actitud. Por ello es importante que, en primer lugar, seamos capaces de identificar nuestros propios pensamientos y sentimientos. Analicemos si nuestra manera de ver las cosas contribuye con el estrés típico de la vida en el mundo moderno. ¿Cuáles son esas actitudes que pueden disparar una reacción al estrés en el cuerpo? Normalmente son la crítica, el pesimismo, la impaciencia, y las actitudes que se pueden describir como "prepotentes", "malhumoradas", y "conflictivas". La descortesía y el egocentrismo son actitudes que definitivamente tienen un impacto negativo en nuestro cuerpo.

Estas actitudes, por supuesto, generan comportamientos que la mayoría de la gente detesta ver en los demás, pero que con frecuencia no ven en ellos mismos, como las quejas, murmuraciones y discusiones. Estos comportamientos son dañinos. Al igual que reclamar, refunfuñar, manipular y sentir celos o codicia. Todos son indicadores de un proceso mental distorsionado. La gente que constantemente gruñe y se queja, casi nunca ve la bondad o la grandeza de Dios. Están enfocados en sí mismos, en *qué* es lo que quieren, *cuándo* lo quieren, y *cómo* lo quieren. Este enfoque, que podría considerarse una actitud soberbia, es el origen de virtualmente cualquier pecado. Es una preocupación por *mí*, y por el *yo*.

¿Cuáles son las actitudes que desactivan las respuestas al estrés? Entre ellas tenemos la gratitud, la alegría, el agradecimiento, el gozo, el amor y la compasión. Si estamos programados para quejarnos, ser críticos, pesimistas, gruñones o impacientes, debemos tomar la decisión de no mantener o mostrar estas actitudes. Aceptemos que tenemos el poder de elegir nuestras actitudes. Estresémonos menos y disfrutemos de los beneficios.

## EL ESTRÉS PUEDE SER BUENO

Ahora bien, no todo el estrés es dañino. Hay un estrés bueno, como el que tenemos cuando hay una boda o una graduación en la familia. El estrés también es la reacción natural de nuestro organismo ante una amenaza o lo que parece una amenaza. Este genera una descarga repentina de adrenalina y otras hormonas, que hacen que nuestra presión sanguínea se eleve, nuestro corazón lata más rápido y nuestros pulmones aspiren mayor cantidad de aire, entre otros cambios fisiológicos. Las hormonas del estrés nos dan fuerza adicional y una agudeza mental momentánea que nos permite pelear o huir.

Sin embargo, cuando la reacción al estrés ocurre con mucha frecuencia o se prolonga demasiado, esas hormonas, que se supone que deberían salvarnos la vida, comienzan a hacernos daño. Es probable que nos sintamos deprimidos, ansiosos y enojados, con bajo deseo sexual y mayor riesgo de sufrir obesidad, diabetes de tipo 2, colesterol alto, hipertensión y todo tipo de enfermedades.

Las mismas hormonas que salvan nuestra vida en una emergencia, pueden comenzar a destruir nuestra salud si la respuesta de estrés no se desactiva.

## LAS CONSECUENCIAS DEL ESTRÉS

Una vez, el *Wall Street Journal* utilizó una sección completa para hablar de cómo vivir más tiempo. El artículo principal de la sección decía: "Los investigadores ven cada vez más al estrés—la cantidad de estrés que enfrentamos en nuestra vida diaria y nuestra destreza para manejarlo—como uno de los factores fundamentales para anticipar cómo envejeceremos".[2] El artículo concluyó que el estrés "mata" a la gente tanto o más que hábitos dañinos como fumar, beber o no ejercitarse.

El estrés no solo es un problema mental, sino la causa de muchas enfermedades y dolencias que como médico me ha tocado tratar. Muchos estudios recientes así lo han demostrado. El renombrado Estudio Nun demostró que un nivel de estrés elevado inhibe y deteriora el hipocampo, la parte del cerebro que está asociada con la memoria y el aprendizaje. Un hipocampo más pequeño es un indicio de mal de Alzheimer.[3]

### EXAMEN FINAL

En un estudio, los estudiantes mostraron un mayor riesgo de pescar resfriados, desarrollar úlceras bucales o tener infecciones cuando estuvieron bajo el estrés de la semana de exámenes finales.[4]

Un estudio a largo plazo realizado por la Universidad de Londres, demostró que el estrés mental crónico no controlado es un factor de predicción de cáncer y enfermedades cardíacas seis veces mayor que el hábito de fumar y niveles elevados de colesterol y presión arterial alta.[5] En un estudio realizado por la Clínica Mayo en pacientes con enfermedades cardíacas, el estrés psicológico fue el factor de predicción más importante de un futuro incidente cardíaco.[6]

En un estudio de diez años de duración, quienes no pudieron manejar el estrés de forma efectiva tuvieron cuarenta por ciento más de probabilidades de morir que aquellos que estaban "desestresados".[7]

## ESTRÉS, EMBOLIAS Y ENFERMEDADES

El estrés excesivo durante períodos prolongados puede causar obesidad y enfermedades. En respuesta al estrés prolongado, la hormona cortisol se eleva, haciendo que aumente nuestra presión arterial y que se liberen grasas y azúcares en el torrente sanguíneo, lo que puede causar sobrepeso, aumento de los triglicéridos, y aumento del colesterol y el azúcar en la sangre. El cortisol nos puede salvar la vida si somos prisioneros de guerra o estamos en medio de una hambruna, ya que frena el metabolismo y nos ayuda a ahorrar nuestras reservas de grasa. Pero la mayoría no somos prisioneros de guerra, ni nos estamos muriendo de hambre, así que los índices elevados de cortisol casi siempre nos ayudan a engordar.

La gente que sufre de estrés desarrolla manchas oscuras debajo de los ojos y líneas de expresión en la frente, ojos y boca. Algunos incluso tienen los ojos saltones, la mandíbula apretada y las fosas nasales ensanchadas. Los cirujanos plásticos están capitalizando la epidemia de estrés realizando estiramientos faciales, colocando inyecciones de Botox, etcétera.

### ¡Qué dolor de cabeza!

Los estadounidenses consumen dieciséis toneladas de aspirina al año, mayormente debido a dolores de cabeza y otras dolencias ocasionadas por el estrés.[8]

El cortisol afecta el "centro de control" que regula las hormonas sexuales. Niveles elevados de cortisol están asociados con un descenso de la hormona DHEA y la testosterona, lo cual puede originar una baja en el apetito sexual y disfunción eréctil. En las mujeres, los índices elevados de cortisol están asociados a bajos niveles de progesterona y testosterona. En los períodos de estrés crónico, la progesterona se convierte en cortisol dentro del organismo, lo cual puede ocasionar una deficiencia de progesterona. Esto, a su vez, puede conllevar problemas con la menstruación y el SPM, así como graves síntomas menopáusicos como los sofocos y los sudores nocturnos. Los niveles de estrógeno se desequilibran cuando existen altos niveles de cortisol.

El estrés crónico también es asociado comúnmente con la depresión. Niveles altos de cortisol ocasionan un desequilibrio en los neurotransmisores del cerebro, especialmente la serotonina y la dopamina. En un estudio científico, siete de cada diez pacientes con depresión presentaban glándulas suprarrenales agrandadas; algunos presentaban glándulas hasta 1,7 veces más grandes que una glándula normal en una persona que está libre de estrés.[9] Es decir, la glándula suprarrenal se agranda en respuesta a la demanda de más cortisol. El cortisol, a su vez, ocasiona un desequilibrio de estos importantes neurotransmisores.

El estrés excesivo aumenta el riesgo de desarrollar o agravar cualquier padecimiento imaginable. Está demostrado que muchas enfermedades y dolencias son consecuencia directa del estrés. Si queremos controlar nuestro estrés, primero debemos aprender a identificar las causas del mismo.

## CAUSAS DEL ESTRÉS

Las causas del estrés son bien conocidas por la mayoría de los estadounidenses. Los problemas financieros, las relaciones personales, el trabajo, la salud, o acontecimientos traumáticos repentinos encabezan la lista, seguidos por innumerables agentes estresantes menores, como problemas con el teléfono inteligente o la tableta, el tráfico, una mala atención al cliente, acumulación de ropa sucia, la limpieza de la casa, llevar a los niños a sus actividades extracurriculares, conflictos latentes con amigos o familiares, la soledad, e incluso las luces o ruidos molestos cerca del hogar.

El estrés tiene dos fuentes:

1. Las cosas que podemos y debemos controlar.

2. Las cosas que no podemos controlar.

Espero que el siguiente material nos ayude a hacer frente al estrés y que podamos vencerlo en ambos terrenos. Permítame ilustrar esto con un par de ejemplos.

Durante mucho tiempo fui el rey del desorden en la oficina que tengo en mi casa. Recibía tanto material "importante": libros, artículos, revistas, periódicos, videos y más; que sentía que tenía que leerlo todo. No podía tirar nada. Por todos lados tenía pilas de material "indispensable". Un escritorio normal no tenía la capacidad de almacenar todo eso, así que tuve que buscar una mesa enorme para utilizarla como escritorio. Luego mi desorden migró, como "la mancha voraz" hacia la mesa de la cocina. Apilaba libros y artículos por toda la casa, incluso en mi habitación. A donde quiera que iba formaba pilas que llegaban a la altura de las rodillas. Ni mi esposa Mary, ni yo, podíamos entrar a la cocina, a mi oficina, o a nuestra habitación sin sentirnos estresados de inmediato. Ninguno soportaba estar en esos lugares.

Irónicamente, el problema de fondo estaba dentro de mi área de control. Un día asumí la responsabilidad por mi desastre y tiré a la basura todo lo que pude. Lo que decidí conservar, lo archivé. Hasta el día de hoy me he apegado a este sistema y mi oficina, la cocina, e incluso nuestra habitación, están organizadas y es agradable estar allí. Me hice cargo del problema y reduje mi estrés.

## Las diez causas de estrés más comunes

Según un estudio del año 2010 de la Asociación de Psicología de los Estados Unidos, las diez causas de estrés más comunes en Estados Unidos son el dinero, el trabajo, la economía, las responsabilidades familiares, las relaciones interpersonales, los problemas de salud, el costo de la vivienda, la estabilidad laboral, los problemas de salud de algún familiar cercano, y la seguridad personal. El 76 por ciento de los encuestados mencionaron el dinero como una causa de estrés.[10]

Pero también hay problemas que no podemos controlar. En 2004 tuvimos tres grandes huracanes en un período de dos meses. Como es natural, me sentí bastante estresado. No solo estuvimos sin energía eléctrica durante días, sino que además la temperatura estaba cerca del punto de ebullición.

Mi oficina cerró durante unos días después de cada huracán. En el techo había goteras y la lluvia entraba por la sala. Inundó todo el apartamento y destruyó casi toda la alfombra. El hedor de la basura apilada era terrible, ya que los camiones de basura no podían pasar debido a los árboles caídos y las ramas que bloqueaban las vías. Me quedaba acostado en la cama pensando: "¿Qué pasaría si nos quedamos sin electricidad durante varias semanas, y no puedo abrir mi oficina, o pagar mis cuentas, y terminamos terriblemente endeudados? ¿Y si reparar el techo y arreglar el apartamento cuesta una fortuna? ¿Y si no puedo encontrar un contratista que repare el techo porque hay demasiados techos dañados?".

Después de cada huracán, estos pensamientos inundaron mi mente. Me ocasionaban más estrés que los propios huracanes.

Aunque cada huracán no duró más de un día, y solo nos tomó unos días limpiar el montón de escombros que dejaron, yo seguí estresado semanas después. Mi percepción era la raíz de mi estrés, ya que esta determinó la forma positiva o negativa en que veía la situación. En lugar de sentirme agradecido, tenía una actitud de preocupación. Este hábito emocional disparó una descarga constante de hormonas del estrés. Aunque el trauma de los huracanes había pasado, yo revivía el estrés en mi cabeza una y otra vez, liberando en el proceso hormonas del estrés.

Todos tenemos que lidiar con el estrés que llega repentinamente a través de desastres naturales, un despido inesperado, la muerte de un ser querido, un accidente, o una enfermedad. Por lo general son cosas que están fuera de nuestro control. Es necesario entonces que cambiemos nuestra percepción y nuestra manera de reaccionar.

Cuando comencé a practicar la concientización disfrutando el momento presente, y a reenfocar cada situación poniendo en práctica la gratitud, mis percepciones y reacciones cambiaron. Fui capaz de aceptar mis circunstancias. El tema de enfrentar el estrés es tan importante, que escribí un libro entero al respecto, llamado *Stress Less [Estrésese menos]*.[11] Yo le invito a adquirirlo si el estrés representa un problema para usted o para un ser querido.

## ELIMINE LA PREOCUPACIÓN

En el último segmento, mencioné lo mucho que me preocupé luego de los huracanes que azotaron Florida en el 2004. Así que entiendo perfectamente que usted se sienta preocupado. Sin embargo, la preocupación es algo inútil. Una vez escuché a alguien decir: "No me preocuparé más. He llevado sobre mis hombros el féretro de muchos amigos que lo hicieron". Todos los días me encuentro con pacientes que me cuentan que están preocupados por una amplia variedad de causas. Me dicen cosas como:

+ "Temo que voy a perder mi trabajo".
+ "Me preocupa tener cáncer".
+ "Me preocupa desarrollar una enfermedad cardíaca o mal de Alzheimer".
+ "Me preocupa perder el cabello".
+ "Me preocupa que mi esposa pueda estar teniendo una aventura".

Lo único que puedo decir es que mi experiencia demuestra lo infructuoso que es ese comportamiento. No solo porque casi siempre nos inquietamos sin razón, sino porque la preocupación y la ansiedad son dañinas. Ambas son la acumulación de pensamientos y la sensación de "nervios" de que algo desagradable *podría* pasar (o que ya ha pasado). La preocupación y la ansiedad suelen estar relacionadas con lo que pensamos, imaginamos o percibimos. Sea a corto o a largo plazo, pueden llegar a convertirse en un estado mental. ¡Hay quienes se preocupan por todo! Con ello solo incrementan su nivel de estrés.

Las expresiones *ataque de ansiedad* y *ataque de pánico* se utilizan para denominar un episodio intenso de preocupación y ansiedad en el que se incrementan los latidos del corazón, y el individuo puede presentar hiperventilación, sudor, temblores, debilidad o molestias estomacales o intestinales.

Esta ansiedad se puede originar debido a patrones de pensamiento distorsionados. Los preocupados crónicos casi siempre tienen pensamientos distorsionados. Los dos patrones principales de pensamiento distorsionado relacionados con la preocupación son los del tipo "¿Qué pasaría si...?", los cuales me afectaron personalmente en el año 2004; y los que yo llamo "pensamientos catastróficos".

## "¿QUÉ PASARÍA SI ...?"

El patrón más común de pensamiento distorsionado relacionado con la preocupación es la repetición de preguntas como: "¿Qué pasaría si...?". La gente se hace preguntas como: "¿Qué pasaría si me despidieran del trabajo?" o "¿qué pasaría si no logro terminar mi proyecto antes de la fecha de entrega?" o "¿qué pasaría si me diera un infarto?" o "¿qué pasaría si mi hijo se convirtiera en alcohólico?" o "¿qué pasaría si la comida se quemara y la casa ardiera en fuego?". ¡Son interminables! Los aficionados al "¿qué pasaría si...?" con frecuencia analizan una situación potencialmente peligrosa sin sacar conclusiones ni planificar soluciones, y casi siempre llevando la situación al peor desenlace posible.

Hace unos años traté a una "preocupada crónica" llamada Maureen, que sufría de hipocondría. Durante un tiempo la vi una vez al mes. Ella era hipertensa (sufría de alta presión sanguínea), y me visitaba a menudo para hacerme preguntas del tipo "¿qué pasaría si...?", con la esperanza de aplacar algunas de sus preocupaciones. Ella sabía bastante de anatomía y de padecimientos clínicos como para preocuparse por una amplia variedad de síntomas.

Me preguntaba cosas como:

+ "¿Qué pasaría si ese dolor agudo que tengo en el brazo es síntoma de un infarto?".
+ "¿Qué pasaría si ese dolor que tengo en el abdomen es generado por un aneurisma abdominal?".
+ "¿Qué pasaría si esa agitación en mi pecho es una arritmia peligrosa?".

Maureen había ido a ver a tres cardiólogos diferentes que le habían hecho tres pruebas de estrés nuclear, tres ecocardiogramas, dos cateterismos cardiacos, y muchos otros exámenes cardiacos, ¡y solo tenía treinta y cinco años! Como tal vez habrá adivinado, había muy pocas probabilidades de que ella sufriera un ataque cardiaco o una angina. La razón principal por la que le habían hecho estos exámenes era porque ella había presionado para que se los hicieran, argumentando que necesitaba "estar segura". Los doctores sintieron miedo de que si en verdad había algo malo y no ordenaban los exámenes, podían ser demandados.

Cuando sus cardiólogos y yo finalmente la convencimos de que su corazón y su sistema cardiovascular estaban bien, cambió las enfermedades. Sus preguntas cambiaron a: "¿Qué pasaría si esa molestia abdominal esporádica fuera un tumor cancerígeno?, o "¿qué pasaría si ese dolor de cabeza fuera un síntoma de un tumor cerebral?

Impulsada por estas nuevas preocupaciones imaginarias, Maureen visitó nuevos especialistas que ordenaron varias tomografías y resonancias magnéticas para descartar el cáncer en varias partes de su cuerpo. Finalmente, la convencí de que el especialista al que realmente necesitaba acudir era al psiquiatra. Maureen accedió a ir, principalmente porque su preocupación de tipo "¿qué pasaría si...?" ya le había costado su matrimonio, la custodia de sus hijos, su trabajo, ¡y además había quedado en bancarrota!

El psiquiatra le recetó medicamentos y la refirió a un terapeuta cognitivo de la conducta. Con el pasar del tiempo, el terapeuta la ayudó a reprogramar sus pensamientos, pero tal vez lo más sencillo y beneficioso que hizo por ella fue recomendarle que utilizara una gruesa banda de goma alrededor de la cintura. Le dijo que cada vez que se encontrara pensando o diciendo "¿qué pasaría si...?" halara la banda de goma y la soltara para que le golpeara la cintura, lo cual le producía una leve sensación de dolor. Con el paso del tiempo, Maureen se deshizo del pensamiento de "¿qué pasaría si…?", se casó de nuevo y hoy es una esposa y madre maravillosa.

## LOS "PENSAMIENTOS CATASTRÓFICOS"

Las preocupaciones imaginarias no tienen límites. En muchos aspectos, Abraham, a quien la Biblia llama el "padre de la fe", podría representar la segunda categoría de "preocupados": los que tienen "pensamientos catastróficos". Cuando una hambruna asoló la tierra en la que vivía Abraham, decidió irse a Egipto con su esposa Saraí, que era una mujer hermosa. Abraham le dijo a Saraí que cuando los egipcios la vieran, iban a pensar que ella era su esposa y lo matarían a él para poder tenerla. ¡Abraham inmediatamente pensó en la peor situación!

Por tal motivo, le pidió a Saraí que dijera que era su hermana. Cuando Abraham y Saraí llegaron a Egipto, eso fue exactamente lo que ocurrió. Saraí terminó en el harem del faraón, y el faraón a su vez le dio a Abraham grandes cantidades de ganado, ovejas, bueyes, burros, sirvientes hombres y mujeres, y camellos. Pero el Señor le envió grandes plagas al faraón y a su casa por causa de Saraí. Con el tiempo, el faraón descubrió la verdad y llamó a Abraham para preguntarle por qué había mentido con respecto a Saraí. El faraón le devolvió a Saraí a Abraham y les ordenó salir de Egipto (ver Génesis 12:10–20).

La escena se repitió estando Abraham en la tierra de Abimelec, el rey de Gerar. Una vez más, presentó a su esposa como su hermana (en ese momento ya Dios había cambiado el nombre de Saraí por el de Sara). El rey tomó a Sara como una de sus esposas, pero antes de que pudiera tener relaciones sexuales con ella, Dios le advirtió en un sueño que esa era la esposa de Abraham y que debía devolvérsela. ¡Abimelec lo hizo inmediatamente! Una vez más, Abraham había "convertido en catástrofe" un resultado que no estaba ni cerca de lo que Dios había diseñado para su vida.

Sin embargo, no podemos ser tan duros con Abraham. Él hizo lo que muchos hacemos. Mucha gente, al parecer, se enfoca en lo que Jesús les dijo a sus discípulos: "En el mundo tendréis aflicción" (Juan 16:33). Sabiendo que las aflicciones pueden significar angustias, cargas, problemas, y persecución, elevan cada pequeña molestia e inconveniente a ese nivel. Olvidan que Jesús continuó su declaración sobre la "aflicción" con estas palabras: "pero confiad, yo he vencido al mundo" (*Ibíd.*).

## PREOCUPARSE, CONTRA PREOCUPARSE EN EXCESO

Podríamos decir: "Pero yo no estoy angustiado, solo preocupado. ¿Qué tiene eso de malo?". Ciertamente no tiene nada de malo .preocuparnos, pero preocuparnos en exceso sí. Doc Childre, el fundador del Instituto HeartMath, acuñó la expresión *preocuparse en exceso* para describir un estado emocional.

Él afirma que preocuparse en exceso es "simplemente preocuparse e interesarse tanto por algo que al final nos produce ansiedad".[12]

Preocuparse en exceso es una de las causas principales de la alta tasa de agotamiento que existe entre los miembros del clero.

H. B. London, quien durante mucho tiempo fue conocido como el "pastor de pastores" (y que ahora ostenta el título de "Emérito") en la organización Enfoque en la Familia, ha catalogado a los pastores como una "especie en peligro de extinción". El exlíder denominacional, Dr. David Rambo, reportó en una oportunidad "que el noventa por ciento de los pastores afirman no estar bien entrenados para enfrentar las demandas del ministerio, el ochenta por ciento expresa que su ministerio ha afectado negativamente a su familia, y el setenta por ciento tiene una autoestima más baja que cuando comenzaron el ministerio".[13] He escuchado que hay más pastores abandonado el ministerio que entrando en él.

Personalmente, creo que una de las razones por las que los pastores tienen una tasa de agotamiento tan elevada es porque muchos no sopesan el costo que tiene el ministerio antes de asumir la profesión. Al parecer, muchos tienen la creencia idealizada de que lo único que hace falta es preparar un sermón para la mañana del domingo. No se dan cuenta de que deberán honrar su rol de administradores de la iglesia durante toda la semana, incluso cuando visitan a los enfermos y dirigen funerales o matrimonios. Muchos están de guardia las veinticuatro horas del día, los siete días de la semana. La preocupación fácilmente puede devenir en un exceso de preocupación, al asumir demasiadas responsabilidades por demasiada gente.

Quien ha sido llamado a hacer muchas cosas para muchos, descubrirá pronto que no es posible lograrlo ayudando a todos todo el tiempo. De hecho, tal vez ni siquiera logre ayudar a algunos invirtiendo solo parte del tiempo. Se va formando un sentimiento de incapacidad, incompetencia, e insuficiencia…dicho en una sola palabra: de fracaso. Cuando el exceso de preocupación agota las reservas emocionales de un individuo, no le queda mucha "energía" para lidiar con otros conflictos de su vida. La gente alegre y con una actitud relajada puede volverse irritable. En lugar de ser un motivo de gozo, se convierten en una carga más. El resultado es que la vida vuelve vana, y se pierde la esperanza de que ocurra un cambio real. El exceso de preocupación puede terminar en "falta de preocupación".

De hecho, esto puede llegar a ser fatal. Recuerdo a una jovencita que conocí, que recibió una hermosa planta con flores cuando cumplió doce años. ¡Estaba tan emocionada! Nunca se había hecho cargo de una planta por cuenta propia, pero estaba decidida a mantenerla viva y hermosa. Ella sabía que en donde vivían, en Florida, la gente solía regar el césped a diario, así que comenzó a regar su planta todos los días.

Después de dos semanas, se dio cuenta de que un par de hojas se estaban volviendo amarillas. Pensó que no estaba regando su planta con suficiente frecuencia, así que comenzó a regarla dos veces al día y a añadirle fertilizantes al agua. En el transcurso de una semana, todas las hojas se habían puesto amarillas. A la semana siguiente, todas las hojas se cayeron. La joven había matado su planta debido al exceso de preocupación.

Muchos hacemos lo mismo con nuestra salud. Cargamos nuestra vida de tanta preocupación en nombre del cuidado, que nos programamos para obtener resultados desastrosos, e incluso mortales. No nos carguemos más de estrés tratando de abarcar más de lo que Dios ha provisto para nosotros. ¡Relajémonos! Tal vez la vida que estamos destinados a salvar es la nuestra.

Mateo 11:28–30 dice: "Venid a mí todos los que estáis trabajados y cargados". Es decir, a aquellos que están estresados, Cristo "los hará descansar", no estresarse más. Él dijo: "Llevad mi yugo sobre vosotros, y aprended de mí, que soy manso y humilde de corazón; y hallaréis descanso para vuestras almas; porque mi yugo es fácil, y ligera mi carga". Cuando Jesús dijo: "Llevad mi yugo sobre vosotros", estaba diciendo: "No os afanéis por el día de mañana" (Mt. 6:34).

El estrés puede hacer estragos en nuestro cuerpo y nuestras emociones. Controlar el estrés y sus desagradables efectos secundarios requerirá recuperar un estado físico saludable. Esto se puede lograr confiando en Dios, pero podemos ayudarnos con suplementos y una alimentación adecuada.

# Capítulo 5

# PESO Y METABOLISMO

A MÍ ME ENCANTA ver videos grabados en *time-lapse* (de secuencia rápida). Bien sea un reporte del tiempo mostrando el movimiento diario de las nubes, o el flujo de personas en una transitada esquina citadina; me parece fascinante ver cómo transcurren meses, semanas, días u horas en cuestión de segundos.

Mi interés en esta técnica comenzó hace unos años cuando vi un documental que registraba los efectos del océano en la costa. Me senté hipnotizado a ver cómo las olas golpeaban las rocas día tras día, mientras la marea subía y bajaba. A simple vista parecía que el agua no estaba haciendo nada especial. Incluso después de meses y años, la costa lucía prácticamente igual. Pero los realizadores del documental demostraron que de haber podido registrar miles de años en video, o incluso miles de millones de años, como afirman algunos geólogos, el paisaje habría sido completamente diferente. La verdad es que las olas desgastan las rocas al golpear la costa repetidas veces y de forma constante. Con el tiempo, hasta estas estructuras, en apariencia inamovibles, pueden ser moldeadas a figuras totalmente diferentes, gracias al poder de la erosión.

Este es el mismo efecto que producen las dietas, el llamado efecto yoyo, en el cuerpo. Es decir, desgastan nuestro metabolismo. Generalmente, cuando hacemos dietas y experimentamos el efecto yoyo, la masa muscular disminuye y la grasa corporal aumenta. Incluso sin hacer dieta, una persona promedio puede perder entre cinco y siete libras de masa muscular cada diez años luego de cumplir treinta y cinco años.[1] Cuando hacemos dieta repetidamente, perdemos mucha masa muscular. Aproximadamente la mitad de las libras que se pierden en muchas de las dietas son de grasa, y el resto es músculo activo y agua. Quiero hacer hincapié en lo perjudicial que esto resulta para el control del peso. ¡Los músculos son extremadamente valiosos! De hecho, las células de los músculos queman setenta veces más calorías que las células de la grasa; es por ello que son tan importantes para continuar perdiendo peso.

Desafortunadamente, cada vez que empezamos y paramos una dieta, perdemos una valiosa parte de músculo y ganamos grasa. Y peor aún, engordamos gradualmente, pues baja drásticamente nuestra tasa metabólica. Estudios demuestran que por cada década en la que perdemos masa muscular, nuestro metabolismo disminuye un cinco por ciento.[2] Básicamente, cada vez que abandonamos una dieta, se nos hace más difícil hacer la siguiente.

Para detener este ciclo y restaurar nuestro sistema metabólico, primero debemos entender cómo funciona nuestro metabolismo.

## QUEMEMOS CALORÍAS MIENTRAS DESCANSAMOS

El metabolismo se define como la serie de procesos químicos que ocurren constantemente en las células vivas o en el organismo, y que son esenciales para mantener la vida.[3] Es la suma de todas las reacciones químicas del cuerpo. No olvidemos que los tejidos y órganos del cuerpo nunca se detienen. El corazón siempre late, los pulmones siempre inhalan aire, el hígado nunca detiene ninguna de sus quinientas funciones, entre las que se incluyen: filtrar la sangre, eliminar toxinas, procesar grasas, proteínas y carbohidratos; producir bilis y desintoxicar químicos, toxinas y desechos metabólicos. El cerebro, el sistema nervioso, el sistema digestivo, el sistema inmunológico, las hormonas, los huesos, las articulaciones, los músculos y cada tejido de nuestro cuerpo, requieren energía y nunca dejan de desempeñar sus funciones. Todo esto conforma la tasa metabólica.

Se necesita energía para que el corazón palpite, los pulmones inhalen y todos nuestros órganos funcionen correctamente. La tasa metabólica es entonces la velocidad con la que quemamos calorías en un estado de inactividad. Cuando estos cálculos se hacen en base a un período de veinticuatro horas, se le llama tasa metabólica basal (TMB) o tasa metabólica de descanso. Por lo general quemamos cerca del 75 por ciento de nuestras calorías en estado de descanso.

Hay varios factores que afectan la tasa metabólica, incluyendo el nivel de estrés, la masa muscular, los hábitos alimenticios, las hormonas del apetito, la selección de alimentos y el nivel de actividad. Uno de los factores más importantes es saltarse las comidas. Cuando dejamos de comer durante más de doce horas, nuestra tasa metabólica disminuye alrededor de un cuarenta por ciento. Esto nos programa para ganar peso, y el asunto empeora cuando consumimos alimentos con altos niveles de azúcar, carbohidratos y grasa, ya que nuestro organismo no puede quemar tantas calorías con un metabolismo tan bajo. De allí la importancia de desayunar (literalmente "des-ayunar", romper el ayuno que tuvimos durante la noche) de forma saludable. Quienes desayunan generalmente son más delgados que los que se saltan el desayuno, debido a que su tasa metabólica es más alta.

La grasa corporal no es un tejido activo metabólicamente. El tejido muscular, por el contrario, es extremadamente activo desde el punto de vista metabólico. Cuanto más músculo tengamos, mayor será nuestra tasa metabólica, y cuanta más grasa tengamos, menor será nuestra tasa metabólica. Veámoslo de esta manera: se necesita mucha más energía para mantener una libra de músculo que para mantener una libra de grasa. Una buena manera de incrementar la tasa metabólica es aumentando la masa muscular y reduciendo la grasa corporal.

## DEL DICHO AL HECHO HAY MUCHO TRECHO

A muchos que han tenido que batallar durante años con el sobrepeso, se les suele recomendar esta solución simplista: "Perder peso no tiene ciencia. Lo único que hay que hacer es comer menos y ejercitarse más". Muchos de mis pacientes obesos me han manifestado su enorme frustración cuando se encuentran con sujetos bien intencionados, pero insensibles, que les dan este tipo de "consejos". ¡Como si nunca lo hubieran intentado!

La verdad es que esa fórmula para perder peso es acertada. Para perder libras necesitamos comer menos y ejercitarnos más. Pero, ¿qué pasa cuando lo hacemos y no funciona? ¿Qué debemos hacer cuando hemos seguido al pie de la letra todas las dietas y programas de ejercicios posibles, pero no vemos ningún resultado?

Si usted se identifica con esta situación, déjeme decirle que no está solo. A medida que vayamos explorando las diferentes razones por las que la gente no logra perder peso, veremos que muchos de estos factores han alcanzado proporciones epidémicas. Si uno o más de estos factores le afectan, sepa que hay millones de personas como usted, y el club sigue aumentando. También debe saber que es probable que tenga problemas metabólicos. Esto quiere decir que su metabolismo es lento y necesita recuperarse. De alguna manera, casi siempre por culpa del exceso de dietas y una forma de comer compulsiva, nuestro metabolismo se ha desgastado al punto de que a duras penas funciona, lo que significa que no está quemando el combustible de la forma en que debiera.

> ### La prueba de la respiración: la mejor manera de medir nuestra TMB
>
> Un examen rutinario de laboratorio llamado calorimetría indirecta, calcula el consumo de oxígeno, la producción de dióxido de carbono y la tasa de intercambio respiratorio. Esto nos proporciona información precisa y de utilidad sobre el proceso metabólico de nuestro cuerpo durante el descanso.[4]

Esto puede ocurrir por un sinnúmero de razones. Pero el resultado final es que nuestro cuerpo siempre está *almacenando* grasa, en lugar de *quemarla*. Lamentablemente, un gran número de estadounidenses obesos y con problemas metabólicos no están al tanto de los factores que han contribuido a su estado.

Con esto en mente, analicemos algunos de los factores más importantes que afectan gravemente nuestra tasa metabólica.

## TRATEMOS DE NO PASAR HAMBRE

Cuando restringimos excesivamente las calorías y la ingesta calórica cae por debajo de la TMB, entramos en la zona del hambre. Para ponerlo de forma sencilla: todos los órganos y tejidos deben recibir sus calorías diarias. Cuando no las reciben, el cerebro piensa que tenemos hambre y comienza a frenar el metabolismo para conservar energía y poder sobrevivir. Esta es una respuesta fisiológica normal.

Lamentablemente, muchas dietas no respetan esto, e insisten en ir en contra de lo que es natural, y todos sabemos quién gana en esa medición de fuerzas. Cuando pasamos hambre intencionalmente, no solo alteramos el ciclo natural de alimentación, sino que bajamos significativamente la tasa de metabolismo, alterando las hormonas del apetito. Muchos de mis pacientes se quejan de que pasan días comiendo solo dos onzas de pollo y una ensalada seca, y no pierden nada de peso. Pero si se comen una simple papa horneada, de repente suben una libra. ¿Le suena familiar?

### ¡No se las salte!

Cuando pasamos más de veinte horas sin ingerir azúcares o almidones, la cantidad de glucógeno (azúcar almacenada) que se encuentra en el hígado y los músculos se agota, haciendo que el hígado descomponga proteínas de los músculos y otros tejidos para reabastecerse. Como el hígado no puede proveer la cantidad necesaria de azúcar mediante este método, nos sentimos fatigados, aletargados, distraídos, temblorosos y mareados. Esta también puede ser la razón de la fuerte compulsión por comer azúcar o almidón que mucha gente experimenta a mitad de la tarde o principios de la noche.

Esto puede resultar frustrante si hemos cumplido estrictamente la última dieta de moda, pero lo más importante es entender el daño que nos hace saltarnos las comidas. Cuando no comemos, el cerebro interpreta nuestras acciones como hambre. La ghrelina, la hormona del apetito, se eleva, desencadenado un apetito voraz. Simplemente hace lo que es natural y se pone en modo de autoprotección, indicándole a nuestro metabolismo que desacelere para conservar energía. Sin saberlo, nos hemos programado para pasar hambre. Imagínese lo que le ocurre a nuestro cuerpo cuando lo hacemos de forma reiterada. Quienes hacen dieta repetidamente han reajustado su tasa metabólica una y otra vez y, como resultado, su cuerpo parece una hornilla que ya no funciona a fuego alto, sino solo a fuego lento. Aunque el fuego interno de la persona que está a dieta sigue ardiendo, no quema lo suficiente como para hacerla perder peso.

## ESTRÉS CRÓNICO

En el capítulo 4 hablé de cómo el estrés debilita nuestro cuerpo, pero no hice la acotación de que el estrés crónico también disminuye nuestra tasa metabólica. Nuestro cuerpo está diseñado para segregar dos hormonas cuando estamos bajo estrés: adrenalina y cortisol. La adrenalina, la hormona de "pelear o huir", se activa de inmediato y recorre nuestro cuerpo a toda velocidad cuando aparecen ciertos factores estresantes, como una emergencia, ir retrasados a una cita o tener una discusión con nuestro cónyuge. Cuando no podemos pelear o huir, nos pasa como a los conductores que están atascados en el tráfico en horas pico: literalmente nos cocinamos en nuestros propios jugos de estrés.

La adrenalina acelera la respuesta al estrés, incrementando la presión sanguínea y acelerando los latidos de corazón y la respiración. Cuando la fuente de estrés desaparece, los niveles de adrenalina casi siempre bajan a niveles normales.

El cortisol, en cambio, trabaja de forma más lenta, dándonos resistencia para hacer frente al estrés. Pero cuando esta reacción al estrés se mantiene durante un tiempo prolongado, la constante elevación de cortisol hace que el cuerpo libere azúcar continuamente en el torrente sanguíneo, en forma de glucógeno. El glucógeno es simplemente el azúcar almacenada que generalmente se encuentra en el hígado y los músculos. Cuando el glucógeno es liberado en el torrente sanguíneo, aumentan los niveles de insulina, lo cual disminuye el azúcar en la sangre. Los bajos niveles de azúcar en la sangre hacen que se libere más cortisol, haciéndonos ganar peso. El exceso de insulina también hace que el cuerpo almacene grasa en forma de tejido adiposo, a la vez que evita que el cuerpo libere grasa de los tejidos, incluso durante el ejercicio; es decir, el estrés nos programa para almacenar grasa y contribuye significativamente con la resistencia a la insulina.

Los altos niveles de cortisol también pueden hacer que el cuerpo utilice el tejido muscular como combustible. El cortisol es una hormona catabólica, es decir, que ayuda a que el cuerpo descomponga músculo para producir energía, llevándolo a una tasa metabólica aún más baja. Como cualquier levantador de pesas debe saber, el tejido muscular es un combustible valioso. Sacrificamos nuestra tasa metabólica cuando usamos tejido muscular como combustible. El cortisol es la única hormona que aumenta con la edad.

Ciertos alimentos y bebidas elevan nuestros niveles de cortisol, incluyendo los que ingerimos diariamente, como el café y las bebidas con cafeína. De hecho, tomar dos tazas de café eleva los niveles de cortisol en un treinta por ciento en el lapso de una hora. No le estoy recomendando que deje de tomar café—esto tiene beneficios para la salud—pero sí le recomiendo no tomar más de dos tazas al día.

Ingerir cantidades excesivas de azúcar, pan blanco y otras comidas con un alto contenido glicémico sin una proporción adecuada de proteínas, grasas y fibra, puede producir episodios de hipoglicemia o períodos en los cuales hay poca azúcar en la sangre, lo que también eleva los niveles de cortisol. Cada vez que baja el nivel de azúcar en la sangre, el cuerpo ordena que se eleven los niveles de cortisol. Lo mismo ocurre cuando tenemos alergia o intolerancia a un alimento y cuando nos saltamos las comidas o las meriendas.

## El reto de la edad

El paso del tiempo abre la puerta a muchos cambios en la salud, incluyendo la pérdida de masa muscular y el aumento de grasa. A medida que envejecemos, no solo perdemos masa muscular, sino que bajan los niveles hormonales; particularmente las hormonas anabólicas como la testosterona, la dehidroepiandrosterona (DHEA) y la hormona del crecimiento; que son las que ayudan a formar músculos. Este desequilibrio hormonal puede afectar gravemente cualquier intento por perder peso.

En las mujeres, esto ocurre casi siempre cuando producen demasiado o muy poco estrógeno. Se puede aumentar de peso en ambos casos, especialmente en las áreas del abdomen, las caderas y los muslos. El estrógeno que contienen las píldoras anticonceptivas o la terapia de reemplazo de hormonas, normalmente hace que la mujer gane peso. De igual forma, muchas mujeres postmenopáusicas creen que la causa de su abdomen abultado es la falta de estrógeno, cuando de hecho podría deberse a un exceso de estrógeno. En general, cuanto más grasa corporal tenga la mujer, más estrógeno producirá. Y cuanto más estrógeno produzca, más grasa corporal tendrá. Es un círculo vicioso.

### Grasa abdominal y estrógeno

¿Sabía usted que la grasa abdominal produce estrógeno? Es así. Los altos niveles de estrógeno pueden ocasionar una ginecomastia (agrandamiento del tejido mamario en los hombres) y un aumento constante de peso, especialmente en las caderas, la cintura y los muslos.

La razón por la que muchos hombres obesos presentan un busto agrandado es porque las células de grasa de su cuerpo están produciendo demasiado estrógeno. Sí, los hombres tienen estrógeno y las mujeres testosterona. De hecho, tanto hombres como mujeres pueden presentar problemas de sobrepeso como resultado de un bajo nivel de testosterona. Es necesario que las hormonas estén equilibradas para que nuestra tasa metabólica mejore y así poder construir músculo y quemar grasa; todo lo cual, por supuesto, afecta nuestro peso.

## Diferencias de género

Las mujeres casi siempre tienen un porcentaje más alto de grasa corporal y una tasa metabólica más baja que los hombres. Aunque actualmente no hay un consenso sobre el rango "saludable" específico del porcentaje de grasa corporal, y los rangos varían según la edad, la mayoría de los estudios indican que las mujeres deben mantener la grasa corporal por debajo del 30 por ciento (en las mujeres, se considera que hay obesidad cuando el porcentaje de grasa corporal—no el índice de masa corporal—es mayor a 33 por ciento; siendo de 31 a 33 el límite). Para los hombres, la meta debe ser menos del 20 por ciento (en los hombres, se considera que hay obesidad cuando el porcentaje de grasa corporal es mayor al 25 por ciento; pues de 21 a 25 por ciento es el límite).[5]

Por naturaleza, las mujeres tienen una tasa metabólica más baja que los hombres y casi siempre tienen un siete u ocho por ciento de grasa adicional, incluso cuando su peso es saludable. Además, la tasa metabólica de la mujer desciende aproximadamente un cinco por ciento por cada década de vida a partir de los veinte años.

### ¿Vegetar o ponerse en forma?

Las personas obesas pasan sentadas un promedio diario de 152 minutos más que los individuos más esbeltos.[6]

## Los peligros de la inactividad

Las personas sedentarias sufren una pérdida de masa muscular significativa cuando envejecen. Anteriormente señalé que los adultos pierden entre cinco y siete libras (2.2 a 3.1 kg) de músculo cada diez años, después de los treinta y cinco años de edad, solamente por envejecer. Y como habrá podido suponer, la inactividad acelera este proceso. Cuanto menos activos seamos, mayor grasa corporal almacenaremos. Y, naturalmente, más músculo perderemos. A la edad de sesenta años, la mayoría de las personas han perdido alrededor de 28 libras de músculo (12.7 kg), reemplazando casi todo este músculo con grasa.

Yo he podido corroborar esto, especialmente entre las mujeres. Analizando las cifras de grasa corporal de todos mis pacientes que perdieron peso, encontré mujeres con un cincuenta por ciento o más de grasa corporal. Esto es extremadamente difícil de ver en los pacientes masculinos. La mayoría de estos resultados se dan debido a una combinación de género, falta de ejercicio y problemas metabólicos. Obviamente, las mujeres tienen la desventaja de tener un porcentaje más alto de grasa corporal y no suelen perder peso tan rápido como los hombres. Por esto es aún más importante conocer los efectos que tiene el ejercicio en el metabolismo y entender los retos particulares que como género les toca enfrentar. El sedentarismo solo agrava la situación e incrementa las posibilidades de padecer obesidad.

## FACTORES GENÉTICOS

Aunque esto puede convertirse en una excusa para el sobrepeso, nuestro mapa genético influye en gran medida en nuestra tasa metabólica. Muchos estudios han demostrado que el peso de los niños adoptados rara vez se asemeja al peso de sus padres adoptivos, y que se parece más al de sus padres biológicos. Sin embargo, con mucha frecuencia, algunos sacan a relucir su "carta genética" para justificar la obesidad y se resignan a vivir en ese estado durante el resto de su vida. He descubierto que esto no tiene por qué ser así y conozco muchos pacientes que han logrado acelerar su tasa metabólica y perder peso siguiendo un programa apropiado de ejercicios y una alimentación saludable.

## LO QUE SE GANA CON LOS MEDICAMENTOS

Ciertos medicamentos pueden disminuir la tasa metabólica, haciéndonos ganar peso. Entre estos medicamentos se encuentran las píldoras anticonceptivas, las hormonas de terapia de reemplazo, la prednisona y otros esteroides; los medicamentos antisicóticos, el litio, la insulina y los medicamentos que estimulan la producción de insulina, los medicamentos para reducir el colesterol, algunos medicamentos antiepilépticos, antihistamínicos y ciertas pastillas para controlar la presión arterial, como los beta bloqueadores. Irónicamente, muchos doctores tratan las enfermedades causadas por la obesidad, como la hipertensión, la diabetes, la depresión, y el colesterol alto, con los mismos medicamentos que bajan la tasa metabólica, por lo que el paciente termina ganando más peso. Es por ello que yo casi siempre recomiendo vitaminas, suplementos y otros nutrientes para tratar problemas relacionados con la obesidad.

## PROBLEMAS DE TIROIDES

Una tiroides lenta o inactiva también puede reducir la tasa metabólica, aunque a menudo pasamos por alto este problema en la ecuación del sobrepeso. Conozco cientos de casos en los que los pacientes, después de seguir todas las dietas habidas y por haber sin conseguir bajar de peso, descubren que su falta de progreso se debía a la tiroides. Exámenes de tiroides deben hacerse de forma habitual para asegurarnos de que esta está funcionando normalmente.

Aunque los hombres también pueden desarrollar enfermedades de la tiroides, la abrumadora mayoría de quienes las sufren son mujeres. Aproximadamente trece millones de mujeres estadounidenses sufren algún tipo de disfunción en la tiroides.[7] Lo más triste es que muchas de ellas ni siquiera lo saben y pasan toda la vida tratando de perder peso (entre otros problemas). Los investigadores afirman que un diez por ciento de las mujeres jóvenes y un veinte por ciento de las mujeres mayores de cincuenta años sufren problemas leves de tiroides que afectan su peso, su actitud y su salud en general.[8]

Como podemos ver, hay muchos factores que afectan el metabolismo. Una forma de mantener nuestro metabolismo en un nivel saludable es evitar las dietas de moda, mientras llevamos a cabo un plan de ejercicios moderado.

La obesidad se agrava con los alimentos poco nutritivos. Los productos naturales y los suplementos promueven la salud y nos ayudan a vencer la obesidad. Continuemos con la segunda parte, donde veremos los elementos básicos para gozar de una buena salud.

# PARTE II

# ELEMENTOS BÁSICOS
# DE LA SALUD

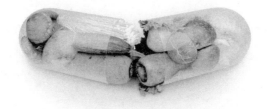

# Capítulo 6

# EL ALFABETO NUTRICIONAL: VITAMINAS A, C, D, E y K

L A MAYORÍA DE las personas tienen la falsa creencia de que las vitaminas les darán energía instantáneamente. Las vitaminas no son pastillas estimulantes. *Vitamina* literalmente quiere decir "amina vital" y en efecto, son muy importantes para muchos procesos biológicos, incluyendo el crecimiento, la digestión, la agilidad mental y la resistencia a las infecciones. Las vitaminas ayudan a nuestro cuerpo a utilizar los carbohidratos, las grasas y las proteínas; además, aceleran las reacciones químicas. Las vitaminas y los minerales *no son opcionales* para nuestra salud. Son los *cimientos mismos* de ella.

## FALTA DE NUTRIENTES

La mayoría de los estadounidenses no reciben ni siquiera las cantidades básicas recomendadas de vitaminas y minerales. He aquí algunos datos sobre las vitaminas y minerales que requieren la mayoría de los estadounidenses, lo que estos nutrientes hacen, donde se encuentran, y lo que ocurre cuando no los recibimos en cantidades adecuadas.

### Vitamina A

El 44 por ciento de los estadounidenses no ingieren las cantidades recomendadas de vitamina A,[1] la cual nos protege del cáncer y las enfermedades cardiacas, previene la ceguera nocturna y otros problemas relacionados con la vista, ayuda en la restauración del tejido cutáneo y en la formación de huesos y dientes. La vitamina A es importante para el sistema inmunológico, nos protege de los resfriados, las gripes, las infecciones en los riñones, en la vejiga, los pulmones y las membranas mucosas.

Para producir vitamina A el cuerpo debe transformar el beta-caroteno. Este se encuentra en zanahorias, albaricoques, hojas verdes, ajos, coles rizadas, papayas, duraznos, pimientos rojos y batatas.[2] La ingesta recomendada para la mayoría de los adultos es de 2300 a 3000 Unidades Internacionales (UI) al día (una UI es una unidad de medida que se utiliza en farmacología y que está basada en la actividad biológica de la sustancia a medirse). Las mujeres que están amamantando necesitan 4000 UI diarias. Los niños necesitan solo 1000 a 2000 UI diarias.[3] Debemos tener cuidado de no excedernos en la ingesta de vitamina A, ya que en cantidades excesivas puede producir daños hepáticos.[4] El *New England Journal of Medicine* reportó que la ingesta de vitamina A en dosis diarias mayores a 10000 UI probablemente sea causante de una de cada setenta y cinco anomalías de nacimiento que se registran en los Estados

Unidos. Sin embargo, no se refiere al beta-caroteno o a otros carotenoides.[5] Las mujeres embarazadas deben mantener sus niveles suplementarios de vitamina A por debajo de los 5000 UI o escoger carotenoides en lugar de vitamina A.[6] De hecho, los carotenoides como el beta-caroteno son más seguros que la vitamina A, ya que el cuerpo convierte el beta-caroteno en vitamina A sin producirla en cantidades dañinas.[7]

La siguiente tabla muestra algunos de los alimentos que son fuente de vitamina A y de beta-caroteno:[8]

| FUENTES DE VITAMINA A | | FUENTES DE BETA-CAROTENO | |
|---|---|---|---|
| ALIMENTO | CANTIDAD DE VITAMINA A | ALIMENTO | CANTIDAD DE BETA-CAROTENO |
| Espinaca (¼ de taza hervida) | 5.279 UI | Zanahorias (½ taza, rebanada y hervida) | 13.418 UI |
| Leche (1 taza, descremada fortificada) | 500 UI | Zanahoria cruda (siete pulgadas [17 cm.]) | 8.666 UI |
| Queso cheddar (1 oz.) | 249 UI | Melón en cubos (1 taza) | 5.411 UI |
| Frijoles (1 taza, hervidos) | 1.305 UI | Espinaca cruda (1 taza) | 2.813 UI |
| Brócoli (½ taza hervida) | 1.208 UI | Mango rebanado (1 taza) | 1.262 UI |
| | | Durazno (uno mediano) | 319 UI |

La falta de vitamina A en el organismo puede ocasionar o estar relacionada con resequedad de la piel y el cabello, falta de lubricación en los ojos, deficiencia del crecimiento, resfriados frecuentes, enfermedades cutáneas, sinusitis, insomnio, cansancio e infecciones respiratorias.[9]

## Vitamina C

El cincuenta por ciento de los estadounidenses no ingieren la dosis recomendada de vitamina C.[10] La vitamina C ayuda a formar el colágeno, una proteína que da estructura y mantiene los huesos, cartílagos, músculos y vasos sanguíneos. También ayuda a sanar heridas. La dosis correcta es de 90 mg al día para los hombres adultos y 75 mg para las mujeres adultas.[11] Entre las fuentes más comunes de vitamina C, tenemos:[12]

| ALIMENTO | CANTIDAD DE VITAMINA C |
|---|---|
| Brócoli (½ taza cocida) | 50 mg |
| Melón (½ taza) | 35 mg |
| Guayaba (1 mediana) | 165 mg |
| Naranja (1 mediana) | 60 mg |
| Papaya (1 mediana) | 95 mg |
| Pimiento morrón rojo (½ taza) | 95 mg |
| Fresas (½ taza) | 45 mg |

Yo recomiendo beber todos los días cuatro onzas de jugo de naranja recién exprimido, con la pulpa añadida. La deficiencia de vitamina C causa debilidad, cansancio, encías enrojecidas e inflamadas, sangramiento de la nariz y, en algunos casos extremos, escorbuto.[13] En momentos de estrés hay un requerimiento mayor de vitamina C. Se ha determinado también que la vitamina C contribuye a reducir el riesgo de cataratas y daños en la retina, aumenta las funciones inmunológicas y disminuye la toxicidad de los metales pesados. El aumento en la ingesta de vitamina C está relacionado con la reducción del riesgo de cáncer de cuello uterino, estómago, colon y pulmones. También reduce la oxidación ocasionada por el LDL, el cual produce placas en las arterias y contribuye a mantener una presión sanguínea adecuada.[14]

Mucha gente es alérgica a la vitamina C porque casi toda la vitamina C proviene del maíz. Pero, también se puede encontrar vitamina C en cápsulas en las tiendas naturistas. Estos productos, en lugar de extraer la vitamina C del maíz, la extraen de fuentes como la planta de sagú.

## Vitamina D

Aproximadamente la mitad de la población tiene deficiencias de vitamina D, aunque este porcentaje se incrementa entre las personas de piel morena y los adultos mayores.[15] Nuestro cuerpo necesita vitamina D para absorber el calcio y el fósforo. Es de vital importancia para el crecimiento y para el desarrollo normal de huesos y dientes.[16] También puede protegernos del cáncer de próstata y el cáncer de mama. Cuanto más altos sean los niveles de vitamina D en la sangre, menor será el riesgo de padecer cáncer de colon o cualquier otro tipo de cáncer colorrectal.[17]

Aun así, la deficiencia de vitamina D es común entre las mujeres jóvenes (solo de veinte a cuarenta por ciento obtiene la cantidad que necesita) y entre la población mayor de cincuenta años, particularmente las mujeres, en quienes la deficiencia de vitamina D se considera una epidemia.[18] En general, muy pocas personas ingieren suficiente vitamina D (400 UI) en su dieta diaria.[19] La exposición a la luz del sol es la fuente más importante de vitamina D, ya que la piel sintetiza vitamina D en respuesta a los rayos ultravioleta. La mayoría de la gente necesita de diez a quince minutos de exposición a la luz solar, dos veces a la semana, sin protector solar, para alcanzar su requerimiento de vitamina D.[20] Sin embargo, muy pocos médicos recomiendan esto, ya que en algunos individuos puede aumentar el riesgo de cáncer de piel.

Existen pocas fuentes confiables de vitamina D. El aceite de hígado de bacalao suministra la cantidad nada despreciable de 1360 UI por cucharada. Sin embargo, no recomiendo el aceite de hígado de bacalao porque tiene demasiadas toxinas; además, es procesado en exceso, lo cual lo hace inestable y contiene un alto porcentaje de grasas oxidadas.

Tres onzas de salmón cocido aportan 447 UI. Y una taza de leche fortificada con vitamina D aporta 1241 UI.[21] La vitamina $D_3$ es la forma activa de la vitamina D. En su forma activa, la vitamina D mejora la absorción de calcio desde el intestino delgado. Aunque la dosis recomendada de vitamina D para los adultos es de 400 a 800 UI diarias; la Fundación Nacional de la Osteoporosis (NOF, por sus siglas en inglés) recomienda entre 800 y 1000 UI para los adultos mayores de cincuenta años.[22] Yo compruebo los niveles de vitamina D en todos mis pacientes, y aproximadamente el 90 por ciento de ellos al principio dan bajos niveles de vitamina $D_3$. Por consiguiente, a la mayoría de ellos les prescribo entre 2000 y 5000 UI de vitamina $D_3$ al día.

La deficiencia de vitamina D está relacionada con la osteoporosis y las fracturas de cadera. En un estudio de mujeres con osteoporosis, que fueron hospitalizadas por fractura de cadera, se halló que el 50 por ciento de ellas tenía síntomas de deficiencia de vitamina D.[23]

### Vitamina E

Investigaciones arrojan que el 93 por ciento de los estadounidenses ingieren muy poca vitamina E,[24] la cual reduce el daño de los radicales libres a las membranas lipídicas y protege el corazón, los vasos sanguíneos y los tejidos de las mamas, el hígado, los ojos, la piel y los testículos. La vitamina E reduce la coagulación de la sangre, reduciendo el riesgo de enfermedades del corazón. La mayoría de las personas obtiene la vitamina E de productos de aceites vegetales como los aderezos para ensaladas, aunque los aceites vegetales prensados en frío (como el aceite de oliva extra virgen) son por lo general más ricos en vitamina E (la mayoría de los aceites vegetales son procesados al calor). También podemos obtener vitamina E de los vegetales con hojas de color verde oscuro, las legumbres, nueces, semillas, granos integrales, arroz integral, harina de maíz, huevos, leche, avena y germen de trigo. Las fuentes más comunes incluyen los siguientes productos:[25]

| ALIMENTO | CANTIDAD DE VITAMINA E |
|---|---|
| Aceite de germen de trigo (1 cda.) | 20,3 mg (alrededor de 30 UI) |
| Almendras secas (1 oz.) | 6,72 mg (alrededor de 10 UI) |
| Batata (mediana) | 5,93 mg (alrededor de 9 UI) |

Yo recomiendo la vitamina E natural, que contiene las ocho formas de la vitamina E: alfa, beta, delta y gamma-tocoferol y alfa, beta, delta y gamma-tocotrienol. Los nombres de todos los tipos de vitamina E comienzan con "d" o con "dl". La letra "d" indica que es la vitamina en su forma natural y las letras "dl" indican que es la vitamina en su forma sintética, la cual proviene del petróleo. La forma sintética tiene más o menos la mitad de la actividad de la vitamina E natural.[26] Pero ha existido una gran controversia alrededor de la vitamina E desde su descubrimiento en 1922. Un estudio reciente concluyó que el suministro prolongado de vitamina E de fuentes naturales (400 UI) no previene el cáncer ni los accidentes cardiovasculares en pacientes con enfermedades vasculares o diabetes. De hecho, puede incrementar el riesgo de sufrir problemas cardíacos.[27] Esta conclusión tuvo terribles consecuencias, porque la mayoría de los estadounidenses ya presentan deficiencia en la ingesta de este importante nutriente; sin embargo, algunos médicos les advirtieron a sus pacientes que no tomaran suplementos de vitamina E.

El estudio ignoró también los beneficios de la vitamina E. En otro estudio se demostró que los hombres que toman 50 UI al día, en contraposición a la dosis diaria recomendada de 30 UI, presentaron 41 por ciento menos de casos de cáncer de próstata que aquellos que no recibieron vitamina E suplementaria.[28] Este es un beneficio importante.

Existe una forma de la vitamina E, la gamma-tocoferol, que es extremadamente importante. Un estudio demostró que los hombres con la concentración más alta de gamma-tocoferol tuvieron un riesgo cinco veces menor de desarrollar cáncer de próstata que los hombres que tenían los niveles más bajos.[29] La gamma-tocoferol, también puede proteger del cáncer colorrectal y el mal de Alzheimer.

La deficiencia prolongada de vitamina E puede causar a la larga complicaciones neurológicas graves como un caminar inestable, pérdida de coordinación muscular, debilidad muscular, neuropatía periférica y disminución de los reflejos. También puede causar infertilidad, problemas con el ciclo menstrual, aborto espontáneo y disminución de la vida útil de los glóbulos rojos.

Deficiencia vitamínica

Según el Departamento de Agricultura de los Estados Unidos (USDA, por sus siglas en inglés) solo uno de cada cuatro estadounidenses cumple con la ingesta requerida de vitamina K.

## Vitamina K

Estudios sugieren que el 73 por ciento de los estadounidenses no ingiere la cantidad adecuada de vitamina K,[30] que es importante para la coagulación de la sangre, la mineralización de los huesos y la regulación del crecimiento celular.[31] La ingesta diaria referencial de vitamina K para los hombres de diecinueve años en adelante es de 120 mcg. Para las mujeres en el mismo rango de edad es de 90 mcg.[32] La vitamina K se encuentra en:[33]

| ALIMENTO | CANTIDAD DE VITAMINA K |
| --- | --- |
| Hojas de nabo cocidas (½ taza) | 426 mcg |
| Brócoli cocido (½ taza) | 110 mcg |
| Col rizada cruda (1 taza) | 113 mcg |
| Espinaca cruda (1 taza) | 145 mcg |

Una gran parte del suministro de la vitamina K de nuestro cuerpo es sintetizada por las bacterias buenas que están en los intestinos. Pero cuando tomamos antibióticos, aumenta nuestra necesidad de vitamina K. Los antibióticos matan muchas de las bacterias buenas y las bacterias buenas restantes no pueden producir suficientes cantidades de vitamina K.[34]

La deficiencia de vitamina K está relacionada con moretones y sangrado, e incrementa el riesgo de osteoporosis. La vitamina $K_2$ ha demostrado ser de ayuda para prevenir la calcificación y el endurecimiento de las arterias.[35] La presencia de vitamina K en vegetales de hojas verdes puede ser una de las razones por las que los vegetarianos tienen una tasa baja de cálculos en los riñones.[36] Se ha demostrado que la vitamina $K_2$ reduce el riesgo de enfermedades coronarias; también puede incrementar la densidad ósea en quienes padecen de osteoporosis. Se ha demostrado que la vitamina $K_2$ ayuda a mantener el calcio en los huesos, donde es necesario, y lo mantiene alejado de las arterias, donde puede causar problemas.[37] Estas vitaminas y muchas otras, son esenciales para disfrutar de una buena salud y una larga vida. No tener alguna de ellas durante un tiempo prolongado es como tener un automóvil sin el combustible adecuado. En esta sección hablaremos del grupo de vitaminas B, minerales, antioxidantes, fitonutrientes y grasas saludables. Recuerde, necesitamos una dieta balanceada y suplementos para alcanzar la salud óptima que nos ayudará a llevar una vida alegre y enérgica.

*Capítulo 7*

# GRUPO DE VITAMINAS B: LA FAMILIA REAL DE LA NUTRICIÓN

E N EL GRUPO de vitaminas B se incluyen la tiamina, la riboflavina, la niacina, el ácido pantoténico, el ácido fólico, la vitamina $B_6$, la vitamina $B_{12}$ y la biotina. Son conocidas como "las vitaminas que alivian el estrés" y son de gran importancia para el funcionamiento óptimo del sistema inmunológico. El grupo de vitaminas B brinda grandes beneficios cuando se suministran en conjunto, como en el caso de un complejo B equilibrado. De hecho, algunos tipos de vitamina B necesitan de otras vitaminas B para activarse. Un multivitamínico general debe contener dosis adecuadas del complejo B. Yo recomiendo tomar un complejo de vitamina B una o dos veces al día.

La dosis recomendada de vitamina B es en mi opinión, insuficiente. Por lo tanto, suelo recetarles a mis pacientes 5–50 mg de vitamina $B_1$ (tiamina), 5–50 mg de vitamina $B_2$ (riboflavina), 20–100 mg de vitamina $B_3$, 10–100 mg de vitamina $B_5$ (ácido pantoténico) y 2–50 mg de vitamina $B_6$ (piridoxina). También recomiendo 400 mcg de ácido fólico, 20–200 mcg de vitamina $B_{12}$, y 300–600 mcg de biotina.

El grupo B es muy importante para los adultos mayores, ya que al envejecer su absorción se hace más difícil. Estas vitaminas están asociadas principalmente con las funciones del cerebro y el sistema nervioso, y se utilizan en la producción de adenosín trifosfato (ATP). La deficiencia en alguna de ellas normalmente produce fatiga y problemas para dormir, lo que a la larga genera atrofia de las glándulas adrenales.

Todas las vitaminas B, a excepción de la vitamina $B_{12}$, se encuentran en grandes cantidades en los vegetales, productos lácteos y granos enteros. Las comidas de origen animal también son fuente de vitaminas B (incluyendo la vitamina $B_{12}$). Recibir la cantidad adecuada de vitamina $B_{12}$ puede ser un problema para los vegetarianos. Esta vitamina B es muy importante para las mujeres embarazadas, ya que afecta el suministro de sangre del bebé en crecimiento, así como su sistema nervioso. Las fórmulas vitamínicas prenatales también proporcionan una dosis balanceada y saludable del complejo de vitaminas B.

A continuación se indican las vitaminas B más importantes:

## TIAMINA ($B_1$)

La vitamina $B_1$, también conocida como tiamina, es vital para la energía del metabolismo, el crecimiento y el funcionamiento de las células. Ayuda a mejorar la salud cardiovascular. La tiamina se encuentra de forma natural en muchos alimentos, como los granos enteros y la carne, especialmente la de cerdo. Calentar los alimentos que contienen tiamina reduce su contenido, y la mayoría se pierde en el agua que se utiliza para cocinar los alimentos, ya que la tiamina es soluble en agua. La dosis recomendada de tiamina es 1, 2 mg para los hombres mayores de 19 años y de 1, 1 mg para las mujeres mayores de 19 años. La mayoría de los estadounidenses no sufren deficiencia de vitamina $B_1$, pero sí se han visto casos. Los diabéticos y los adultos mayores, por ejemplo, son más propensos a sufrir deficiencia de tiamina.[1]

## RIBOFLAVINA ($B_2$)

La vitamina $B_2$, también conocida como riboflavina, está presente en los alimentos y disponible en suplementos. Entre los alimentos que contienen riboflavina se encuentran los huevos, las carnes orgánicas, los vegetales verdes y la leche. La riboflavina ayuda en el crecimiento, el desarrollo, el funcionamiento de las células y en el proceso de convertir los alimentos en energía. Es mejor consumir riboflavina en pequeñas cantidades, ya que el cuerpo no absorbe bien las dosis abundantes. Para los hombres mayores de 19 años, se recomiendan 1, 3 mg de riboflavina al día, mientras que las mujeres necesitan 1, 1 mg. Las mujeres embarazadas o en período de lactancia necesitan un poco más: 1, 4 y 1, 6 mg, respectivamente. La deficiencia de riboflavina no es común. Sin embargo, los atletas vegetarianos, veganos y las mujeres en estado de gestación o lactancia, tienen mayor riesgo de sufrir deficiencias.[2]

## NIACINA ($B_3$)

La vitamina $B_3$, también llamada niacina, es de gran importancia para la salud. Mejora los niveles de colesterol aumentando el colesterol bueno y reduciendo el malo, y disminuye el riesgo de sufrir enfermedades cardiovasculares. Se ha dicho que ayuda con el mal de Alzheimer, la diabetes y otras enfermedades, pero estas hipótesis no han sido confirmadas. La ingesta excesiva de niacina puede ser peligrosa para la salud, así que consulte con su médico antes de tomar suplementos. La vitamina $B_3$ se encuentra en algunos alimentos como los vegetales verdes, la carne y los huevos. Las mujeres necesitan 14 mg de niacina al día, mientras que los hombres necesitan 16 mg. Este número se incrementa ligeramente en el caso de mujeres en período de gestación o lactancia. Las mujeres embarazadas necesitan 18 mg, mientras que las que están en período de lactancia necesitan 17 mg.[3]

## ÁCIDO PANTOTÉNICO ($B_5$)

La pantetina es la forma activa y estable del ácido pantoténico, que también se conoce como vitamina $B_5$. Ayuda a mantener la glándula timo saludable y a producir anticuerpos. Puede ser utilizada para reducir el colesterol LDL y los niveles de triglicéridos, e incrementar los niveles de HDL. Se cree que la pantetina inhibe la producción de colesterol y acelera la descomposición de ácidos grasos en el cuerpo. La pantetina funciona mejor cuando se toma en dosis de 300 mg, tres veces al día.

El ácido pantoténico es conocido como la "vitamina antiestrés", ya que juega un rol fundamental en la producción de las hormonas adrenales. Una deficiencia de ácido pantoténico, aunque no es común, es grave y disminuye la resistencia al estrés.[4] El ácido pantoténico le da un soporte fundamental a las glándulas adrenales cuando estas reaccionan al estrés y su administración es crucial para la salud de estas glándulas en la mayoría de la gente. Creo que la vitamina $B_5$ es la vitamina B más importante para restaurar y mantener la función adrenal. Normalmente les receto de 250 a 500 mg dos veces al día a mis pacientes con fatiga adrenal.

El ácido pantoténico también se encuentra en el salmón, la levadura, los vegetales, productos lácteos, huevos, granos y carne.

## Vitamina $B_6$

La vitamina $B_6$ es vital para el aprovechamiento de los aminoácidos (que son los elementos fundamentales de las proteínas). Una deficiencia de vitamina B a menudo ocasiona depresión, irritabilidad, nerviosismo, debilidad muscular, dermatitis, lentitud de aprendizaje, adormecimiento y calambres en las extremidades. El sistema nervioso necesita esta vitamina. También se requiere para el funcionamiento normal del cerebro y la producción de dopamina, serotonina y GABA (ácido gamma-aminobutírico). Estos neurotransmisores son muy importantes para promover las sensaciones de bienestar, relajación y calma.

La vitamina $B_6$ es muy importante, sobre todo para las mujeres que toman anticonceptivos orales (píldoras) y las que sufren episodios de depresión, irritabilidad, mal humor, fatiga y libido baja. Muchos de esos síntomas se pueden revertir con este suplemento.[5] Las fuentes de vitamina $B_6$ incluyen las lentejas, los frijoles blancos, la soya, la semilla de girasol, la banana, el aguacate, el alforjón y la levadura de cerveza.

Además, la vitamina $B_6$ es vital para las madres en período de lactancia. Juega un rol fundamental en el funcionamiento del sistema nervioso y el sistema inmunológico. El riesgo de deficiencia de vitamina $B_6$ es más alto en los bebés mayores de seis meses que se alimentan exclusivamente de leche materna. Si el bebé muestra poco o ningún interés en los alimentos sólidos, la madre debe suministrar la cantidad adecuada de vitamina $B_6$ a la leche materna consumiendo alimentos ricos en esta, y además tomar un multivitamínico de calidad o vitaminas prenatales.

Aunque la vitamina B participa en muchas de las funciones de nuestro cuerpo, estudios han demostrado que el 28 por ciento de las mujeres mayores de 19 años no ingieren las dosis adecuadas de esta vitamina.[6] Se utiliza para el metabolismo de la proteína y los glóbulos rojos. Los sistemas nervioso e inmunológico la necesitan para funcionar eficientemente. Ayuda a incrementar la cantidad de oxígeno que es transportada a los tejidos y ayuda a mantener los niveles de azúcar en la sangre en un rango normal. Es muy importante para la síntesis de los neurotransmisores serotonina y dopamina.[7] La vitamina $B_6$ se encuentra en los cereales fortificados, el pescado, el pollo, la carne roja y algunos vegetales.

A continuación una lista de los alimentos que contienen vitamina $B_6$ y en qué cantidades:[8]

| ALIMENTO | CANTIDAD DE VITAMINA $B_6$ |
|---|---|
| Papa cocida (1 taza) | 0, 40 mg |
| Banana (mediana) | 0, 43 mg |
| Pollo asado (3 oz.) | 0, 50 mg |
| Coles de Bruselas (1 taza) | 0, 28 mg |
| Berza colada y hervida (1 taza) | 0, 24 mg |
| Semillas de girasol secas, solo el grano (¼ taza) | 0, 47 mg |
| Pimiento morrón crudo (1 taza) | 0, 27 mg |
| Brócoli en trozos cocido (1 taza) | 0, 31 mg |
| Sandía (1 taza) | 0, 10 mg |
| Aguacate crudo rebanado (1 taza) | 0, 39 mg |

Entre los síntomas de la deficiencia de vitamina $B_6$ se encuentran irritación de la piel, dolores de cabeza, úlceras en la lengua, depresión, confusión, convulsiones, anemia y SPM. Cuando existe deficiencia de vitamina $B_6$, $B_{12}$ o ácido fólico, pueden incrementarse en la sangre los niveles de un aminoácido tóxico llamado homocisteína. La homocisteína tiene un efecto tóxico en las células que recubren las arterias, ocasionando la acumulación de placa en las paredes arteriales, lo cual en niveles elevados, puede ocasionar enfermedades cardiovasculares, mal de Alzheimer y osteoporosis.[9] Sin embargo, tomar vitamina $B_6$ en exceso (100 mg o más) puede acarrear una neuropatía periférica.

## BIOTINA ($B_7$)

La vitamina $B_7$, conocida también como biotina, es muy importante en muchas áreas de nuestro organismo. Es beneficiosa para la piel, los nervios, el tracto digestivo y el metabolismo. Hay evidencia de que ayuda a reducir el azúcar en la sangre y disminuir la resistencia a la insulina en individuos con diabetes tipo 2. La biotina se puede encontrar de forma natural en el trigo integral, los huevos, los alimentos lácteos, el salmón, etcétera. También podemos obtenerla a través de suplementos. Los adultos mayores de diecinueve años necesitan 30 mcg de biotina al día.[10]

## Ácido fólico (B₉)

El ácido fólico, también conocido como vitamina $B_9$, es vital para el funcionamiento óptimo de los linfocitos T y B. Es importante para las funciones cerebrales y la salud mental. Las vitaminas B, en particular el ácido fólico, ayudan a mantener bajos los niveles de homocisteína.[11] El ácido fólico también ayuda a mantener el corazón saludable y reduce los casos de enfermedades cardíacas. Algunos estudios han sugerido que un incremento en la ingesta de ácido fólico puede prevenir unas 13500 muertes por enfermedades cardiovasculares al año.[12] La forma activa del ácido fólico se conoce como MTHF. De hecho, un medicamento nuevo para la depresión es el Deplin o MTHF.

La deficiencia de ácido fólico es común, especialmente en los alcohólicos, la población indigente, los adultos mayores y personas con trastorno de malabsorción. Un estudio llevado a cabo en el Hospital General de Boston, Massachusetts, demostró que los individuos con bajos niveles de folato eran más propensos a sufrir depresión melancólica, y que era significativamente menos probable que estos individuos respondieran al Prozac, un medicamento antidepresivo muy popular.[13]

El ácido fólico está presente en muchos alimentos. Los vegetales de hojas verdes son particularmente ricos en esta vitamina, al igual que los frijoles, los productos lácteos, la carne de aves de corral y más. Los adultos mayores de diecinueve años necesitan 400 mcg de ácido fólico al día. Sin embargo, es importante que las mujeres embarazadas ingieran más cantidad para limitar el riesgo de defectos congénitos. Es recomendable que las mujeres embarazadas consuman 600 mcg de ácido fólico al día.

## Vitamina B₁₂

Estudios sugieren que aproximadamente un 25 por ciento de la población tiene una ingesta insuficiente de vitamina $B_{12}$.[14] La deficiencia de vitamina $B_{12}$ ha sido relacionada con neuropatías periféricas, anemia, parestesia, desmielinización de la columna vertebral y el fascículo corticoespinal de la médula espinal, depresión, demencia y enfermedades cardíacas. La deficiencia de esta vitamina también está asociada con bajos niveles de energía, mala memoria, problemas para razonar, bajos niveles de ácido gástrico y niveles elevados de homocisteína.[15]

Un estudio realizado por la Universidad Tufts demostró que el nivel de vitamina $B_{12}$ en la sangre de casi un cuarenta por ciento de los analizados se encontraba en un rango "normal bajo", que es el nivel en el cual los síntomas neurológicos comienzan a manifestarse. Se halló que los individuos entre 26 y 49 años tienen el mismo riesgo de deficiencia de vitamina $B_{12}$ que los mayores de 65 años.[16]

Los fagocitos, las células que pelean contra las bacterias que causan resfriados y otras infecciones, necesitan vitamina $B_{12}$. Esta vitamina también ayuda a mantener los recubrimientos de mielina que protegen las terminaciones nerviosas. La deficiencia subclínica o límite de vitamina $B_{12}$ es bastante común, especialmente entre los adultos mayores.[17] Gracias a estudios en el campo de la nutrición, sabemos que al ser procesados y refinados, los alimentos pierden mucha de la vitamina $B_6$, $B_{12}$ y ácido fólico que hay en ellos. Con tantos estadounidenses adictos a los alimentos altamente procesados, la comida rápida y la comida con gran cantidad de azúcar, es probable que muchos tengan los niveles de vitaminas B bajos o al límite. Esta podría ser una de las razones del incremento de las enfermedades cardiovasculares y las enfermedades relacionadas con el estrés.

Las madres en período de lactancia deben tener especial cuidado de ingerir la dosis adecuada de vitamina $B_{12}$. Esta vitamina crea y mantiene el ADN y el ARN, que son los patrones genéticos que conforman nuestras células. El cuerpo de un bebé en crecimiento crea células rápidamente. Si no tiene disponible la vitamina $B_{12}$ en cantidades suficientes, el desarrollo y el crecimiento se verán afectados.

El ácido fólico/folato cumple un papel protagónico en la producción y mantenimiento de células nuevas. Así que, además de los suplementos vitamínicos, las madres deben comer muchos vegetales verdes, trigo integral y frijoles durante el posparto.

*Capítulo 8*

# EN BUSCA DE ORO: LOS MINERALES Y EL CUERPO

A L IGUAL QUE las vitaminas, los minerales no son opcionales para la salud, sino pilares fundamentales de ella. El cuerpo humano necesita veintidós minerales esenciales cada día. Debido a que los suelos están arruinados o son pobres en minerales, los alimentos que sembramos y consumimos nos proporcionan cada vez menos de estos nutrientes esenciales. Por lo tanto, la vasta mayoría de los estadounidenses necesita tomar suplementos minerales. Muchos tienen bajos niveles en algunos de ellos. Y así como la mayoría de los estadounidenses no recibe las cantidades básicas recomendadas de vitaminas, ocurre también con los minerales. Si el cuerpo no obtiene los minerales necesarios, no puede funcionar adecuadamente. Parafraseando a los mineros del siglo XIX: ¡Estos minerales son oro puro!

Estos son algunos de los minerales que nuestro cuerpo necesita:

## MAGNESIO

El magnesio es uno de los elementos fundamentales para la salud, debido a que participa en la formación de las proteínas, los ácidos grasos y los huesos. Sin embargo, el 68 por ciento de los estadounidenses no lo consumen en cantidades adecuadas.[1] Desgraciadamente, un gran porcentaje de la población presenta bajos niveles de magnesio. De hecho, la deficiencia de magnesio es una de las más comunes en el país, especialmente entre las personas mayores. ¿Por qué? Tomamos demasiado café y alcohol, y comemos demasiados alimentos procesados que disminuyen los niveles de este importante mineral en nuestro cuerpo.

El magnesio participa en la formación de células nuevas, en la relajación de los músculos y la coagulación de la sangre. Ayuda a generar trifosfato de adenosina (conocido como ATP), el cual nos proporciona energía. También participa en más de trescientas reacciones enzimáticas diferentes. Ayuda a evitar espasmos musculares, y ataques y enfermedades cardíacas; ayuda a bajar la presión sanguínea, y calma el asma. También ayuda a prevenir la osteoporosis y a regular el colon y los intestinos. La cantidad diaria recomendada para una persona promedio de 19 a 50 años es de 400 mg. El magnesio está presente en los frutos secos, las semillas, los vegetales de hojas verdes, los granos y las legumbres. Es fácil ver por qué muchos estadounidenses tienen deficiencia de este mineral tan importante. Muchos ingieren comidas rápidas y comidas chatarra en vez de "alimentos vivos". Las fuentes comunes de magnesio son, entre otras[2]:

| ALIMENTO | CANTIDAD DE MAGNESIO |
|---|---|
| Halibut cocido (3 oz.) | 24 mg |
| Almendras tostadas (1 oz.) | 80 mg |
| Anacarso tostado (1 oz.) | 74 mg |
| Espinaca hervida (½ taza) | 78 mg |

Para cumplir nuestra ingesta diaria recomendada (IDR), necesitamos consumir unas cinco onzas de almendras al día. Si no ingerimos suficiente magnesio tendremos falta de apetito, náuseas y fatiga. Si esta deficiencia empeora, el paciente puede desarrollar debilidad muscular, tirones en los músculos, latido irregular, calambres en las piernas, insomnio y tics nerviosos en los ojos. Los síntomas de esta deficiencia también incluyen estreñimiento, dolores de cabeza, cambios de personalidad y espasmos coronarios.

## El magnesio y la regularidad

El colon necesita magnesio para llevar a cabo el peristaltismo, o el movimiento que impulsa a los alimentos a lo largo y fuera de él. La mayoría de los estadounidenses no consumen las dosis recomendadas de fibra, magnesio y agua.

## CALCIO

Nuestro organismo necesita calcio en cantidades relativamente grandes, pero muchos estadounidenses no consumen lo suficiente. El 99 por ciento del calcio se encuentra en los huesos y los dientes. El uno por ciento restante circula en la sangre y cumple con la función vital de regular las contracciones musculares y cardíacas, así como el funcionamiento de los nervios. El calcio nos ayuda a tener huesos fuertes, y previene la osteoporosis. También reduce la presión sanguínea. Algunos estudios sugieren que cuando recibimos cantidades adecuadas de calcio a través de la dieta y de suplementos, disminuye el riesgo de padecer cáncer de colon.[3]

El calcio se encuentra en grandes cantidades en los siguientes alimentos:[4]

| ALIMENTO | CANTIDAD DE CALCIO |
|---|---|
| Yogurt natural bajo en grasa (8 oz.) | 415 mg |
| Leche de soya fortificada con calcio (8 oz.) | 299 mg |
| Grelos hervidos (½ taza) | 99 mg |

| ALIMENTO | CANTIDAD DE CALCIO |
|---|---|
| Col rizada cocida (½ taza) | 94 mg |
| Leche sin grasa (½ taza) | 299 mg |
| Queso cheddar (1½ oz.) | 307 mg |
| Tofu firme, preparado con sulfato de calcio (½ taza) | 253 mg |
| Ricota baja en grasa, sin empaquetar (1 taza) | 138 mg |

Los niños y adolescentes de 9 a 18 años necesitan 1300 mg al día, los adultos de 19 a 50 años necesitan 1000 mg al día, al igual que los hombres mayores de 51 años, mientras que las mujeres mayores de 51 años necesitan 1200 mg.[5] El problema es que si no consumimos suficiente calcio en las comidas, nuestro cuerpo a la larga canibalizará el calcio de los huesos para poder mantener los niveles de calcio en la sangre. Esto puede generar osteopenia y osteoporosis, que literalmente significa "huesos porosos" o huesos sin minerales ni masa. Muy pocas mujeres obtienen todo el calcio que necesitan de los alimentos y, cuando son mayores, su esqueleto se encoge. Los primeros huesos que se resienten son las mandíbulas y la columna vertebral en la espalda; esta es la razón por la que las personas mayores pierden los dientes y pierden estatura. La deficiencia de calcio también se manifiesta con calambres musculares en las piernas, así como con hemorragias, pérdida de sangre y anemia (el calcio es esencial para la coagulación de la sangre).[6]

Estudios demuestran que el 75 por ciento de los estadounidenses no cumplen las recomendaciones actuales de ingesta de calcio.[7] La ingesta deficiente de calcio se ha convertido en un problema de salud pública en Estados Unidos. Pero tampoco es bueno consumirlo en exceso. Un estudio realizado por el Instituto Nacional para la Salud en el año 2003, demostró que los suplementos de calcio pueden aumentar el riesgo de ataques cardíacos y otras enfermedades cardiovasculares en los hombres, mientras que otros estudios han indicado que esto puede ocurrir tanto a hombres como a mujeres. Siempre consulte con su médico sobre los riesgos y beneficios para la salud de los suplementos de calcio.[8] Hasta que más estudios confirmen que la suplementación de calcio no es perjudicial, yo he bajado mi recomendación de suplementos de calcio en mujeres de más de cincuenta años de 200 a 250 mg tres veces al día, y en hombres de 200 a 250 mg dos o tres veces al día. También prescribo por lo menos 100 mcg al día de vitamina $K_2$ a todos los pacientes que toman suplementos de calcio. Esto ayudará a mantener el calcio en los huesos y fuera de las arterias.

## POTASIO

El potasio es un mineral que ayuda en la contracción muscular, mantiene el equilibrio de los fluidos, envía impulsos nerviosos y libera la energía de los alimentos. El potasio ayuda a regular la presión sanguínea, la función neuromuscular y los niveles de acidez. El cuerpo necesita sodio y potasio para mantener una buena salud. Ambos ayudan a regular los fluidos que salen y entran de las células. Según un informe reciente, la mayoría de los adultos ingieren cantidades excesivas de sodio, pero no suficiente potasio.[9] Esto no es ninguna sorpresa: los alimentos procesados y la comida rápida son ricas en sodio, mientras que el potasio se puede encontrar en las frutas y la mayoría de los vegetales. La dieta promedio en Estados Unidos es deficiente en frutas y vegetales. El Instituto de Medicina de la Academia Nacional de Ciencias recomienda que los adultos sanos entre 19 y 50 años consuman unos 1500 mg de sodio y 4700 mg de potasio al día.[10]

## ¿Sobrecarga de potasio?

Menos del cinco por ciento de la población consume más de su ingesta recomendada de potasio.[11]

El potasio es uno de los principales electrolitos de nuestro organismo, junto con el sodio y el cloruro. Estos tres electrolitos juegan un papel químico vital en todas las funciones del cuerpo.

Es posible alcanzar la ingesta diaria recomendada de potasio incluyendo los siguientes alimentos en nuestro menú diario: pescado, papas, aguacate, albaricoques secos, bananas, jugos cítricos, productos lácteos y trigo integral. Todas son fuentes maravillosas de potasio. Los principales alimentos son:[12]

| ALIMENTO | CANTIDAD DE POTASIO |
|---|---|
| Batata horneada (mediana) | 542 mg |
| Pasta de tomate (¼ de taza) | 669 mg |
| Hojas de remolacha cocidas (½ taza) | 654 mg |
| Yogurt natural descremado (8 oz.) | 579 mg |
| Hipogloso cocido (3 oz.) | 449 mg |
| Semillas verdes de soya cocidas (½ taza) | 485 mg |
| Banana (mediana) | 422 mg |
| Leche descremada (1 taza) | 382 mg |

En la primera línea de la tabla anterior se indica que el adulto promedio debe ingerir el equivalente a tres batatas horneadas en un día para obtener la ingesta diaria recomendada (IDR). No todos consumimos tantas batatas u otros alimentos ricos en potasio. Es por eso que necesitamos suplementos.

Al principio de esta sección mencioné que la mayoría de los adultos consumen cantidades excesivas de sodio, pero no suficiente potasio. He aquí otro peligro de consumir demasiado sodio: puede reducir nuestras reservas de potasio. La baja ingesta de potasio está relacionada con presión arterial alta, arritmias, jadeos, asma, debilidad, náuseas, pérdida del apetito y estados de alteración mental que incluyen: nerviosismo, depresión, piel reseca, insomnio y cansancio.

## Yodo

El yodo es un mineral fundamental para el buen funcionamiento de la tiroides. Sin una buena ingesta de yodo, la glándula tiroides no puede producir cantidades adecuadas de la hormona tiroidea. La deficiencia de yodo puede ocasionar hipotiroidismo, trastornos de desarrollo del cerebro y bocio (agrandamiento de la tiroides). En los niños, el hipotiroidismo causado por la deficiencia de yodo puede ocasionar retraso en el crecimiento, retardo mental y problemas de lenguaje y audición.

Aunque la deficiencia de yodo aún no ha sido reconocida como una deficiencia grave en los Estados Unidos, he descubierto que muchos de mis pacientes tienen deficiencias de yodo. Algunos investigadores creen que la deficiencia de yodo está en aumento en los Estados Unidos. Una publicación de *The Journal of Clinical Endocrinology & Metabolism* indicó que el porcentaje de estadounidenses que no consumen suficiente yodo se ha cuadruplicado desde finales de la década de 1970 hasta finales de la década de 1990.[13]

La razón por la que los estadounidenses están consumiendo menos yodo—como ocurre con otros nutrientes de los que ya hemos hablado—es que nuestros suelos son deficientes de este mineral. Además, la mitad de la población utiliza sal sin yodo y están reduciendo su consumo de sal. Los panes y las pastas ya no contienen yodo. En su lugar, se añade bromuro, el cual se comporta como un goitrógeno e inhibe los enlaces de yodo. El flúor y el cloro presentes en el agua del grifo también inhiben los enlaces de yodo.

Además de los síntomas mencionados arriba, la deficiencia de yodo está relacionada con la enfermedad fibroquística de las mamas y la poliquistosis ovárica, por lo que las mujeres tienen una mayor tendencia a sufrir problemas físicos derivados de la deficiencia de yodo.[14] Estas evidencias demuestran que el consumo insuficiente de yodo marca la diferencia en la prevención de estas enfermedades. Entre los alimentos ricos en yodo se encuentran: el alga kelp, el alga dulse y otros vegetales marinos, las papas, las fresas y el yogurt.

## Otros minerales que necesitamos

Estos minerales y muchos otros son esenciales para la buena salud y una larga vida. Además de los que ya hemos mencionado, nuestro cuerpo necesita algunos otros minerales y oligoelementos fundamentales. Los primeros cuatro minerales que mencionaremos a continuación: fósforo, cloruro, azufre y silicio;

son minerales importantes que necesitamos a diario. El resto de los minerales son necesarios en cantidades más reducidas.

### Fósforo

La dieta estadounidense es rica en fósforo, por lo que no necesitamos ingerir suplementos. Los adultos a partir de los diecinueve años necesitan aproximadamente 700 mg al día.[15] El fósforo ayuda a producir energía y huesos. También ayuda a la sangre a transportar oxígeno.[16]

### Cloruro

Los estadounidenses rara vez presentan deficiencias de cloruro debido a su alta ingesta de sal, que es cloruro de sodio. No obstante, los adultos de 19 a 50 años necesitan 2300 mg de cloruro al día.[17] El cloruro participa en el sistema digestivo y ayuda a equilibrar los fluidos corporales.[18]

### Azufre

Este mineral nos ayuda a formar tejidos y activa las enzimas. También participa en la elaboración de muchas proteínas, incluidas las que se encuentran en el cabello, la piel y los músculos. Es un componente de la insulina y participa en la regularización del azúcar en la sangre.

### Silicio

El silicio es fundamental para el crecimiento y el desarrollo de la estructura ósea; además, cumple un rol importante en el mantenimiento del tejido conectivo y óseo.

### Hierro

Este mineral forma parte de los glóbulos rojos que transportan oxígeno. Cuando los niveles de hierro en nuestro organismo son bajos, presentamos anemia y cansancio. Los hombres y las mujeres postmenopáusicas, excepto los que sufren anemia por deficiencia de hierro, no necesitan hierro adicional. El hierro puede ser un arma de doble filo, ya que en cantidades excesivas puede ocasionar daño oxidativo en las células y órganos. Las mujeres entre 19 y 50 años necesitan 18 mg de hierro al día, mientras que los hombres solo necesitan 8 mg.[19] Tanto los hombres como las mujeres mayores de 50 años, necesitan 8 mg de hierro al día.[20]

### Zinc

El zinc es un mineral muy importante y es componente de más de trescientas enzimas. Se utiliza para reparar heridas y mejorar el sistema inmunológico; además, ayuda con la fertilidad, la visión y la síntesis de proteínas. La deficiencia de zinc está relacionada con problemas de la piel, la dermatitis y la dificultad para cicatrizar. Esta deficiencia también afecta el aprendizaje y el comportamiento. Los hombres a partir de los diecinueve años necesitan 11 mg diarios de zinc y las mujeres 8 mg. Un examen de despistaje sencillo, que nos ayuda a determinar si tenemos deficiencia de zinc, es la prueba de cálculo del zinc. Colóquese una cucharadita de sulfato de zinc sobre la lengua y manténgalo dentro de la boca durante cinco segundos. Si no siente el sabor del zinc, que es amargo, entonces probablemente tenga deficiencia de zinc.

## Cobre

La deficiencia de cobre está relacionada con una disminución en la producción de energía y el declive de las funciones inmunológicas y la concentración mental. Al igual que el hierro, el cobre debe ser limitado y debe estar equilibrado con el zinc, ya que el exceso de cobre puede ocasionar daño oxidativo en los tejidos. Tanto los hombres como las mujeres mayores de diecinueve años necesitan 900 mcg de cobre al día.[21]

## Manganeso

Las deficiencias de manganeso están relacionadas con debilidad, retardos en el crecimiento y malformaciones en los huesos. Los hombres a partir de los diecinueve años necesitan 2, 3 mg al día de manganeso. Las mujeres necesitan 1, 8 mg.[22]

## Cromo

El cromo ayuda a mantener el nivel normal de azúcar en la sangre y regula la insulina. También ayuda a mantener bajo control el azúcar en los pacientes diabéticos y con hipoglicemia. Los hombres de 19 a 50 años de edad necesitan 35 mcg al día y las mujeres, 25 mcg. Después de los cincuenta años, las mujeres necesitan 20 mcg y los hombres 30 mcg.[23]

## Vanadio

Tanto el cromo como el vanadio son importantes para el metabolismo de la glucosa y la insulina. Tienen un efecto positivo al normalizar el azúcar en la sangre en casos de diabetes e hipoglicemia.

## Selenio

Este mineral colabora con nuestro sistema inmunológico y previene la miocardiopatía, una enfermedad que debilita al corazón. Tanto hombres como mujeres a partir de los 19 años necesitan 55 mcg de selenio al día.[24]

## Molibdeno

Este mineral ayuda al cuerpo a aprovechar el hierro, favorece el crecimiento y el desarrollo, y puede prevenir la anemia, las caries y la impotencia. Los adultos necesitan 45 mcg diarios.[25]

## Boro

Este mineral es importante para el metabolismo normal del calcio y los huesos. No hay un valor diario recomendado para el boro. Una dieta alta en boro proporciona aproximadamente 3,25 mg de boro por cada 2000 kcal por día. Las dietas que proporcionan 0,25 mg de boro por cada 2000 kcal por día se consideran bajas en boro.[26]

## Cobalto

Tendremos suficiente cobalto en nuestro sistema siempre y cuando tomemos un multivitamínico con vitamina $B_{12}$, específicamente cobalamina.

Como puede ver, hay muchos minerales que mejoran nuestra salud o la perjudican, si no los consumimos en cantidades adecuadas. Ponga atención a su dieta para determinar si tiene deficiencia en algunos de ellos.

# Capítulo 9

# NUESTRA NECESIDAD
# DE ANTIOXIDANTES

D IGAMOS QUE USTED es una persona que cuida mucho su salud. Alguien que ingiere entre cinco y trece raciones de frutas y vegetales al día, y que además toma diariamente un multivitamínico que contiene cantidades apropiadas de vitamina E, vitamina C, selenio y beta-caroteno. Tal vez crea que un régimen como este le proporciona los antioxidantes que necesita para prevenir enfermedades. Sin embargo, lo más probable es que no sea así. Aunque el cuerpo produce tres antioxidantes principales, hace falta complementarlos con otros cinco, que también son muy importantes.

Pero antes de hablar de los antioxidantes, es de vital importancia que entendamos qué son los radicales libres, cómo se originan y cómo podemos protegernos de ellos. Empezaremos explicando el proceso químico de la oxidación. Cuándo los metales (como el hierro) se oxidan, se corroen. Cuando la oxidación ocurre en superficies pintadas, la pintura comienza a desprenderse. Cuando cortamos una manzana por la mitad, se empieza a poner marrón al cabo de unos minutos, debido a la oxidación. La oxidación también ocurre cuando la comida se descompone y las grasas se enrancian. Los que causan la oxidación son los radicales libres.

### ¿Quiere vivir cien años?

Los niveles de antioxidantes por lo general disminuyen con la edad. Sin embargo, un grupo de investigadores italianos descubrió que los centenarios (individuos de cien años o más) tienen niveles significativamente más altos de vitamina A y E que sus contrapartes jóvenes. Estos investigadores italianos concluyeron afirmando que "es evidente que los centenarios saludables muestran un perfil particular en el cual los niveles de vitamina A y vitamina E parecen ayudar a garantizar su extrema longevidad".[1]

Entonces, ¿qué es exactamente un radical libre? Dibuje, si puede, un átomo con el núcleo rodeado de electrones. Cuando los electrones rodean el núcleo, normalmente van en pareja. Cuando un electrón no tiene pareja, trata de quitarle un electrón a otro átomo o molécula para regresar a un estado de equilibrio. Los radicales libres son simplemente átomos con electrones sin pareja; son moléculas inestables que dañan las células saludables. Los radicales libres son muy agresivos y cuando les roban los electrones a otros átomos, dañan las células. Deterioran las membranas celulares y nucleares y con el tiempo pueden dañar el ADN que se encuentra en el núcleo de la célula. De la misma manera, cuando los radicales libres les roban electrones a otros átomos, estos átomos se convierten en radicales libres, lo cual origina una reacción en cadena. Esto puede crear un círculo vicioso, ocasionando daño y destrucción en las células y con el paso del tiempo, enfermedades crónicas.

Los radicales libres se forman en el cuerpo con solo respirar. El metabolismo normal crea radicales libres, que se denominan especies reactivas de oxígeno (ERO). De la misma manera en que el humo proviene del fuego, los radicales libres provienen del metabolismo normal y la producción de energía en las mitocondrias de nuestro cuerpo. Algunos alimentos; incluyendo las grasas hidrogenadas y parcialmente hidrogenadas, las comidas altamente procesadas, el azúcar en exceso, los alimentos fritos, las cantidades excesivas de grasas poliinsaturadas que se encuentran en los aderezos para ensaladas, los aceites para cocinar, las salsas, cremas, etcétera; también crean radicales libres en exceso.

Muchas enfermedades son inflamatorias y generan una enorme cantidad de radicales libres. Entre ellas tenemos casi todos los tipos de cáncer, la artritis, la enfermedad de la arteria coronaria, el asma, el mal de Alzheimer, el mal de Parkinson, la esclerosis múltiple, el lupus y la colitis. Los resfriados frecuentes, las gripes, las infecciones sinusales, la bronquitis y las infecciones por hongos y de vejiga crean más radicales libres. Los traumatismos por esguinces, torceduras, dolores musculares e incluso el exceso de ejercicio, crean cantidades enormes de radicales libres.

Es por ello que quienes entrenan en exceso, los corredores de largas distancias y los maratonistas, parecen envejecer más rápido.

Y finalmente, la exposición a las toxinas. Desgraciadamente, ninguno de nosotros está exento. Hay pesticidas y otras toxinas en la comida, el agua y el aire, que representan una carga adicional para el hígado. En el proceso de desintoxicación que realiza el hígado se producen más radicales libres, y la carga tóxica puede llegar a ser tan grande que el hígado no puede desintoxicar con suficiente rapidez. Estas toxinas aumentan en el cuerpo, generando más radicales libres. Inhalar humo de cigarrillos y del escape de los automóviles, tomar agua de grifo con cloro y todos los demás químicos, ingerir la dieta tradicional estadounidense que contiene químicos y alimentos inflamatorios, produce una inundación de radicales libres que ocasionan enfermedades, con lo cual se crean aún más radicales libres. Este proceso se convierte en un círculo vicioso de radicales libres que no paran de aumentar. Desafortunadamente, los estadounidenses van a ver al doctor y este les receta medicamentos que solo desaparecen los síntomas. Estos medicamentos crean una carga aún mayor para el hígado y hacen que se produzcan más radicales libres.

La solución para combatir los radicales libres es simple: los antioxidantes. Los antioxidantes tienen la capacidad de neutralizar los radicales libres. Los antioxidantes son a los radicales libres lo que el agua es a un incendio forestal devastador que está fuera de control. Por supuesto, también es necesario consumir más alimentos vivos, desintoxicarse y seguir otras prácticas saludables. Pero los antioxidantes son la solución más eficaz para combatir el problema de los radicales libres.

Solo piense en lo que pasa cuando exprimimos un poco de jugo de limón sobre una rebanada de manzana. La vitamina C y los antioxidantes bioflavonoides del limón apagan los radicales libres, frenando el proceso de oxidación, lo que quiere decir que a la rebanada de manzana le toma *mucho* más tiempo volverse marrón. Esta es la razón por la que se le añaden antioxidantes a la comida procesada: para prevenir que el oxígeno se combine con los diferentes componentes de la comida. Sin ellos, muchos alimentos procesados se volverían añejos, rancios y serían incomibles.

Los investigadores saben desde hace años que existen literalmente, miles de componentes que funcionan como antioxidantes. Muchos se encuentran en las comidas y suplementos, mientras que otros son producidos por nuestro organismo. Es cierto, nuestros cuerpos han desarrollado un poderoso ejército de antioxidantes que neutralizan los radicales libres. Cuando consumimos alimentos vivos, llenos de potentes antioxidantes y fitonutrientes; cuando tomamos suplementos de antioxidantes específicos y cuando ayudamos a nuestro cuerpo a producir sus propios antioxidantes, apagamos muchas de las reacciones de los radicales libres.

Los antioxidantes pueden neutralizar a los radicales libres que están presentes en diferentes partes del cuerpo. Creo que debemos mantener cantidades adecuadas de los tres antioxidantes principales que produce nuestro cuerpo y tomar suplementos de otros cinco. Me concentraré en los antioxidantes más importantes y algunos otros.

## LOS ANTIOXIDANTES MÁS IMPORTANTES

Entre los antioxidantes más importantes que produce nuestro cuerpo están el glutatión, el superóxido dismutasa (SOD) y la catalasa.

### Glutatión

El glutatión es un péptido de tres aminoácidos (o tripéptido) que son: glicina, glutamina y cisteína. Tal vez nunca haya escuchado sobre este súper antioxidante, pero en mi opinión es el mejor antioxidante y desintoxicante que existe. Cuando los niveles de glutatión en las células llegan a niveles muy bajos, estas se mueren.

Es por ello que el glutatión es esencial para la salud de las células. Ayuda a controlar la inflamación, es vital para el sistema inmunológico, aumenta la energía y protege la célula y los tejidos de los radicales libres, protegiéndonos de enfermedades.

Además, el glutatión es importante para el funcionamiento óptimo de los cinco órganos más importantes del cuerpo: el corazón, los pulmones, el cerebro, el hígado y los riñones. El glutatión también ayuda en el funcionamiento del sistema inmunológico y la salud de los ojos. Es considerado el antioxidante más abundante y el más importante del cuerpo humano.

El glutatión es un antioxidante poderoso producido en el hígado, y funciona en las células, los tejidos y los fluidos, desintoxicando a los radicales libres creados del oxígeno, los cuales se denominan especies reactivas de oxígeno (ERO). Simplemente, actúa como un desintoxicante poderoso que combate los radicales libres. Cuando estamos expuestos a altos niveles de toxinas, el glutatión se agota más rápido de lo que se produce, pudiendo originar enfermedades inducidas por toxinas, entre ellas, el cáncer. El glutatión se puede sintetizar a partir de tres aminoácidos: cisteína, ácido glutámico y glicina. También se puede obtener a través del consumo de frutas frescas, vegetales, pescado cocido y carnes.

## Ciclo celular

Cada año, nuestro organismo reemplaza entre el 90 y el 95 por ciento de sus 60 a 100 trillones de células.

La vitamina C y la N-acetilcisteína (NAC) elevan la tasa de síntesis del glutatión. Pero una dosis elevada de NAC también pueden aumentar la producción de radicales libres. Recomiendo una dosis diaria de NAC de 250 a 800 mg. La hierba llamada cardo lechoso ayuda a prevenir la disminución de glutatión; de hecho, puede incrementar el nivel de glutatión en el hígado en más de 35 por ciento. La NAC, la vitamina C y el cardo lechoso son suplementos que debemos tener en cuenta si deseamos elevar los niveles de glutatión.[2] Consulte el apéndice A para obtener información relativa al *Cellgevity*, el cual contiene riboceína, un potenciador superior del glutatión.

### El superóxido dismutasa (SOD)

El SOD es un antioxidante que también ayuda a desintoxicar el superóxido radical libre, convirtiéndolo en peróxido de hidrógeno, el cual también es un radical libre. El SOD luego trabaja con otro antioxidante, la catalasa, para convertir el peróxido en agua. También se combina con el glutatión para inhabilitar el peróxido y los peróxidos lipídicos. El SOD está conformado por tres minerales básicos: cobre, zinc y manganeso. El cobre y el manganeso se encuentran en los granos integrales y los frutos secos, mientras que el zinc proviene de las yemas de huevo, la leche, la avena, las nueces, las legumbres y la carne. Los suplementos de SOD, por lo general, no son eficaces. Un buen multivitamínico que contenga cantidades apropiadas de cobre, zinc y manganeso puede ayudar a la mayoría de los individuos sanos a recibir la dosis necesaria de SOD. Pero para las personas mayores, especialmente las que están enfermas, el suplemento de cobre, zinc y manganeso podría ser insuficiente. Probablemente necesiten una combinación de hierbas antioxidantes que incrementen la producción de catalasa en el organismo. Entre ellas están el té verde, la cúrcuma, la bacopa, el cardo mariano y la ashwagandha.

### La catalasa

La catalasa es un antioxidante poderoso y una enzima que depende del hierro. Está diseñada para prevenir la acumulación de peróxido de hidrógeno (otro radical libre) en el organismo. En la piel, la catalasa convierte el peróxido de hidrógeno en agua. También oxigena la epidermis y ayuda a formar una piel más joven y tersa.

Hace años, cuando trabajaba en el manuscrito original de mi libro *Libérese de las toxinas*, experimenté con diferentes tipos de ayunos, entre ellos: el ayuno de agua, el ayuno de jugo y el ayuno parcial. Inicié un ayuno de agua de siete días, pero lo interrumpí cuando noté que me estaban apareciendo pequeñas manchas blancas en los brazos y las piernas. Aunque parecían unas gotitas de blanqueador que me habían salpicado por toda la piel, lo que ocurría era que mi cuerpo había creado una gran cantidad de radicales libres y peróxido de hidrógeno. Durante ese ayuno, había agotado mi catalasa y ya no tenía suficiente para convertir el peróxido en agua. Desde entonces, he notado que los suplementos han sido de gran ayuda en muchos pacientes que presentan estas pequeñas manchas blancas. El SOD y la catalasa son enzimas metabólicas que trabajan en conjunto, y son la primera línea de defensa de nuestro organismo contra el estrés oxidativo. Sin embargo, los suplementos de SOD y catalasa resultan ineficaces, ya que se descomponen durante la digestión.

Desafortunadamente, el envejecimiento está relacionado con el aumento en los niveles de radicales libres y el descenso de la producción de SOD y catalasa. No obstante, existe una combinación especial de hierbas antioxidantes que puede incrementar la producción de estos potentes antioxidantes.[3] A la catalasa y al SOD se les denomina antioxidantes catalíticos. Un catalizador provoca una reacción sin que esta lo consuma. Es decir, estos poderosos antioxidantes pueden acabar con millones de radicales libres y no se agotan en el proceso, sino que continúan destruyendo radicales libres. Estas enzimas antioxidantes trabajan dentro de la célula. Entre las hierbas que producen esta potente combinación antioxidante se encuentran el té verde, la bufera, la cúrcuma, la bacopa y el cardo lechoso.

## OTROS ANTIOXIDANTES

El doctor Lester Packer es un destacado investigador en el campo de los antioxidantes y autor del clásico de 1999 *The Antioxidant Miracle* [El milagro de los antioxidantes],[4] su primera obra para el público general. El Dr. Packer identificó cinco antioxidantes específicos que, según su criterio, son los antioxidantes fundamentales para protegernos de enfermedades cardiacas, el mal de Alzheimer, las cataratas y otras enfermedades relacionadas con el envejecimiento. Él afirma que el organismo está mejor protegido cuando cuenta con una combinación de antioxidantes que trabajan conjuntamente unos con otros. Su teoría es que los antioxidantes son más efectivos y pueden prevenir el daño celular cuando están combinados equilibradamente. En pocas palabras, trabajan mejor en equipo. Él cataloga a la vitamina C, la vitamina E, la coenzima $Q_{10}$ ($CoQ_{10}$), el ácido alfa lipoico y el glutatión (del cual ya hemos hablado) como los antioxidantes más importantes. La función de los antioxidantes es proteger las diferentes partes de la célula; por lo tanto, un grupo de antioxidantes protegerá toda la célula de los radicales libres. La vitamina C protege el interior hidrosoluble de la célula y la vitamina E liposoluble protege áreas específicas de la membrana adiposa externa de la célula. Tal como mencioné en el capítulo 6, existen ocho variedades de vitamina E: alfa, beta, delta y gamma-tocoferol, y alfa, beta, delta y gamma-tocotrienol. El ácido alfa lipoico protege tanto la parte interna como la membrana externa de la célula.

La mayoría de los multivitamínicos contienen vitamina C y una sola forma de vitamina E (d-alfa-tocoferol). Además, la mayoría de los individuos no ingieren ácido lipoico, coenzima $Q_{10}$ ni glutatión (o un suplemento que incremente el glutatión). Se debe evitar la forma sintética de la vitamina E, que es un derivado del petróleo. Se le llama "dl-alfa-tocoferol" o "dl-alfa-tocoferil".

**El ácido lipoico**

El ácido alfa lipoico es un componente que se produce de forma natural y que es sintetizado por las plantas, los animales y los seres humanos. En su forma reducida (ácido R-dihidrolipoico, o R-ADHL) también funciona como un potente antioxidante que protege al hígado y ayuda al organismo a desintoxicarse de los medicamentos y la radiación. Este ácido enlaza los iones metálicos y evita que se formen radicales libres. Neutraliza los radicales libres tanto en las partes hidrosolubles como en las partes liposolubles del organismo. El ADHL también ayuda al organismo a "reciclar" y extender la vida útil de la vitamina C, el glutatión, la coenzima $Q_{10}$ y la vitamina E. Se ha demostrado que el ácido lipoico eleva los niveles de glutatión intracelular, mejora el metabolismo de la insulina en los pacientes con diabetes tipo 2 y ha sido utilizado en Alemania durante más de veinte años para tratar la neuropatía diabética.[5] La forma R del ácido alfa lipoico es también una fuente excelente de ácido lipoico. Las dos formas más poderosas del ácido lipoico son la R-ADHL y forma R del ácido alfa lipoico.

## La Coenzima $Q_{10}$

La ya mencionada coenzima $Q_{10}$ ($CoQ_{10}$) es un potente antioxidante que se concentra en las células del corazón. Juega un papel fundamental en la producción de energía de las células. La coenzima antioxidante $Q_{10}$ ($CoQ_{10}$) funciona como una coenzima en los procesos de producción de energía de las células y es un antioxidante esencial para combatir la oxidación que genera radicales libres, así como la oxidación producida por el LDL y otros lípidos. La $CoQ_{10}$ se encuentra en una variedad de alimentos, como el brócoli, el repollo chino, la espinaca, los frutos secos, los pescados y mariscos de agua salada, la carne de cerdo, el pollo y la carne roja. Sin embargo, en una dieta normal solo obtenemos de 2 a 5 mg de este importante compuesto similar a las vitaminas, por lo que es recomendable ingerirla en forma de suplemento.

La $CoQ_{10}$ es uno de los mejores "donantes de electrones", ya que obsequia sus electrones a los radicales libres deficientes de ellos, volviéndolos inofensivos. También repara la vitamina E oxidada y la convierte en una sustancia aprovechable. Al otorgarle electrones a la vitamina E, que como recordaremos es otro antioxidante importante, la $CoQ_{10}$ "recicla" la vitamina E para aprovecharla nuevamente en la lucha contra los radicales libres. De esta manera, cuando combinamos los suplementos de vitamina E y $CoQ_{10}$, el LDL se vuelve más resistente a la oxidación que cuando tomamos solamente vitamina E. También se ha demostrado que esta combinación ha reducido los niveles de proteína C reactiva (PCR) en animales de laboratorio.

La deficiencia de $CoQ_{10}$ con frecuencia se observa en enfermedades periodontales, enfermedades cardiacas, diabetes, VIH y SIDA. La cantidad de coenzima $Q_{10}$ producida por el cuerpo disminuye con la edad, así que yo recomiendo ampliamente ingerir un suplemento de coenzima $Q_{10}$ si se está tomando medicamentos para reducir el colesterol, como: Mevacor, Pravacol, Lipitor, Crestor o Zocor. No todos los tipos de coenzimas $Q_{10}$ son iguales, muchas formas son sintéticas y no existen estudios que avalen que la $CoQ_{10}$ realmente sea absorbida por la célula. También existe una forma superior de la coenzima $Q_{10}$ que sí es absorbida por el cerebro y puede proteger las células cerebrales.[6] En los últimos años se desarrolló una forma reducida de la $CoQ_{10}$, un antioxidante más potente que la $CoQ_{10}$ normal. Es probable que hasta un treinta por ciento de la población no pueda convertir y equiparar cantidades de $CoQ_{10}$ a su forma activa, el ubiquinol, o $CoQ_{10}$ reducida. La coenzima $Q_{10}$ se encuentra en las sardinas, las espinacas, los maníes y la carne roja.

# PQQ

La Pirroloquinolina quinona, o PQQ, es una coenzima y antioxidante. Protege las células de los radicales libres y del daño que estos ocasionan. Sin embargo, las investigaciones han demostrado que no solo protege las células, sino que también promueve el crecimiento de las mitocondrias. Esto puede revertir el envejecimiento celular y las disfunciones mitocondriales, los cuales están relacionados con muchas de las enfermedades asociadas con la edad. Este es un potente antioxidante que no debemos pasar por alto.[7] Yo por lo general recomiendo 20 mg una o dos veces al día.

# Capítulo 10

# FITONUTRIENTES:
## EL ARCOÍRIS DE LA SALUD

OTRO INGREDIENTE ESENCIAL para lograr un estado de salud óptimo es un tipo de sustancia conocida como fitonutriente (también llamado fitoquímico). Los fitonutrientes son sustancias biológicamente activas que les dan a las frutas y vegetales su color, sabor, olor y resistencia natural a las enfermedades.

Los fitonutrientes brindan enormes beneficios para el cuerpo, comenzando con el rol fundamental que juegan en la prevención del cáncer y las enfermedades cardíacas. Según algunos investigadores, en el futuro se podrán clasificar cuarenta mil fitonutrientes. Al día de hoy, hay más de dos mil fitonutrientes conocidos. Estos componentes protegen las plantas de las pestes, el exceso de radiación ultravioleta y las enfermedades. Cada planta contiene miles de fitonutrientes diferentes que la protegen contra los radicales libres, ya que contienen antioxidantes naturales.[1]

El consumo de fitonutrientes en los seres humanos está asociado con menores índices de varios tipos de cáncer. También nos protegen de enfermedades cardíacas y desaceleran el progreso de la demencia y la disminución cognitiva asociada con la edad. Aumentan la longevidad, se relacionan con menores índices de enfermedades crónicas y nos protegen contra las cataratas y la degeneración macular. El consumo habitual de fitonutrientes es la mejor póliza de seguros natural que yo le puedo recomendar para protegerse de las enfermedades degenerativas, como el cáncer y las enfermedades cardíacas.

Los fitonutrientes nos salvan de varios peligros, incluyendo algunos que usted probablemente no conozca. Por ejemplo, las saponinas, que se encuentran en los frijoles, lentejas, garbanzos y la semilla de soya, pueden evitar que las células cancerígenas se multipliquen. Un fitonutriente que se encuentra en los tomates interfiere con el proceso químico que crea los carcinógenos. La lista de beneficios que brindan los fitonutrientes es mucho más amplia.[2]

## El poder sanador de las plantas

Aproximadamente dos tercios de los fármacos que existen provienen de las plantas.[3]

Según las pautas dietéticas más recientes, publicadas en el 2010, el Departamento de Agricultura de los EE. UU. (USDA, por sus siglas en inglés) y el Departamento de Salud de los EE. UU. recomiendan una ingesta de cinco a trece raciones de frutas y vegetales al día, pero la mayoría de los estadounidenses no consume ni siquiera cinco raciones. En una encuesta que abarca del 2007 al 2010, el Centro para el Control y Prevención de Enfermedades demostró que el 76 por ciento de la población no cumple con la recomendación diaria de frutas y el 87 por ciento no cumple con la ingesta recomendada de vegetales.[4] Desafortunadamente, esto quiere decir que la mayoría de los estadounidenses se están perdiendo de los beneficios que nos brindan los fitonutrientes que se encuentran en las frutas y vegetales.

## Colores saludables

Las frutas y vegetales se pueden agrupar según su color. Cada grupo tiene su propio grupo de fitonutrientes que nos protegen de forma única.

Los polinutrientes normalmente se clasifican de acuerdo a su estructura química. La clasificación es extensa y algo confusa, ya que muchos fitonutrientes brindan una protección parecida. Las categorías principales incluyen:

- Los organosulfurados, como los vegetales crucíferos y el componente sulfúrico que se encuentra en el ajo.
- Los terpenoides, como el limoneno de los cítricos, los carotenoides, los tocoferoles, los tocotrienoles, etcétera.
- Los flavonoides, entre los cuales se encuentran algunas frutas y vegetales de color rojo/violeta.
- Los isoflavonoides y los lignanos, que se encuentran en los derivados de la soya y la linaza.
- Los ácidos orgánicos, que se encuentran en los granos enteros, el perejil, el regaliz y las frutas cítricas.

Dada la gran cantidad de fitonutrientes que existen, también se les ha clasificado en familias, en virtud de las similitudes en sus estructuras. Como puede ver, ¡puede ser bastante confuso! Es por ello que prefiero agruparlos por color.

Nuestra meta debe ser incluir la mayor cantidad posible de colores en nuestra dieta diaria. Cerca de la mitad de los estadounidenses ni siquiera ingiere una fruta al día, y muchos otros consumen la misma fruta o vegetal todos los días. Debemos tratar de consumir los siete colores del arcoíris de fitonutrientes, para obtener la protección que necesitamos. Para lograrlo, es necesario ingerir una dieta variada. Comer ensaladas de varios colores diariamente o tomar polvo de fitonutrientes, son dos formas fáciles de consumir los productos de los siete grupos de fitonutrientes.

Piense en los fitonutrientes como el "arcoíris de la salud", la promesa de Dios de mantenernos saludables. Echemos un vistazo a cada grupo.

## Rojo

El tomate, el melón, la guayaba y la toronja roja contienen un poderoso carotenoide llamado *licopeno*, que es dos veces más potente que el beta-caroteno. El licopeno es el pigmento responsable del color rojo. El licopeno es el carotenoide más abundante en la próstata, y niveles elevados de licopeno en la sangre están relacionados con la prevención de la enfermedad cardio-vascular y el cáncer de próstata. Un estudio realizado por investigadores de Harvard estudió la relación existente entre los carotenoides y el riesgo de pa-decer cáncer de próstata. Se determinó que solo el carotenoide licopeno ayu-daba en la protección. Los hombres que consumieron más de diez raciones de comida a base de tomate durante una semana, presentaron una disminución del 35 por ciento de riesgo de cáncer de próstata, en comparación con los que comieron menos de una ración y media a la semana. El jugo de tomate fue la única excepción; no hay correlación entre la ingesta de jugo de tomate y la protección contra el cáncer de próstata. Se demostró que los hombres que consumieron al menos 6, 5 mg al día de licopeno proveniente de productos a base de tomate, presentaron un nivel de protección más alto contra el cáncer de próstata.[5] Los hombres mayores de cuarenta deben comenzar a ingerir más tomates orgánicos y salsa de tomate orgánico, cocido con aceite de oliva extra virgen, para protegerse del cáncer de próstata. Aproximadamente uno de cada seis hombres puede desarrollar cáncer de próstata a lo largo de su vida.[6]

### Tú lo llamas jitomate, yo lo llamo tomate

¿Sabía usted que el tomate es una fruta y no un vegetal? Desde el pun-to de vista botánico, un tomate es, junto a sus semillas, el ovario de una planta floral. Por lo tanto, es una fruta. Pero a finales del siglo XIX, cuando la ley de aranceles de los EE. UU. colocó un impuesto sobre los vegetales, pero no sobre las frutas, la verdad sobre los tomates fue cues-tionada. La Corte Suprema de los EE. UU. resolvió esta controversia en 1893 declarando que el tomate era un vegetal, al igual que el pepino, la calabaza, los frijoles y los guisantes, utilizando la definición popular que clasifica a los vegetales según su uso, ya que estos generalmente se sir-ven con la comida y no con el postre. Este caso se conoce como el caso *Nix v. Hedden*.[7]

## Rojo/violeta

Los arándanos, las zarzamoras, las bayas de espino, las frambuesas, las uvas, las berenjenas, la col morada y el vino tinto contienen un poderoso flavonoide llamado antocianidina, que es el pigmento responsable de los colores rojo, azulado y púrpura. Estos colores hermosos y brillantes nos atraen a estas frutas y vegetales, los cuales nos protegen de un sinnúmero de enfermedades. Las antocianidinas protegen a las células del daño causado por los radicales libres en los compartimentos solubles en agua y en grasa del organismo. Tienen aproximadamente cincuenta veces la actividad antioxidante de la vitamina C y son veinte veces más poderosas que la vitamina E. También ayudan a prevenir la artritis y la arterosclerosis.

La corteza de pino, las semillas y la piel de la uva, y el arándano contienen otro flavonoide llamado proantocianidina, que es una fuente importante de antioxidantes. Estos fitonutrientes (la antocianidina y la proantocianidina) fortalecen y reparan los tejidos conectores y estimulan la síntesis de colágenos. También ayudan a fortalecer los capilares y a mantener la elastina, que ayuda a conservar la elasticidad de la piel y los vasos sanguíneos, ayudando a su vez a prevenir las arrugas, las várices y las venas varicosas.

El resveratrol está presente en la piel y las semillas de la uva roja, en el jugo de uva morada y en el vino tinto. Es un compuesto fenólico que inhibe el desarrollo del cáncer en animales y evita su avance. Disminuye la adherencia de las plaquetas, previniendo los coágulos de sangre, y ayudando a que los vasos sanguíneos permanezcan abiertos y flexibles. Este poderoso fitonutriente también eleva el HDL o colesterol "bueno".

Las fresas y las frambuesas también contienen potentes flavonoides. Existen más de cuatro mil flavonoides, pero las frutas y vegetales enumerados son algunas de las mejores fuentes de ellos. Los flavonoides tienen propiedades antiinflamatorias, anticancerígenas, antitumorales y antivirales. Son antioxidantes eficaces y queladores de metales. También son suplementos dietéticos excelentes para la prevención del cáncer y las enfermedades cardíacas.

### Anaranjado

Las frutas y vegetales de color anaranjado, como: la zanahoria, el mango, el melón, la calabaza, la batata, el ñame y los melocotones, son ricos en carotenoides. Normalmente, cuanto más anaranjada es la fruta o vegetal, mayor es la concentración de carotenoides precursores de provitamina A.

Existen más de seiscientos carotenoides, de los cuales cincuenta se pueden transformar en vitamina A. Las frutas y vegetales anaranjados generalmente tienen altos niveles de beta-caroteno.

La langosta y el salmón son de color rosado porque han ingerido plantas que contienen carotenoides que les han coloreado la piel. Las yemas de los huevos también obtienen su color amarillo de los carotenoides que ha consumido la gallina.

Los carotenoides apagan el oxígeno singlete, que es una especie reactiva de oxígeno (radical libre) que daña las células y los tejidos. También ayudan a prevenir el cáncer y las enfermedades del corazón. Los antioxidantes vitamina E, vitamina C, ácido lipoico y coenzima $Q_{10}$, ayudan a reponer los carotenoides en los tejidos. El cuerpo convierte el beta-caroteno, un carotenoide, en vitamina A cuando es necesario. El beta-caroteno restante puede apagar las reacciones de los radicales libres y evita que el colesterol se oxide, ayudando a prevenir la formación de placa en las arterias. Una dieta rica en carotenoides, especialmente alfa-caroteno, protege del cáncer.

No obstante, ¡los suplementos de beta-caroteno incrementan el riesgo de cáncer de pulmón en los fumadores! En un estudio realizado en Finlandia entre 29 mil hombres que fumaban y tomaban alcohol, se les suministró beta-caroteno (20 mg diarios) o vitamina E. Hubo un aumento de 18 por ciento en cáncer de pulmón en el grupo de los beta-carotenos.[8]

El beta-caroteno que se utiliza en los suplementos viene casi siempre en forma sintética o trans. Alimentos como las zanahorias proporcionan carotenoides mixtos e incluyen la forma natural, que es mejor que los antioxidantes sintéticos. En vez del beta-caroteno solo, prefiera los jugos de frutas y vegetales orgánicos de color anaranjado que contienen carotenoides mixtos, los cuales trabajan conjuntamente para proteger el organismo. Los suplementos de beta-caroteno sintético pueden disparar cáncer en los fumadores, y por esa razón prefiero recomendar alimentos anaranjados ricos en carotenoides, en vez de suplementos de beta-carotenos.

### Anaranjado/amarillo

La naranja, la mandarina, el limón, la lima, la toronja amarilla, la papaya, la piña y la nectarina son ricas en vitamina C y bioflavonoides cítricos. Estas frutas nos protegen de los daños causados por los radicales libres, ya que son eficaces antioxidantes. Los bioflavonoides cítricos incluyen la rutina, la quercetina, la hesperidina y la naringina. Estas pueden incrementar los niveles intracelulares de vitamina C. Los bioflavonoides cítricos fortalecen los vasos sanguíneos, ayudando en la producción de colágeno y fortaleciendo las células que forman su revestimiento interno. También preservan el colágeno que forma los tendones, cartílagos y ligamentos. Evitan la liberación y producción de componentes que fomentan las alergias e inflamaciones. Ambas también han sido utilizadas para prevenir y tratar hematomas, hemorroides, venas varicosas y várices.

### Amarillo/verde

La espinaca, la col rizada, la berza, la mostaza de hoja, la hoja de nabo, la lechuga romana, el puerro y los guisantes, normalmente son ricos en luteína y zeaxantina. La *luteína* es el carotenoide principal de la *mácula*, que es la porción central de la retina del ojo. La luteína ayuda a reducir el riesgo de degeneración macular, que es la causa principal de ceguera en adultos mayores.

## Vegetales saludables

Los hombres mayores que consumen grandes cantidades de vegetales de color verde oscuro y amarillo intenso tienen un 46 por ciento menos de riesgo de padecer enfermedades cardíacas, en comparación con los hombres que consumen pocas cantidades de estos vegetales.[9]

Además, los vegetales de hojas verdes contienen dos pigmentos, luteína y zeaxantina, que protegen los ojos.

Un estudio demostró que los adultos con la mayor ingesta diaria de luteína tenían 57 por ciento menos de riesgo de padecer degeneración macular, en comparación con los que consumían poca. Además, de entre todos los carotenoides, la luteína y la zeaxantina son los que tienen mayor relación con este beneficio.[10] La luteína también protege al cristalino del ojo del daño causado por la luz solar, desacelerando el desarrollo de cataratas.

Muchos se sorprenden al saber que los vegetales de color verde oscuro son ricos en estos poderosos carotenoides (luteína y zeaxantina). Los carotenoides también se encuentran en los vegetales de hojas color verde oscuro, pero su color está disimulado por el pigmento verde llamado *clorofila*, el cual también protege del cáncer.

## Enfermedad celular

Cuando se forman células anormales en un organismo saludable, estas deben someterse a un proceso de muerte celular programada o apoptosis, para que no aparezca el cáncer. Las células cancerosas no se mueren, sino que continúan creciendo y expandiéndose.

**Verde**

El brócoli, el repollo, las coles de Bruselas, la coliflor, el berro, el repollo chino, la col rizada, la berza y la mostaza de hoja son considerados vegetales crucíferos. Esta familia de vegetales contiene más fitonutrientes con propiedades anticancerígenas que cualquier otra. La palabra *crucífero* viene de la misma raíz de *crucificar*, es decir, "clavar en una cruz". Las flores de los vegetales crucíferos tienen dos componentes cuya forma se asemeja a una cruz. Entre los potentes fitonutrientes de la familia de los crucíferos que combaten el cáncer se encuentran los indoles, los isotiocianatos y los sulforafanos, que contienen azufre. Estos también contienen fenoles, cumarinas, ditioltionas y otros fitonutrientes que aún no han sido determinados. Los indoles, incluyendo el DIM y el indol-3-carbinol, son poderosos anticancerígenos que pueden detener el crecimiento del cáncer e inducir la muerte programada de las células en varios tipos de cáncer, como el cáncer de mama, de próstata, de colon, de endometrio y la leucemia.[11] También estimulan la desintoxicación de las enzimas en el tracto gastrointestinal y el hígado, y nos protegen de los carcinógenos, o agentes que causan el cáncer. El indol-3-carbinol favorece el equilibrio de estrógeno y reduce el riesgo de los tipos de cáncer relacionados con el sexo femenino. Los sulforafanos estimulan la desintoxicación de las enzimas del hígado. Los isotiocianatos inhiben las enzimas que activan los carcinógenos y estimulan las enzimas que eliminan los agentes que producen el cáncer.

Estudios han revelado una correlación entre la alta ingesta de vegetales crucíferos, especialmente el repollo, y niveles bajos de cáncer, especialmente de mama, próstata y colon. El brócoli tiene una de las concentraciones más altas de los fitonutrientes que nos protegen. El brócoli que tiene unos tres días de vida contiene entre veinte y cincuenta veces más sulforafano que el brócoli maduro.

### El DIM

Es un potente fitonutriente que fue descubierto hace alrededor de diez años. El DIM o diindolilmetano se encuentra en vegetales crucíferos como el brócoli y la coliflor. El DIM es de vital importancia para el equilibrio del estrógeno y ayuda a prevenir tipos de cáncer relacionados con el sexo femenino, como el de mama, de útero, de ovarios y la displasia cervical, una condición precancerosa que se caracteriza por cambios en las células del cuello uterino.[12]

La ingesta exclusiva de vegetales no provee las dosis de DIM que necesitamos. Necesitaríamos comer unas dos libras de brócoli al día para obtener las cantidades adecuadas de DIM. Es por ello que recomiendo un suplemento.

### Blanco/verde

La cebolla y el ajo contienen potentes fitonutrientes. La cebolla contiene el flavonoide quercetina, el cual tiene propiedades antiinflamatorias, antivirales y anticancerosas. Los nutricionistas recomiendan la quercetina para el tratamiento de alergias y asma. La manzana, el vino tinto y el té negro también contienen quercetina. De hecho, la quercetina es la razón por la que se dice que "una manzana al día mantiene al médico en la lejanía". La cebolla y el ajo también contienen compuestos organosulfurados que son utilizados por el hígado en el proceso de desintoxicación.

Muchos de los componentes del ajo tienen grandes efectos anticancerígenos. El ajo también inhibe la formación de nitrosaminas, que son compuestos cancerígenos que se forman durante la digestión. El ajo tiene propiedades antimicrobianas contra bacterias, virus, hongos e incluso parásitos. También tiene propiedades que ayudan a reducir el colesterol, y puede disminuir la presión arterial y ayudar a prevenir coágulos sanguíneos.

## UN GOLPE DEMOLEDOR

Dos excelentes fitonutrientes que vale la pena mencionar son el té verde y la curcumina.

Los componentes activos del té verde son los polifenoles, entre los que se encuentra una catequina llamada *galato de epigalocatequina* (EGCG). Se ha demostrado que los polifenoles del té verde reducen el riesgo de sufrir cánceres gastrointestinales, entre los que se incluyen el cáncer de estómago, de intestino delgado, de colon y de páncreas, así como el cáncer de pulmón y de mama. Como antioxidante, el té verde es doscientas veces más potente que la vitamina E y quinientas veces más potente que la vitamina C. El té verde proporciona antioxidantes que ayudan a reparar el ADN dañado. También activa la desintoxicación de las enzimas en el hígado, ayudando a proteger nuestro organismo del cáncer. Los japoneses consumen hasta tres tazas de té verde al día. Recomiendo el té verde orgánico en bolsas libres de dioxina.

La curcumina es la sustancia que le da a la cúrcuma su color amarillo intenso. La cúrcuma es el ingrediente principal del polvo de curry. Es una hierba que pertenece a la misma familia del jengibre. La cúrcuma tiene una gran poder antioxidante, y la curcumina es su componente más potente. Tanto la cúrcuma como la curcumina tienen efectos anticancerígenos en todas las etapas de formación del cáncer. La curcumina tiene propiedades antiinflamatorias, especialmente en inflamaciones agudas como los esguinces, los desgarres musculares y la inflamación de las articulaciones. También ayuda a los enfermos de mal de Alzheimer y especialmente en la prevención de esta enfermedad, ya que reduce la inflamación.[13] También ayuda a reducir el colesterol y a prevenir la formación de coágulos de sangre.[14]

## CLASIFICACIÓN DE PRODUCTOS

Otra manera de clasificar los beneficios de cada fruta y vegetal es según su capacidad de absorción de los radicales de oxígeno (CARO). Los nutricionistas utilizan este sistema para medir la capacidad antioxidante de los alimentos. Cuanto más alta sea la CARO, mayor será la concentración de antioxidantes en ese alimento y la protección que proporciona contra los radicales libres.

Estudios en la sangre de animales y seres humanos realizados por el Servicio de Investigación Agrícola del Centro de Investigación sobre Nutrición Humana en el Envejecimiento (la asociación científica más importante del Departamento de Agricultura de Estados Unidos), demostraron que la ingesta de alimentos con alta CARO "incrementó el poder antioxidante de la sangre humana de un 10 a un 25 por ciento".[15] Basados en estos hallazgos, vemos que el primer paso para incrementar nuestros niveles de antioxidantes es aumentar nuestra ingesta de alimentos con alta CARO. Aunque no se ha establecido todavía una cantidad estándar, se cree que de 3000 a 5000 unidades de CARO, de una variada fuente de antioxidantes, es una dosis diaria adecuada.[16]

Un estudio magnífico publicado en la edición de julio de 2004 de *The Journal of Agriculture and Food Chemistry* probó el poder antioxidante de más de cien tipos diferentes de frutas, vegetales, frutos secos y especies. Se elaboró una lista de los alimentos con mayor poder antioxidante. Los primeros veinte son[17]:

1. Los frijoles rojos mexicanos (secos)
2. Los arándanos silvestres
3. Las habichuelas
4. Los frijoles pintos
5. Los arándanos cultivados
6. Los arándanos rojos
7. Las alcachofas (cocidas)
8. Las moras negras
9. Las ciruelas pasas
10. Las frambuesas
11. Las fresas
12. Las manzanas del tipo Red Delicious
13. Las manzanas verdes de la Abuela Smith
14. Las pacanas
15. Las cerezas
16. Las ciruelas negras
17. Las papas blancas (cocidas)
18. Los frijoles negros (secos)
19. Las ciruelas rojas
20. Las manzanas Gala

Los arándanos merecen una mención especial. Esta colorida fruta contiene polifenoles que protegen el cerebro de la inflamación y el estrés oxidativo, lo cual a su vez puede protegerlo de los efectos degenerativos del envejecimiento y las lesiones producidas por un derrame isquémico.[18] Los arándanos pueden ayudar a prevenir el mal de Alzheimer y el mal de Parkinson. Cuando a las ratas con síntomas similares a los del mal de Alzheimer se les suministró un suplemento de arándanos, estas pudieron desenvolverse normalmente en pruebas de memoria y conductas motoras.[19] Yo recomiendo una ración de arándanos orgánicos al día.

Cuanto más aprendamos sobre los fitonutrientes y los antioxidantes que mencionamos en el capítulo anterior, mejor entenderemos sus asombrosos beneficios. Existen decenas de miles de ellos, y muchos aún no han sido descubiertos. Además del consumo de alimentos altos en CARO y alimentos de colores intensos, recomiendo tomar antioxidantes y fitonutrientes en forma de suplementos, ya que a menudo no podemos ingerir todos los colores del arcoíris de fitonutrientes. Tenga en cuenta que al consumir estos poderosos fitonutrientes diariamente, se está protegiendo contra las enfermedades cardíacas, el cáncer, la degeneración macular y prácticamente todas las enfermedades degenerativas.

*Capítulo 11*

# LA IMPORTANCIA DE
# LAS GRASAS SALUDABLES

EL DOCUMENTAL DEL cineasta Morgan Spurlock, en el que relata su experiencia subsistiendo exclusivamente con comida de McDonald's, ganó una nominación a "Mejor Documental" en los Premios de la Academia del 2005, luego de ser galardonado en la misma categoría en el Festival de Cine de Sundance del 2004. En el 2006, lanzó *Don't Eat This Book* [No se coma este libro], en el que narra todos los entretelones de este fascinante documental. Spurlock registró en *Súper engórdame* su experiencia, alimentándose exclusivamente con comida de McDonald's. En solo treinta días, subió de 185 a 209 libras, su colesterol se disparó 65 puntos, y su grasa corporal saltó de 11 a 18 por ciento. Eso sin contar los efectos secundarios, como cambios de humor, alta presión sanguínea y síntomas de adicción.

Con solo revisar la información nutricional de McDonald's, entendemos por qué Spurlock aumentó tanto de peso. Un Big Mac contiene 540 calorías, 260 de ellas de grasa, con un total de 28 gramos de grasa (44 por ciento de los valores diarios recomendados), 10 gramos de grasa saturada y 960 mg de sodio. Las cifras del Cuarto de Libra con Queso son casi idénticas, con una única variante: contiene 1100 mg de sodio. El Cuarto de Libra Doble contiene 780 calorías (400 de grasa) y 1310 mg de sodio. La hamburguesa con tocineta tiene 740 calorías, 41 gramos de grasa y 1420 mg de sodio.[1]

Aunque esto fue solo un experimento para Spurlock, reflejó cabalmente el estilo de vida de muchos estadounidenses. La mayoría de las calorías obtenidas provienen de comidas rápidas y precocidas que contienen montones de grasa, azúcar y sal. La consecuencia de tratar al organismo de esta forma, consumiendo tanta comida sin valor nutritivo, es esta crisis nacional llamada obesidad. Estamos sembrando lo que cosechamos. No solo con la obesidad en sí, sino con todos sus problemas conexos, como enfermedades cardíacas, cáncer, hipertensión, diabetes tipo 2, colesterol alto, reflujo y apnea del sueño. Estos problemas de salud ocasionan una grave disminución de la calidad de vida.

## DISTINGA LOS DIFERENTES TIPOS DE GRASA

*Súper engórdame* puede hacernos creer que todos los tipos de grasa son nocivas para la salud. Pero esto no es cierto. Las grasas en general son de vital importancia para nuestro cuerpo. Su función principal, entre otras, es proveer combustible a las células. Cada una de los billones de células de nuestro cuerpo, está rodeada de una membrana celular compuesta principalmente de grasas saturadas y poliinsaturadas. Las grasas saturadas son de gran ayuda para las membranas celulares. Las grasas poliinsaturadas, por su parte, aportan flexibilidad a las membranas, permitiendo el paso de nutrientes al interior de la célula y la transferencia de desechos al exterior de ella. Estas membranas celulares necesitan un balance adecuado tanto de grasas saturadas como poliinsaturadas.

De igual forma, es necesario equilibrar las grasas en nuestra dieta para asegurar la absorción de las vitaminas liposolubles, entre ellas, las vitaminas A, D, E y K. También necesitamos grasas para producir las hormonas que regulan la inflamación, la coagulación de la sangre y la contracción muscular. Aproximadamente el sesenta por cierto de nuestro cerebro está compuesto de grasa. Necesitamos colesterol para fabricar células cerebrales, y casi todo el colesterol proviene de las grasas saturadas. Las grasas forman la cubierta que rodea y protege los nervios. También ayudan a calmar el hambre durante períodos prolongados.

Ingerir cantidades adecuadas de ciertos tipos de grasa es de vital importancia para la salud. El equilibrio de ácidos grasos esenciales garantiza el buen funcionamiento del sistema inmunológico.

En ese sentido, ingerir los tipos correctos de grasas marca toda la diferencia. Así que es importante que aprendamos a escoger las grasas buenas y evitar las malas.

## LAS GRASAS MALAS

Entre las grasas malas se encuentran:

**Los ácidos grasos, Omega-6:**
Estas grasas la podemos encontrar en:

+ La mayoría de los aceites vegetales, aderezos para ensaladas, salsas y alimentos fritos
+ El aceite de girasol
+ El aceite de cártamo
+ El aceite de maíz
+ El aceite de soya
+ El aceite de algodón
+ Los alimentos procesados y envasados

Los estadounidenses tienden a consumir ácidos grasos Omega-6 en exceso. Los ácidos grasos Omega-6 estimulan la producción de muchas sustancias químicas inflamatorias. Esto significa que consumir este tipo de grasas en exceso puede aumentar la inflamación. Evite freír los alimentos en grasas omega-6.

### Grasas hidrogenadas

Las grasas hidrogenadas también tienen una vida útil corta. Suelen empeorar la salud, al menos en lo que respecta al consumo de grasas. Recientemente, los científicos han descubierto que las grasas hidrogenadas y parcialmente hidrogenadas son mucho más peligrosas para la salud que las grasas saturadas, la mantequilla y los cortes de carne grasosa.[2] Además, suelen interferir con los compuestos antiinflamatorios del cuerpo, lo que a su vez puede aumentar la inflamación y agravar las enfermedades autoinmunes. Esas grasas se pueden encontrar en los siguientes alimentos:

+ La manteca vegetal
+ La margarina sólida (este es el peor tipo de grasa hidrogenada)
+ Las cremas no lácteas
+ En varios tipos de aderezos para ensaladas
+ La mayoría de los productos horneados, especialmente los glaseados para tortas y las donas
+ En varios tipos de mantequilla de maní
+ La mayoría de alimentos procesados (estos suelen elaborarse con grasas parcialmente hidrogenadas)

Quienes tienen problemas de salud, especialmente problemas cardíacos, problemas de memoria o enfermedades autoinmunes, deben evitar los alimentos fritos. Evite el pollo frito, las papas fritas, el bagre frito, los aros de cebolla y otros alimentos fritos o sofritos.

Los productos fritos son los más dañinos. Contienen altas cantidades de peróxidos lipídicos. Estas sustancias provocan reacciones que crean radicales libres y estimulan la inflamación. Prefiera la comida horneada, asada o a la parrilla.

### Grasas saturadas

Los estadounidenses consumen demasiadas grasas saturadas, presentes en la carne vacuna, la piel del pollo y el pavo, y las carnes grasosas procesadas.

El cuerpo humano contiene de sesenta a cien billones de células, y cada una de ellas está envuelta en una membrana que es una mezcla de ácidos grasos saturados e insaturados. Esos ácidos grasos le otorgan fuerza y flexibilidad. Además, las células absorben los nutrientes a través de estas membranas y también liberan toxinas a través de ellas.

La mayoría de los individuos que padecen enfermedades autoinmunes consumen grandes cantidades de grasas, omega-6, alimentos fritos, grasas hidrogenadas y grasas saturadas. Estas grasas malignas hacen que las membranas celulares pierdan mucha flexibilidad. Cuando esto ocurre, no pueden absorber los nutrientes adecuadamente, ni llevar a cabo las funciones para las que fueron diseñadas.

Sin embargo, ingerir cantidades limitadas de grasas saturadas es beneficioso para la salud. Para obtener estas grasas, prefiera carne, pollo y pavo magro del corral sobre los otros tipos de carne, que generalmente contienen grasas saturadas en exceso.

## LAS GRASAS BUENAS

Como dije anteriormente, las grasas buenas son imprescindibles. Debemos ingerir grasas todos los días para mantener el corazón, el cerebro, la piel, el cabello y cada parte de nuestro cuerpo saludable.

### Las grasas monoinsaturadas

Están presentes en el aceite de oliva virgen o extra virgen prensado al frío (no calentado). También podemos obtener grasas monoinsaturadas de la mantequilla de maní orgánica, el aguacate, las aceitunas, las nueces de macadamia y especialmente de las almendras, nueces y avellanas. Los frutos secos y las semillas crudas (no las que vienen tostadas, con sal, saborizadas o azucaradas) deben estar incluidas en nuestra dieta. Me gustan las almendras, las nueces de macadamia y las avellanas. Las almendras son excelentes porque son ricas en grasas monoinsaturadas y contienen un veinte por ciento de proteínas. La mantequilla de almendra es exquisita.

Si no está acostumbrado a consumir semillas y frutos secos, vaya con cuidado al principio para no resentir su estómago. Comience con poca cantidad y vaya aumentando progresivamente. Como ocurre con cualquier otro alimento, la moderación es la clave. Debe saber que si deja los frutos secos destapados durante treinta días se pueden poner rancios, lo cual es más perjudicial que beneficioso para su salud. Mantenga los frutos secos en envases de plástico PET #1 o envases de cerámica, y colóquelos en el refrigerador o congelador hasta que los vaya a usar.

### El famoso aderezo para ensaladas de Dan

Anteriormente mencioné que la mayoría de los aderezos para ensalada contienen ácidos grasos omega-6. Mi hermano Dan Colbert me dio una receta maravillosa y saludable de aderezo para ensaladas. Me gusta tanto, que quise compartirla con ustedes:

¼ de taza de vinagre balsámico
2 cucharadas de mezcla de adobo *Mama Garlic* de Frontier
1 diente de ajo freso, picado
El jugo de un limón

Una pizca de sal marina

2 cucharadas de agua pura

⅔ de taza de aceite de oliva orgánico, extra virgen

Verter el vinagre balsámico en una botella para aderezos (como la botella mezcladora de *Good Season*), añadir los ingredientes restantes en el orden indicado y agitar para mezclar todo. Refrigerar. Rinde para 1 taza de aderezo.

CONSEJO: Los aderezos preparados con aceite de oliva se pueden solidificar al ser refrigerados. Deje que el aderezo alcance una temperatura ambiente antes de utilizarlo.

---

## Grasas Omega-3

La dieta típica de los estadounidenses, por lo general, es deficiente en ácidos grasos omega-3. Estas grasas buenas son de vital importancia para mantener nuestro sistema inmunológico fuerte y saludable. Los ácidos grasos omega-3 están presentes en los pescados aceitosos y grasosos (como el salmón, el verdel, el arenque y la sardina), algunos mamíferos marinos, las algas (macroalgas) y el aceite de linaza. Los científicos creen que la mejor manera de obtener omega-3 es consumiendo DHA (ácido docosahexaenoico) y EPA (ácido eicosapentanoico) directamente del pescado. El DHA protege el cerebro, revierte los síntomas de envejecimiento cerebral y nos protege del mal de Alzheimer y la demencia. El DHA también interviene en la prevención del TDAH y los problemas de aprendizaje. El EPA protege los vasos sanguíneos del corazón y reduce la inflamación. Tiene efectos anticancerígenos, antiinflamatorios y antihipertensivos. El EPA reduce el riesgo de apoplejías, arritmia cardíaca, demencia y ataques cardíacos, y reduce los triglicéridos (grasas en la sangre).[3]

El ácido alfa-linolénico (AAL) suele ser escaso en la dieta estadounidense. Las grasas en la linaza, las semillas de salba, las semillas de cáñamo, las semillas de chía, el aceite de linaza, las nueces y diferentes verduras y superalimentos, son convertidas en el cuerpo en AAL. El cuerpo utiliza luego el AAL para producir EPA y DHA, con el propósito de proteger el corazón y el cerebro, y generar una potente hormona llamada prostaglandina 3 (PG3), que reduce el dolor y la inflamación y evita que las plaquetas se adhieran, reduciendo los coágulos de sangre.

## GLA (ácido gamma-linolénico)

El GLA es una forma de ácido graso, omega-6 muy diferente a los demás. Este ácido graso, omega-6 sirve para reducir la inflamación. En realidad, se comporta más como un ácido graso antiinflamatorio, omega-3.

El GLA se deriva del aceite de onagra, el aceite de borraja y el aceite de semilla de grosella negra.

## La polémica en torno al aceite de canola

La polémica en torno el aceite de canola, una grasa monoinsaturada utilizada mayormente en la cocina y en la preparación de alimentos, ilustra la importancia de conocer las diferencias y matices que existen entre las grasas buenas y malas. Aunque algunos nutricionistas han señalado que el aceite de canola tiene propiedades tóxicas, es importante entender que el valor nutricional de cualquier aceite comestible puede ser destruido y convertido en veneno dependiendo de las técnicas de procesamiento y cocción que se utilicen. Cuando los investigadores desarrollaron el aceite de canola en la década de 1970, utilizaron las semillas oleaginosas de la colza. Hoy en día, el aceite de canola es hibridado para producir un aceite con alto contenido de grasa monoinsaturada.

Sin embargo, la controversia continúa. Hace dos décadas, la Doctora Mary Enig, una de las bioquímicas más importantes del país, descubrió que el aceite de canola tenía que ser parcialmente hidrogenado o refinado antes de poder usarse comercialmente.[4] Esto desató la controversia sobre los altos niveles de ácidos grasos trans, pero el aceite de canola que no ha sido hidrogenado no contiene niveles significativos de grasas trans. Es importante verificar la etiqueta antes de comprarlo. Además, cerca del noventa por ciento de los aceites de canola son modificados genéticamente, lo cual se relaciona con el aumento de la inflamación.

El secreto de un aceite saludable es el proceso de extracción. La mayoría de los aceites que están en el mercado son extraídos químicamente de las semillas utilizando hexano, un derivado del petróleo que es dañino para el ambiente y que puede dejar residuos en el producto final.

El prensado por expulsión es una alternativa mucho más saludable para procesar el aceite. En este proceso, una prensa expulsora, operada de forma hidráulica, aplasta las semillas. Este proceso produce menos aceite que la extracción química, razón por la cual los aceites extraídos por medio del prensado casi siempre son más costosos. Sin embargo, siguen siendo la mejor opción para cocinar y consumir, y esto aplica para todos los tipos de aceites.

## Unas palabras sobre las comidas fritas

Algunos individuos se niegan a consumir exclusivamente grasas saludables porque no quieren eliminar por completo las cosas que les gustan, como las comidas fritas. Si usted no quiere abandonar las comidas fritas totalmente, puede hacerlas más saludables preparándolas con aceite orgánico extra virgen de coco, mantequilla orgánica, *ghee* (mantequilla clarificada) orgánica o aceite orgánico de nuez de macadamia, el cual tiene un punto de humeo muy alto (el punto de humeo es el punto en el cual el aceite comienza a descomponerse y a liberar radicales libres). Esto puede ocurrir a temperaturas relativamente bajas. Si usted sofríe con aceite de oliva extra virgen, no lo haga a altas temperaturas, ya que este aceite tiene un punto de humeo más bajo. Nunca utilice el aceite de linaza para cocinar.

Evite freír con grasas poliinsaturadas, como el aceite de maíz, el aceite de girasol, el aceite de soya o el aceite de cártamo. Las frituras a altas temperaturas transforman estos aceites en peligrosos peróxidos lipídicos, lo cual genera cantidades extraordinarias de radicales libres. Estos radicales libres pueden dañar el hígado y ocasionar daño cromosómico en los animales de laboratorio. Imagínese el daño que le hacemos a nuestro organismo, y especialmente al de nuestros hijos, cuando los alimentamos con papas fritas, tiras de pollo frito y aros de cebolla.

La mayoría de los aceites vegetales que encontramos en los supermercados son procesados al calor. Estos atraviesan varias etapas, y acá le explico brevemente el procedimiento. El proceso comienza calentando semillas naturales, como las de girasol o ajonjolí, a aproximadamente 250 grados Fahrenheit (121 °C). Luego se prensan las semillas para que expulsen el aceite. Después, se añaden solventes como el hexano, un derivado del petróleo, para disolver el aceite y hacer que salga de la semilla o grano; posteriormente se calienta a 300 grados °F (148 °C) para evaporar el solvente. El proceso que sigue es el desgomado, en el que se eliminan la mayoría de los nutrientes del aceite. El aceite queda con un tono amarillento después de estos procedimientos, así que se blanquea a una temperatura aún más alta, y luego se desodoriza a temperaturas de más de 500 °F (260 °C), por un período de treinta minutos a una hora. El resultado final es lo que vemos en los anaqueles de las tiendas, un aceite claro, sin olor, lleno de peróxidos lipídicos dañinos. Para mayor información, consulte mi libro *¿Qué comería Jesús?*[5]

# PARTE III

# ACLAREMOS
# CONCEPTOS ERRADOS

---

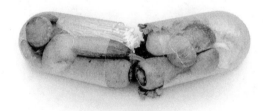

# Capítulo 12

# CONFUSIÓN DE VITAMINAS

S I ALGUNA VEZ ha entrado a una tienda naturista, probablemente se sintió igual que muchos: aturdido por las decenas de anaqueles atestados con miles de multivitamínicos y minerales y suplementos individuales que afirman ser el secreto de la buena salud. Los suplementos nutricionales se han convertido en un enorme negocio y la confusión reina entre los consumidores.

Los suplementos ya no son el pequeño mercado que solía ser. Según la Oficina de Suplementos Nutricionales del Instituto Nacional de Salud, las ventas de suplementos totalizaron $36, 7 mil millones en el año 2014, de los cuales $14, 3 mil millones son por concepto de suplementos de vitaminas y minerales.[1] No obstante, los casos de enfermedades crónicas siguen aumentando. Por ejemplo, en el año 2011, las enfermedades cardíacas coronarias, las embolias y otras enfermedades cardiovasculares fueron la causa de una de cada tres muertes en los EE. UU., además de los 85, 6 millones de estadounidenses que viven con enfermedades cardiovasculares o las secuelas de una embolia.[2] En el período 2009–2011, los hombres estadounidenses tenían un riesgo ligeramente inferior a uno de cada dos de padecer cáncer en algún momento de su vida (es decir, la probabilidad de desarrollar cáncer o morir de cáncer); en las mujeres, el riesgo era un poco más de una de cada tres.[3] Aparentemente, los suplementos no están ayudando como deberían. ¿Por qué? Hay algunas razones importantes.

## DESACUERDOS SOBRE LOS NUTRIENTES QUE NECESITAMOS

Hay una gran confusión entre los consumidores con relación a las cantidades que se necesitan de ciertos nutrientes. Algunos científicos dicen que el cuerpo humano necesita cuarenta nutrientes esenciales; otros dicen que cincuenta. La lista de nutrientes esenciales cambia aproximadamente cada década, razón por la cual creo que debemos tener una visión conservadora de los suplementos. Los científicos bien informados no se ponen de acuerdo sobre los beneficios que ciertos fitonutrientes, antioxidantes, vitaminas, etcétera, aportan a la salud. Algunos los consideran los pilares de la buena salud; otros creen que son elementos secundarios. La lista de controversias es extensa.

Los expertos en salud tampoco ayudan creando una complicada lista de ingestas recomendadas: ingesta diaria recomendada (IDR), cantidad diaria recomendada (CDR), valores diarios (VD), valores diarios de referencia (VDR), ingesta adecuada (IA) e ingesta máxima tolerable (IMT). Poca gente sabe lo que estos valores significan, cómo se comparan unos con otros o cómo se miden. No obstante, muchos aún confían en los porcentajes que leen en las etiquetas, pensando que dichos porcentajes representan cantidades saludables. Pero la verdad es que estas cantidades recomendadas no nos dicen qué cantidades necesitamos para estar saludables, sino solo la cantidad que necesitamos para evitar las enfermedades más graves causadas por deficiencia de vitaminas, como el raquitismo (causado por la falta de vitamina D), el beriberi (falta de vitamina $B_1$), o el escorbuto (falta de vitamina C). Si ingerimos diariamente el 100 por ciento de la IDR de cada nutriente, evitaremos estas enfermedades, pero eso no significa necesariamente que estaremos saludables. Tendremos, como mucho, una salud aceptable y estaremos expuestos a los estragos de enfermedades degenerativas como el cáncer, y las enfermedades cardíacas. Las ingestas diarias recomendadas a menudo están muy por debajo de los valores que se requieren para tener una salud óptima.[4]

Es importante que los consumidores entiendan que las recomendaciones van cambiando a medida que los conocimientos sobre nutrición avanzan. Tal vez esos nutrientes que hoy consideramos prescindibles, sean considerados esenciales el día de mañana. Las IDR y las CDR son guías útiles, pero no perfectas. Cada persona tiene la obligación de aprender, leyendo libros como este, investigando y haciéndose responsable de su salud.

## LOS RIESGOS OCULTOS

Ahora que los suplementos nutricionales se han convertido en un gran negocio, muchas compañías farmacéuticas se han sumado a esta iniciativa y han comenzado a fabricar multivitamínicos, grasas, omega-3 (cápsulas de aceite de pescado) y muchos otros productos que se venden en enormes cantidades en supermercados y tiendas de descuento.

Pero muchas compañías se preocupan más por sus ganancias que por nuestra salud y escogen la opción más económica, en lugar de la más saludable. La evidencia está en las propias cápsulas.

La mayoría de los suplementos que se producen en masa contienen nutrientes sintéticos de mala calidad, que no son en lo absoluto tan saludables como los nutrientes naturales y pueden, de hecho, ser perjudiciales.[5] Estas vitaminas sintéticas y suplementos minerales se fabrican a partir de sales minerales, que son mal absorbidas por el organismo y que por lo tanto son mucho menos efectivas, pero muy baratas. Parece que los fabricantes creen que pueden sistematizar, procesar y fabricar las vitaminas de la misma forma en que fabrican los medicamentos recetados (el cual, por cierto, no es un proceso natural). El resultado son suplementos de calidad inferior y a menudo excipientes (rellenos) tóxicos que no esperábamos que estuvieran incluidos en las tabletas que ingerimos a diario.[6] Algunas grandes compañías farmacéuticas incluso utilizan ingredientes, como el tóxico aceite de soya parcialmente hidrogenado, como relleno de las cápsulas blandas de aceite de pescado, de vitamina E, etcétera. También agregan colores artificiales, que pueden ser extraídos del alquitrán de hulla y lo agregan en sus tabletas y cápsulas. Uno de mis amigos llama a estos ingredientes "los acompañantes tóxicos".

Más del 7 por ciento de la población de los EE. UU. sufre intolerancia a estos químicos, por lo que en estos casos el suplemento tiene un efecto dual, generando efectos secundarios y suministrando vitaminas y minerales de calidad inferior.[7] Cuanto más grande es la tableta, normalmente más aglutinantes y rellenos contiene.

## ACEITES RANCIOS

Uno de los ingredientes más perjudiciales se encuentra en los suplementos de aceite de pescado. A petición mía, muchos de mis pacientes traen sus cápsulas de aceite de pescado a mi consulta. Les abro un agujero con un alfiler, les pongo una gota en la punta del dedo y les pido que la prueben. Normalmente hacen una mueca y dicen: "¿Por qué me hizo probar eso? Sabe horrible". ¡Pero siguen tomando esas cápsulas diariamente, sin pensar en lo que hay en su interior!

Los suplementos de aceites de pescado y omega-3 pueden ser beneficiosos, pero muchas veces están rancios. Pruébelos y compruébelo usted mismo. Las grasas se oxidan rápidamente y se vuelven tóxicas, causándole aún más daño por radicales libres a nuestro cuerpo. Hacen más mal que bien. Algunos aceites de pescado ni siquiera tiene olor o sabor rancio, pero igualmente contienen altos niveles de peróxidos lipídicos.[8]

El aceite de pescado en general es un producto inestable. El ambiente, incluyendo el oxígeno y la luz, comienzan a oxidar y enranciar el aceite de pesado desde el mismo instante en que se extrae del pez. El aceite de pescado en esta última etapa de oxidación puede presentar un olor rancio o extraño. En las etapas previas de oxidación, la mayoría de los productos de aceite de pescado no tienen olor, pero pueden ser igualmente perjudiciales. Y eso no es todo: a algunos aceites de pescado no se le realizan pruebas de PBC, mercurio u otras toxinas que pueden ingresar al cuerpo a través de los suplementos.[9]

Algunas compañías añaden vitamina E y aceite de limón, que evitan que el aceite de pescado se enrancie.[10] ¡Pero esté atento a lo que ingiere! Aunque los aceites de pescado son muy saludables, si toma los incorrectos, puede provocar inflamaciones y traer toxinas a su cuerpo.

Si usted ha estado tomando suplementos ciegamente por recomendaciones de su vecino o por algo que oyó en la radio, es hora de indagar más y descubrir que hay en ese montón de pastillas que consume diariamente. Los suplementos nunca deben tomarse al azar, sino luego de mucha investigación, y solamente aquellos productos pensados y diseñados para sus necesidades y problemas específicos. De otra manera, podría estar ingiriendo cosas que nunca se imaginó.

# Capítulo 13

# LOS PELIGROS DE LAS MEGADOSIS

U N DÍA, UN hombre entró a mi oficina con un enorme maletín; incluso lo llevó a la sala de exámenes.

—¿Qué es eso? —le pregunté.

—Mis suplementos —me dijo él, mientras abría el maletín para mostrarme docenas de suplementos nutricionales, por un valor de quizás miles de dólares. Me dijo que tomaba unos para la artritis, otros para la presión sanguínea, otros para la diabetes y otros para los problemas digestivos. Solo la cantidad enorme de cápsulas blandas y rellenos que estaba ingiriendo era suficiente para ocasionarle problemas digestivos.

A algunos individuos les emocionan tanto tomar vitaminas que se exceden y comienzan a ingerir megadosis. Lo veo a menudo en mi consultorio. La gente viene quejándose de problemas cutáneos, digestivos, etcétera. A veces resulta que están tomando demasiadas vitaminas, minerales y otros suplementos y perjudicándose a sí mismos.

Es probable que le sorprenda mucho lo que voy a decir, pero la gente más enferma que he visto es la que ingiere megadosis de suplementos. Esto tiene que ver con la manera de pensar sobre los suplementos. Tienen un problema y quieren tratar los síntomas con suplementos, de la misma manera en que otros tratan los problemas con medicamentos. Usan los suplementos de la misma forma en que los doctores usan algunos medicamentos: tratan los síntomas, pero no la causa. A veces, estos pacientes no quieren hacer cambios en su vida y su alimentación, por lo que se apoyan en las píldoras de la tienda naturista.

Pero tomar píldoras en grandes dosis puede ser perjudicial. Lo cierto es que las píldoras están elaboradas con muchos ingredientes, además de las vitaminas, minerales o extractos que deseamos consumir. Estas píldoras a menudo contienen todo tipo de coagulantes, rellenos, geles, grasas tóxicas y colorantes.[1] Algunos de mis pacientes me dicen que toman cientos de pastillas todos los días (ciertamente hay excepciones a la regla, pero algunos lo hacen, literalmente). Aprovechan las ofertas de suplementos en las tiendas naturistas o de los catálogos de vitaminas, pero luego vienen a mi consulta quejándose de fatiga, diarrea, brotes, indigestión, eructos y gases. Los suplementos ya no son la cura si no la causa de sus problemas. La gente a veces no produce suficiente ácido hidroclórico en el estómago, ni enzimas pancreáticas para digerir toda la gelatina y demás rellenos que se encuentran en sus suplementos. Las pastillas pasan entonces a las heces debido a la mala digestión. Las megadosis también pueden crear intolerancia y alergia a los suplementos.

## Demasiada cantidad de algo bueno

Como todo en la vida, demasiada cantidad de algo bueno puede hacernos daño a largo plazo y las megadosis de un tipo de vitamina o mineral no son la excepción. Por ejemplo, las megadosis de vitamina $B_6$ pueden originar neuropatías secundarias o daños en los nervios de los brazos y piernas.[2] Demasiada vitamina A puede generar enfermedades en el hígado.[3] Demasiado selenio puede deteriorar el hígado[4] y demasiada vitamina E está asociada con el riesgo de enfermedades cardíacas.[5] Ingerir enormes cantidades de vitamina C, que estuvo de moda en décadas pasadas, puede causar piedras en los riñones.[6] Los nutrientes trabajan de forma sinérgica, así que tomar suplementos de una vitamina o mineral puede causar desequilibrios en otras vitaminas o minerales. Por ejemplo, el balance ideal de cobre y zinc está en una relación de uno a diez y tomar megadosis de zinc afectará radicalmente esa relación.

### Con D de dañino

¿Sabía usted que tomar demasiada vitamina D puede ocasionar los siguiente problemas?

- Náuseas
- Estreñimiento
- Pérdida de peso
- Confusión[7]

En el artículo de *The Journal of the American Medical Association* que cité al principio del libro, los autores recomiendan que los adultos tomen suplementos multivitamínicos para prevenir enfermedades crónicas. No obstante, también advierten que las dosis excesivas pueden tener efectos tóxicos.[8] Una prueba de ello fue el estudio ATBC, donde se trató de determinar el efecto a largo plazo de los suplementos vitamínicos en los fumadores. Se le hizo seguimiento a los participantes durante ocho años después de concluido el estudio, con el fin de garantizar la precisión de los resultados. El estudio analizó los efectos del alfa-tocoferol (una forma de vitamina E) y el beta-caroteno en la prevención del cáncer.[9]

El estudio ATBC concluyó que los hombres que fumaban y tomaban beta-caroteno tenían una incidencia dieciocho por ciento mayor de padecer cáncer de pulmón y un aumento de ocho por ciento en la tasa de mortalidad en general. Su hipótesis era que el beta-caroteno en exceso de alguna forma empeoraba la proliferación de células pulmonares inducida por el humo. Los participante que tomaron vitamina E tuvieron 32 por ciento menos casos de cáncer de próstata y 41 por ciento menos muertes por cáncer de próstata, pero el riesgo de muerte por embolias hemorrágicas aumentó en 50 por ciento en los hombres que tomaron suplementos de alfa-tocoferol. Este aumento ocurrió principalmente entre los hombres con alta presión sanguínea.[10] Esta información muestra que si tenemos una enfermedad específica, como hipertensión o cáncer de pulmón, las megadosis de suplementos pueden llegar a matarnos.

## Los suplementos son suplementos

Los suplementos no remplazan una dieta saludable, sino que están allí para complementarla. Tomar suplementos en grandes dosis o tomar cantidades excesivas de ellos, puede ser perjudicial. En líneas generales, los pacientes más enfermos que he visto son los que ingieren megadosis. Si usted ha estado siguiendo este patrón, deje de tomar sus suplementos durante una o dos semanas. Los resultados le sorprenderán.

Si usted está tomando grandes dosis de alguna vitamina, mineral o suplemento, o altas dosis de una combinación de estos elementos, es probable que esté perjudicando su organismo. Debe detenerse y cambiar su forma de pensar sobre los suplementos. Estos no son la cura para todo. Cuando se trata de suplementos, más no necesariamente significa mejor. Es bueno recordar que los suplementos son solo eso: suplementos de una alimentación saludable. No son alimentos en sí mismos. Mientras usted lleve una dieta saludable, no tendrá necesidad de cubrir todas sus necesidades nutricionales con suplementos. Las píldoras no deben ser su principal fuente de nutrición; lo más importante es tener una dieta saludable. Los suplementos simplemente complementan la dieta para garantizar las dosis adecuadas de vitaminas, minerales, antioxidantes y fitonutrientes.

Cuando alguno de mis pacientes está tomando dosis demasiado grandes, le recomiendo que deje de tomarlos durante una o dos semanas. Después de ese período de tiempo, los síntomas generalmente desaparecen. Después de eso, le sugiero que deje de tomar suplementos durante uno o dos días. A los hombres, generalmente les recomiendo un buen multivitamínico integral, vitamina D, antioxidante, fitonutrientes, suplementos de omega-3 y tal vez una enzima digestiva. A las mujeres les recomiendo lo mismo, pero con extra de calcio y magnesio.

No tome megadosis buscando mejorar su salud. No trate a los suplementos como si fueran medicinas. Aprenda a elegir los tipos de suplementos más saludables, evite los impostores. Le daré algunos consejos sobre este tema en el siguiente capítulo.

## Capítulo 14

# CÓMO ESCOGER LOS
# SUPLEMENTOS CORRECTOS

¿Qué caracteriza un buen multivitamínico? Lo mismo que hace que los alimentos vivos sean saludables. La mayoría de los multivitamínicos están elaborados con ingredientes sintéticos y rellenos tóxicos. Tal vez incluyan todas las vitaminas que necesitamos, pero estas vitaminas casi siempre vienen en cantidades insuficientes y en versiones baratas que provienen de sales minerales, las cuales no son absorbidas correctamente por el cuerpo. La vitamina $B_{12}$ que más se utiliza es la forma inactiva o cianocobalamina, en lugar de la forma activa, llamada metilcobalamina. Quienes toman pastillas, normalmente no obtienen la nutrición que necesitan.

Estos suplementos con base química también carecen de esa combinación vital de nutrientes que caracteriza a los alimentos vivos. La naturaleza nunca produce nutrientes aislados. La naranja, por ejemplo, contiene mucho más que vitamina C. La zanahoria contiene mucho más que beta-caroteno. Cuando las consumimos, ingerimos una gran variedad de vitaminas, fitonutrientes, flavonoides, etcétera, que interactúan de formas que no entendemos completamente, pero que sabemos que son saludables.

### Vitaminas de mala calidad

La mayoría de los multivitamínicos contienen sales minerales en vez de minerales quelados. Los minerales quelados son minerales que van unidos a los aminoácidos y mejoran la absorción de los minerales.

Cuando aislamos uno de estos nutrientes y lo tomamos en grandes dosis, especialmente en su forma sintética, es probable que el organismo lo considere una sustancia externa, y ¿por qué no? Cuando consumimos vitaminas sintéticas solamente, no hay sinergia o equilibrio. Algo similar ocurre cuando tomamos una medicina. Se ignora la complejidad de la nutrición.

Por ejemplo, hace algunos años las compañías farmacéuticas se unieron a la iniciativa de los fitonutrientes al darse cuenta de que estos productos tienen cierto atractivo para el consumidor. Pero estos fabricantes aislaban un solo fitonutriente y lo convertían en cápsulas y suplementos. El problema es que no se supone que los fitonutrientes se consuman de uno a la vez. No existe ninguna fruta o vegetal en el mundo que contenga un solo tipo de fitonutrientes, vitaminas o minerales. Los nutrientes se pueden aislar, pero no son beneficiosos si se toman en altas dosis. Los suplementos saludables deben combinar enzimas, coenzimas, oligoelementos, antioxidantes, activadores, fitonutrientes, vitaminas, minerales y muchos otros elementos que funcionen de forma sinérgica. Estos suplementos se denominan suplementos integrales y son los que yo normalmente recomiendo.

En su libro *How to Get Well* [Cómo mejorarse], el nutricionista Dr. Paavo Airola, afirmó: "Cuando tomamos vitaminas naturales, como por ejemplo, escaramujo, levadura de cerveza, o aceite vegetal, obtenemos todas la vitaminas y elementos vitamínicos que se encuentran naturalmente en esos alimentos, es decir, todos los que ya conocemos y los que aún no se han descubierto".[1] Las vitaminas integrales pueden brindar equilibrio nutricional y sinergia, lo que normalmente no ocurre con las vitaminas sintéticas.

## Una sabia elección

Suelo recomendar suplementos con enzimas pancreáticas o HCL, especialmente a los pacientes mayores de sesenta años. Prefiero los suplementos nutricionales que vienen en cápsulas, libres de excipientes y no irradiados.

Los suplementos integrales combinan porciones de plantas que sabemos que son saludables con porciones que aún no sabemos si lo son. Creo que es sabio hacerlo así porque los conocimientos médicos se están expandiendo de forma tan rápida, que caducan prácticamente a los pocos años. De repente se descubre que un nutriente que no conocíamos hace un año puede protegernos contra ciertos tipos de cáncer u otras enfermedades.

Necesitamos un multivitamínico integral, fabricado con ingredientes vivos combinado con una dieta viva.

## CÓMO ELEGIR UN SUPLEMENTO

La razón por la que la mayoría de los estadounidenses presentan tantas deficiencias de vitaminas y minerales es porque se han acostumbrado a consumir comida rápida y procesada, y muy pocas veces ingieren cantidades adecuadas de granos enteros, frutas frescas, vegetales, frutos secos y semillas, que son fuentes excelentes de nutrientes (para más información, consulte mi libro *Let Food Be Your Medicine*). Así que sí necesitamos suplementos, que sean preferiblemente integrales.

Pero mi objetivo es simplificarle la vida, no complicársela. Cuando escoja un suplemento, prefiera un multivitamínico que contenga las trece vitaminas y de diecisiete a veintidós minerales, con el cien por ciento de los valores diarios.

También necesita grasas, omega-3, un polvo de fitonutrientes y algunos antioxidantes, como el $CoQ_{10}$. ¡*Eso es todo!*

Para conocer los valores diarios por edad y sexo, consulte el capítulo 8 sobre los minerales. Si consumimos alimentos saludables, obtendremos al menos cincuenta por ciento de los valores diarios de vitaminas y minerales.

Es probable que los mayores de sesenta años necesiten cantidades adicionales de antioxidantes, calcio, vitamina D, $B_{12}$ sublingual y enzimas digestivas. Para los que ya padecen alguna enfermedad o simplemente requieren mayor protección, se recomienda la ingesta de antioxidantes adicionales después de los cuarenta años.

### Recomendaciones básicas generales

Al escoger suplementos, esto es lo que yo recomiendo para todos, sin distingo de edad:

1. Seleccione un multivitamínico general que contenga al menos el cien por ciento de los valores diarios (VD) o la ingesta diaria de referencia (IDR) (vea la tabla más abajo). Comience lentamente para no afectar su estómago. Comience con la mitad de los valores recomendados y distribúyalos a lo largo del día, ingiriéndolos después de las comidas. Puede incrementar las dosis según su nivel de tolerancia, pero no tome más del cien por ciento de los valores diarios.

| COMPONENTES DE UN MULTIVITAMÍNICO GENERAL | |
| --- | --- |
| Vitaminas | Vitamina A, vitamina $B_1$, (tiamina), vitamina $B_2$ (riboflavina), vitamina $B_3$ (niacina), vitamina $B_5$ (ácido pantoténico), vitamina $B_6$ (piridoxina), vitamina $B_{12}$, biotina, ácido fólico, vitamina C, vitamina D, vitamina E, vitamina K |
| Minerales | Boro, calcio, cromo, cobalto, cobre, yodo, hierro, magnesio, manganeso, molibdeno, fósforo, potasio, selenio, silicio, sodio, azufre, vanadio y zinc. |

2. Seleccione una grasa omega-3 de alta calidad y tómela a diario. Comience lentamente, con una al día, y vaya aumentando según su nivel de tolerancia.

3. Escoja un probiótico beneficioso y tómelo al despertar. Yo suelo combinar mi probiótico con una cucharada de semilla de chia al levantarme.

4. Adquiera un polvo de fitonutrientes. Este polvo debe contener una combinación de frutas y verduras orgánicas de varios

colores, como rojo, amarillo, verde, naranja y violeta. Comience con una cucharada al día y vaya aumentando según su nivel de tolerancia. Los alimentos vivos pueden causar gases e hinchazón mientras el organismo se adapta a ellos.

5. Tome vitamina $B_3$ adicional, al menos de 1000 a 2000 UI al día.

Es muy poco probable que los suplementos en cápsulas con base vegetal contengan componentes tóxicos. Algunas cápsulas de gelatina se elaboran con derivados animales y debido a la epidemia de la vacas locas que surgió hace unos años es mejor, si es posible, que los suplementos estén en capsulas con base vegetal fabricadas de concentrados herbales y vegetales.

**Para las personas de cincuenta años en adelante**

Si usted tiene cincuenta años o más, debe tomar un multivitamínico, fitonutrientes en polvo y grasas omega-3. Asegúrese también de obtener antioxidantes adicionales, calcio, vitamina D y un probiótico (véase el apéndice A, donde recomiendo algunos productos).

1. Vitamina E (tocoferoles y tocotrienoles combinados), 200–400 UI diarias (puede estar presente en un multivitamínico). Tenga cuidado de no tomar más de 400 UI de vitamina E al día.

2. Vitamina C, 250 mg dos veces al día (puede estar presente en un multivitamínico).

3. Coenzima $Q_{10}$ o ubiquinol (forma activa de $CoQ_{10}$) una cápsula (100 mg), una vez al día.

4. Ácido alfa lipoico, 300 mg dos veces al día.

5. N-acetil cisteína (NAC), 500 mg dos veces al día, o MaxOne (riboceina), una cápsula dos veces al día.

6. Cúrcuma o curcumina, 500 mg una o dos veces al día.

7. Calcio y vitamina D: calcio, 200 mg tres veces al día; y vitamina D, 1000 UI o más al día. Los hombres por lo general solo necesitan 200 mg de calcio una o dos veces al día.

**Para los mayores de sesenta años**

Yo recomiendo un suplemento sublingual de metil $B_{12}$ para aquellos pacientes mayores de sesenta años. Después de los sesenta años, muchos estadounidenses no producen cantidades adecuadas de ácido clorhídrico (HCL), el cual es necesario para unir el $B_{12}$ a los factores intrínsecos de absorción en el íleon, que es la última parte del intestino delgado.[2] Siga mis recomendaciones para los mayores de cincuenta años, y añada lo siguiente:

1. Enzimas digestivas o ácido clorhídrico (HCL), una después de cada comida.

2. Metil $B_{12}$, 100 mcg al día, sublingual.

## La importancia de las grasas Omega-3

Aunque hablamos de las grasas saludables en el capítulo 11, vale la pena mencionar nuevamente que los aceites de pescado o grasas, omega-3 de calidad son de vital importancia para la salud. Muchas enfermedades mortales degenerativas, como el cáncer, las enfermedades cardíacas, el mal de Alzheimer, la artritis y la enfermedad autoinmune, son inflamatorias. El aceite de pescado puede disminuir la inflamación significativamente. Creo que las grasas omega-3 son grasas especiales que el cuerpo necesita tanto como las vitaminas. Muchas de las investigaciones sobre este tipo de grasas se realizaron en la década de 1980, después de notar que los indios Inuit casi nunca desarrollaban ataques cardíacos o artritis reumatoide. Su dieta contenía una enorme cantidad de grasa de pescado y ballena, las cuales son ricas en grasas omega-3.

El aceite de pescado, al disminuir la inflamación, ayuda en el tratamiento y la prevención de enfermedades como el cáncer, las enfermedades cardíacas, la artritis reumatoide, la psoriasis, las migrañas, las alergias, el mal de Alzheimer e incluso la diabetes. El aceite de pescado también ayuda a equilibrar y estabilizar los neurotransmisores en el cerebro, lo cual puede ser útil en los pacientes con síndrome de déficit de atención, depresión y trastorno bipolar.

## Los fitonutrientes

Hablamos de la función de estos potentes pigmentos vegetales en el capítulo 10, pero básicamente nos concentramos en los fitonutrientes que se encuentran en los alimentos saludables de varios colores. No obstante, también creo que *todos* necesitamos estos suplementos a diario, ya que los multivitamínicos no nos los proveen. Desafortunadamente, la mayoría de nosotros, al igual que nuestros hijos, nos quedamos bastante cortos con las raciones de frutas diarias recomendadas por la USDA. Como consecuencia de esta carencia, somos presa de enfermedades. Para obtener las dosis adecuadas, recomiendo un polvo de fitonutrientes que proporcione una combinación de frutas orgánicas de diferentes colores, como rojo, amarillo, verde, naranja y violeta, además de fibra, para contar con la protección de los fitonutrientes diariamente.

## Vivamos como Dios manda

Siempre habrá opiniones diferentes en cuanto a las vitaminas y minerales que debemos tomar y en qué cantidades. Antes de hacer cualquier cambio radical en la cantidad de vitaminas y minerales que añadimos a nuestra dieta diaria, siempre debemos consultar con nuestro médico. Existen otros suplementos nutricionales importantes, entre ellos el extracto de granada, el sulfato glucosamina, el PQQ y los suplementos para la salud de la próstata. Pero los que he mencionado conforman *los fundamentos* de la buena salud. La terapia natural de remplazo hormonal bioidéntica también es extremadamente importante para hombres y mujeres, especialmente después de los cincuenta años (consulte el apéndice A para consultar los médicos entrenados en el remplazo natural de hormonas en su área).

## Comience una vida saludable

Todos necesitamos un buen multivitamínico y un suplemento de fitonutrientes. La mayoría necesita grasas esenciales en forma de aceite de pescado de alta calidad. Si usted es menor de cincuenta años, comience a tomar un buen multivitamínico integral, un polvo de fitonutrientes y suplementos de omega-3. Si tiene más de esta edad, necesitará además cantidades adicionales de antioxidantes, calcio y vitamina D, vitamina B$_{12}$ sublingual y posiblemente una enzima digestiva o HCL. Tome la enzima digestiva después de cada comida.

Con el avance de las investigaciones sobre suplementos nutricionales, tal vez se descubra que algunos suplementos son más saludables y otros menos saludables de lo que creíamos. Es imposible eliminar toda la confusión que existe en torno a los suplementos, pero debemos hacer lo mejor que podamos con la información que tenemos hasta el momento (consulte el apéndice A para ver los productos recomendados).

# PARTE IV

# GUÍA DE LA A A LA Z
# PARA LAS VITAMINAS

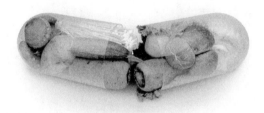

Consulte a su médico antes de comenzar un programa de suplementos,
o si usted tiene preguntas o dudas relacionadas con su salud.

*Capítulo 15*

# DESDE ACIDEZ A TRASTORNOS PROSTÁTICOS

## ACIDEZ

Es importante eliminar los diez desencadenantes de la acidez. Estos son: la cafeína, el alcohol, la nicotina, el chocolate, las frutas cítricas, las comidas picantes, la cebolla y el ajo, el tomate, la menta y los alimentos grasosos o fritos. Otras recomendaciones son controlar el peso, no comer en exceso, evitar comer antes de acostarse, evitar ejercitarse inmediatamente después de comer, y dormir con la cabeza elevada. Trate también de comer lentamente, masticando cada bocado treinta veces, así como de limitar la ingesta de líquidos a solo ocho onzas con las comidas.

Los suplementos también pueden ayudar en el tratamiento de la acidez. Tome en cuenta los siguientes suplementos.

### DLG

Se ha comprobado que el regaliz deglicirrizinado (también conocido como DGL, por sus siglas en inglés) alivia el tracto digestivo y el revestimiento del estómago, y también combate el H. pilori, una bacteria estomacal. Las investigaciones han demostrado que esta sustancia puede ayudar a combatir la acidez. Asegúrese de tomar DLG y no otro compuesto de regaliz que contenga glicirrizina, ya que el consumo de esta en altas dosis puede causar problemas de salud.[1] La dosis de DLG es generalmente de 300 a 400 mg, una a tres veces al día.

### D-limoneno

Se ha comprobado que este suplemento, que proviene de las cáscaras de las frutas cítricas, alivia los síntomas de la acidez. Solo se han realizado dos estudios, así que se necesita más investigación al respecto. No obstante, los resultados obtenidos hasta ahora son prometedores. En el primer estudio a los participantes se les suministró el suplemento de forma interdiaria y descontinuaron la medicación. Dos semanas después, el 89 por ciento no presentaba síntomas. En el segundo, a los participantes se les suministró el suplemento o un placebo. Ochenta y seis por ciento de los que tomaron el suplemento no presentaban síntomas dos semanas después, en contraposición al 29 por ciento de los que tomaron el placebo.[2] Existe evidencia de que tomar D-limoneno durante solo veinte días puede aliviar los síntomas hasta por seis meses. Se cree que este suplemento cubre el esófago con una capa protectora que elimina el dolor producido por el reflujo ácido. Es posible que también reduzca la cantidad de ácido que sube al esófago. Tome 1 cápsula interdiaria durante veinte días. Después de ese período, puede tomar 1 cápsula ocasionalmente, si lo necesita.[3]

### Almáciga

La almácigas es extraída de la corteza del Pistacia lentiscus. Reduce los síntomas de la acidez y otros problemas gastrointestinales, como las úlceras y la gastritis. Se cree que este suplemento reduce la cantidad de ácido gástrico, y también protege el estómago del ácido.[4] Tome de 250–500 dos veces al día con el estómago vacío para la acidez. Yo suelo recomendar un producto que tenga tanto almáciga como DGL (véase el Apéndice A).

## Afecciones cutáneas

Los suplementos son una forma excelente de garantizar que el órgano más grande del cuerpo, la piel, reciba lo necesario para combatir cualquier afección. Los suplementos pueden ayudar a sanar y recuperar la belleza y el funcionamiento normal de la piel. La piel generalmente es un reflejo del tracto gastrointestinal y la mayoría de los pacientes con psoriasis presentan inflamación en el tracto gastrointestinal. Esta inflamación puede ser causada por intolerancia alimenticia, alergias a ciertos alimentos, sobrecrecimiento de levaduras, disbiosis, parásitos, etcétera. Siempre realizo la prueba ALCAT para identificar la intolerancia alimenticia y hago exámenes del tracto intestinal para identificar patógenos y tratarlos según corresponda.

### Suplementos para la psoriasis y el eczema

Cuando comience su programa con suplementos, será muy útil que se realice una prueba de poliamines, esos compuestos tóxicos que se forman en el tracto gastrointestinal como resultado de una digestión de proteínas incompleta. El examen de poliaminas se realiza a través de un simple examen de orina. Dicha prueba determinará si usted necesita bajar su nivel de poliaminas, lo cual puede hacer a través de la dieta y tomando los suplementos adecuados.

#### Aceite de pescado (ácidos grasos omega-3)

El aceite de pescado evita la producción de ácido araquidónico, uno de los principales culpables de la psoriasis y el eczema. Tomar suplementos de ácidos grasos omega-3 tal vez sea una de las mejores cosas que usted pueda hacer por su piel. Asegúrese también de que el aceite de pescado no esté rancio, como suele ocurrir con muchos de los aceites de pescado de las tiendas naturistas. Yo suelo iniciar a mis pacientes con un suplemento de EPA/DHA que contenga 1000 mg de EPA/DHA. Por lo general recomiendo de 1000 a 2000 mg dos veces al día.

### Kril con astaxantina

El kril es un ácido graso que contiene astaxantina. La astaxantina es un antioxidante que se encuentra en las algas. Protege las células de los radicales libres, entre ellas las células del cerebro, el corazón, los riñones, etcétera. La astaxantina aumenta la efectividad de los ácidos grasos. Este es un potente suplemento que ayuda a reducir la inflamación.[5]

### Un multivitamínico integral

La rápida división de las células que ocurre cuando hay afecciones de la piel puede crear deficiencias nutricionales. Además, los pacientes con problemas cutáneos normalmente tienen bajos niveles de zinc, vitamina A, vitaminas del grupo B, selenio, cromo, vitamina E y otros antioxidantes. Un multivitamínico integral ayuda a corregir cualquier deficiencia de vitaminas y minerales. Consulte el Apéndice A.

### L-glutamina

La mayoría de mis pacientes con psoriasis tienen la permeabilidad intestinal deteriorada. La L-glutamina es un aminoácido que mejora la permeabilidad intestinal. También alimenta las células del intestino delgado. Yo recomiendo tomar 500–1000 mg de L-glutamina, 30 minutos antes de las comidas.

### Fibra

Otro suplemento muy importante para evitar la psoriasis es la fibra, la cual ayuda a unir las toxinas y excretarlas en las heces, con lo cual se reduce la carga tóxica del cuerpo. Los dos tipos principales de fibras son la soluble y la no soluble. Las cantidades excesivas de fibra soluble, como los granos, las semillas de psilio y los granos y legumbres, pueden generar un sobre crecimiento de las bacterias intestinales, lo cual puede empeorar la psoriasis.

La fibra no soluble, por otro lado, ayuda a activar muchas de las toxinas intestinales. También ayuda a evitar que las bacterias malas y los parásitos se adhieran a las paredes de los intestinos, ya que actúa como una escoba. Una fibra no soluble excelente que se adquiere en las tiendas naturistas, la celulosa microcristalina. Esta no contiene derivados de trigo y suele ser bien tolerada por los pacientes con sensibilidad en el tracto gastrointestinal.

Normalmente recomiendo comenzar con una cucharadita de fibra, dos veces al día, mezclada con agua o un batido de proteínas, e ir aumentando gradualmente hasta llegar a una cucharada, dos veces al día.

### Suplemento potenciador del glutatión

El glutatión es el antioxidante más importante del cuerpo. Sirve como desintoxicante del organismo, neutralizando las toxinas y metales pesados y apagando los radicales libres. Todo esto es útil para evitar daños en la piel y ayudar a sanar el tracto gastrointestinal. La RiboCeina es el mejor producto para potenciar el glutatión en el cuerpo. Yo recomiendo RiboCeine (de MaxOne) de 1 a 2 cápsulas dos veces al día; o acetilcisteína de 500 mg, de 1 a 2 cápsulas dos veces al día.

### Probióticos

Aunque hace falta más investigación al respecto, los primeros estudios demuestran que los probióticos, o bacterias buenas, ayudan a disminuir la severidad de las afecciones cutáneas como el eczema. Existen dos tipos principales de probióticos: lactobacillus y bifidobacterium. Mi recomendación es de 50 a 200 mil millones de unidades formadoras de colonias de una diversidad de múltiples variedades de probióticos diferentes en la mañana al despertar.

### Tés de hierbas

Ciertos tés de hierbas, como el té de corteza de olmo y el té de azafrán son ampliamente recomendados para tratar la psoriasis. El Dr. John O. A. Pagano, quien ha tratado a muchos pacientes con casos severos de psoriasis, recomienda tomar té de azafrán antes de dormir.[6] Coloque ¼ de cucharadita de té de azafrán en una taza, luego añádale agua caliente. Déjelo estar de quince a treinta minutos, cuélelo y tómelo. Recomiendo añadir un poquito de stevia líquida para darle buen sabor.

El Dr. Pagano también recomienda una taza de té de corteza de olmo en las mañanas, aproximadamente media hora antes del desayuno. Siempre prepárelo fresco. Él recomienda colocar ¼ de cucharadita de polvo de corteza de olmo en una taza de agua caliente y dejarlo estar por quince minutos antes de tomarlo. No cuele el té de corteza de olmo, es un mucílago, así que alivia las mucosas inflamadas de los intestinos y es beneficioso para casi todas las infecciones del tracto gastrointestinal. El té de corteza de olmo resbaladizo puede ser tomado dos o tres veces al día.

## Suplementos para curar el acné

Yo recomiendo que mis pacientes con problemas de acné dejen de ingerir gluten, y sigan la dieta antiinflamatoria que describo en mi libro *Let Food Be Your Medicine*.

### El peróxido de benzoilo

Un tratamiento efectivo y económico para el acné es el peróxido de benzoilo, que se puede comprar sin receta en cualquier farmacia. El peróxido de benzoilo es un agente oxidante que seca y exfolia la piel y ayuda a aflojar los granos.

Para que cualquier tratamiento contra el acné tenga éxito, la piel debe estar seca y exfoliada. Es normal que se irrite. Esto quiere decir que la medicina o tratamiento está penetrando en los poros y ayudando a disolver y eliminar los granos, liberando oxígeno que mata la bacteria. El peróxido de benzoilo viene en tres versiones: 2, 5 por ciento, 5 por ciento y 10 por ciento.

Para la piel sensible, comience con la versión de 2, 5 por ciento, una o dos veces al día. Después de unas semanas, se puede aumentar a la versión de 5 por ciento. Para las pieles normales, comience con la versión de 5 por ciento, dos veces al día y vaya aumentando a la de diez por ciento. No adquiera los productos con peróxido de benzoilo que contengan aceite, ya que son menos efectivos.

Frótese el peróxido de benzoilo donde haya brotes de acné, como en la nariz, las mejillas, la barbilla, la frente, la línea de la mandíbula, la espalda y el pecho. Evite el área alrededor de los ojos, las esquinas de la boca y el área debajo de la nariz.

Si se le irrita mucho la piel, si se enrojece o inflama, simplemente suspenda el peróxido de benzoilo por algunos días para darle un respiro a la piel. No use humectantes. Una irritación ligera es normal.

Les recomiendo a mis pacientes que eviten los antibióticos orales, ya que pueden ocasionar sobrecrecimiento de cándida. Sin embargo, las lociones antibióticas aplicadas tópicamente pueden ser efectivas para algunos pacientes.

### Vitamina A

La vitamina A es un suplemento muy eficaz para el acné, ya que normaliza el crecimiento de las células de la piel y ayuda a eliminar los granos y evitar que nuevos granos aparezcan. No obstante, la vitamina A es potencialmente tóxica en altas dosis, con graves efectos secundarios. Por esa razón, no recomiendo tomar más de 10000 UI al día o 5000 UI para las mujeres embarazadas.

Recomiendo una vitamina A tópica llamada Retin-A (tretinoína). Además de otorgar las propiedades sanadoras de a vitamina A, la aplicación tópica garantiza que no tendremos los efectos negativos secundarios causados por las altas doisis de vitamina A oral. Use Retin-A solo una vez al día, en la noche, después de lavarse la cara. Aplicarse en exceso puede irritar la piel. Si su piel se enrojece o irrita, deje de usar el Retin-A por algunos días y trate de usarla un día sí y un día no. Una medicina excelente para el acné es Epiduo, que combina peróxido de benzoilo con tretinoína.

Cuando use este producto evite o limite al máximo su exposición a la luz del sol. Retin-A hace que la piel sea más propensa a quemarse. Pídale a su médico o dermatólogo que le recete Retin-A o Epiduo.

### Zinc

Un nutriente muy importante para el tratamiento del acné es el zinc. Un suplemento de zinc puede ayudar a bajar la inflamación en los pacientes con acné severo. Recomiendo el picolinato de zinc, aproximadamente 50 mg al día.

### Probióticos

A muchos pacientes con acné se les recomiendan antibióticos orales en exceso, lo que mata la bacteria buena en el tracto intestinal. Los probióticos, o bacterias buenas, se remplazan al cabo de algunos meses. Yo recomiendo probióticos que tengan varias cepas y de 50 a 200 mil millones de unidades creadoras de colonias.

### Fibra

Tomar diariamente un suplemento de fibra, como las semillas de linaza, las semillas de chía, de psilio, o cualquier otro tipo de fibra soluble es de gran utilidad, ya que vincula la testosterona y otras hormonas del tracto gastrointestinal y las elimina del cuerpo. Esto es importante para combatir el acné, porque el exceso de testosterona en el cuerpo, como ocurre en el caso de muchos adolescentes, desencadena el acné. Si usted es mujer y sufre de acné severo, pídale a su médico que le examine las hormonas androgénicas, incluyendo la testosterona total y libre. Si los niveles de testosterona son altos es posible que necesite el medicamento Aldactone, un diurético que disminuye los niveles de testosterona. Muchas veces, una cucharada de semillas de chia dos veces al día puede bajar los niveles de testosterona y mejorar el acné.

También es importante tomar un suplemento de fibra todos los días para estimular el movimiento del intestino. Muchos pacientes con acné sufren estreñimiento. Beber dos litros de agua filtrada al día y tomar un suplemento de fibra puede mejorar radicalmente el estado del acné.

### Ácido azelaico

El ácido azelaico es un producto natural muy eficaz para combatir todas las formas de acné. Elimina el brote causado por la acumulación de células muertas dentro del poro y tiene un efecto antibacteriano. Se ha demostrado que las cremas que contienen ácido azelaico al veinte por ciento producen los mismos resultados que las que contienen peróxido de benzoilo, Retin-A y tetraciclina oral.[7]

El ácido azelaico se debe aplicar en todas las áreas con problemas de acné, dos veces al día. Recomiendo utilizar el peróxido de benzoilo o el ácido azelaico, pero no ambos. Utilícelo durante un mes y compruebe los resultados. Puede pedirle a su médico que le recete ácido azelaico, o adquirirlo en algunas tiendas naturistas.

### Ácidos alfa-hidroxidos (AHA)

Los ácidos alfa-hidroxidos, al igual que el ácido glicólico, son ácidos de frutas que eliminan las células muertas de la piel y estimulan la epidermis para que produzca nuevas células, las cuales, curiosamente, no producen los brotes que generan acné. Cuando se eliminan las células muertas de la piel con este producto, el peróxido de benzoilo, el Retin-A, o ácido azelaico funcionan mucho mejor.

Un dermatólogo o esteticista puede realizar una exfoliación química con estos ácidos. También podemos adquirir los ácidos alfa-hidróxidos o el ácido glicólico en la mayoría de las tiendas de cosméticos. Solo asegúrese de que los preparados cosméticos no contienen aceites u otros ingredientes que pueden producir una ruptura.

## ALERGIA E INTOLERANCIA A LOS ALIMENTOS

La alergia y la intolerancia a los alimentos son reacciones inflamatorias producidas por los alimentos. Las alergias alimenticias más comunes son causadas por los huevos, la leche de vaca y otros productos lácteos, el maní, el trigo (gluten), la soya, los frutos secos (almendras, nueces de la india o anacardos, pecanas y avellanas), pescados, mariscos y semillas (semillas de sésamo y de girasol). Entre cuarenta y cincuenta millones de estadounidenses sufren alergias ambientales, pero solo un cuatro por ciento de los adultos son alérgicos a los alimentos o a los aditivos alimenticios. En los niños menores de cuatro años, esta cifra se incrementa a siete por ciento.[8] El porcentaje de individuos con intolerancia alimenticia es mucho más alto que el de los alérgicos. Consulte al apéndice A para ver información referente a la prueba ALCAT para identificar intolerancias alimenticias. Consulte mi libro y *Let Food Be Your Medicine*, siga la dieta mediterránea antiinflamatoria y alterne sus comidas.

Si sufre de alergia a algún alimento y como resultado presenta problemas gastrointestinales, acá le muestro un gran número de vitaminas y suplementos que pueden ayudarle a restaurar su salud intestinal.

## DGL

También recomiendo el DGL. El DGL es una forma de regaliz al que se le ha eliminado el ácido glicirretínico, que en ocasiones aumenta la presión sanguínea. El DGL ayuda a restaurar las células del estómago y del intestino delgado. Puede encontrarlo en su tienda naturista local. Se deben masticar una o dos tabletas antes de las comidas. La dosis típica es de 300 a 400 mg de DGL, de 1 a 3 veces al día.

### Glutamina

Para restaurar las células del intestino delgado, recomiendo una o dos tabletas o de 500 a 1000 mg de glutamina, dos o tres veces al día. Debe tomarse treinta minutos antes de cada comida.

### Probióticos

Los probióticos son bacterias beneficiosas que residen en el tracto gastrointestinal. Tener una abundancia de diferentes probióticos en el tracto gastrointestinal contribuye en gran medida a que este se mantenga saludable, y previene alergias alimentarias. Yo también recomiendo una cucharada de chia en ocho onzas de agua dos veces al día, ya que esto sirve como alimento para las bacterias beneficiosas, y proporciona tanto fibra soluble como insoluble.

Un estudio reciente demostró que las bacterias del género clostridium, un tipo de bacteria de la flora intestinal, pueden ayudar a controlar la alergia a los alimentos. La hipótesis es que nuestro estilo de vida, con abundante uso de antibióticos y el tipo de alimentos que consumimos, han cambiado las bacterias de nuestra flora intestinal. Estudios demostraron una mejora cuando esta bacteria fue introducida en ratones.[9]

## ALERGIAS AMBIENTALES

Si usted estornuda, jadea, tose, le gotea la nariz y tiene los ojos llorosos por culpa de los alérgenos en el aire, la siguiente lista de vitaminas y suplementos le ayudará a suplir las necesidades especiales de su sistema inmunológico.

### Bioflavonoides

Los bioflavonoides también son efectivos contra los síntomas de alergias. Son poderosos antiinflamatorios que se encuentran en la pulpa blanca de las frutas cítricas y en otros alimentos ricos en vitamina C. Los bioflavonoides estimulan el sistema inmunológico y ayudan a controlar las reacciones histamínicas. Podemos encontrarlos en suplementos de vitaminas y minerales, tales como La vitamina C con bioflavonoides.

### Extracto de semilla de uva

El extracto de semilla de uva es otro bioflavonoide que tomado junto a la vitamina C ayuda a suprimir las reacciones alérgicas. Yo recomiendo una dosis entre 100 mg y 300 mg al día.

### Ácidos grasos Omega-3

Esto es aceite de pescado. Tomar una dosis de aproximadamente una o dos cápsulas de 1000 mg antes de cada comida puede ayudar a protegernos de los ataques alérgicos. Advertencia: consulte con su médico si está tomando aspirina o algún diluente sanguíneo, ya que esta dosis puede diluir la sangre.

### Ácido pantoténico

El ácido pantoténico, o vitamina $B_5$, ayuda a las glándulas adrenales y al timo, lo cual minimiza las reacciones alérgicas. Tome una dosis de 300–500 mg diarios. Cuando se toman suplementos para ayudar a las glándulas adrenales, las alergias por lo general mejoran.

### Quercetina

La quercetina es un bioflavonoide que reduce los niveles de histamina. Debemos tomarla en una dosis de 500 mg, dos veces al día, junto con la vitamina C tamponada, para aliviar los síntomas de alergias. La quercetina también se encuentra en las cebollas amarillas y moradas.

**Vitamina C**

Recomiendo entre 500 y 1000 mg de vitamina C tamponada, dos o tres veces al día. Los altos niveles de vitamina C tamponada en el organismo tienen un efecto antihistamínico. La vitamina C también ayuda a las adrenales.

Mi suplemento favorito para las alergias ambientales es el Healthy Sinus Formula (véase el Apéndice A).

Mientras tomemos estas vitaminas y suplementos con constancia, estaremos fortaleciendo nuestro sistema inmunológico y ayudando a nuestro cuerpo a combatir los síntomas de alergias producidos por cualquier alérgeno ambiental que nos encontremos.

## ANSIEDAD Y DEPRESIÓN

Existen sustancias naturales extraordinarias que ayudan a superar la depresión y la ansiedad: vitaminas, minerales, aminoácidos e hierbas. Estas sustancias se consiguen fácilmente en las tiendas naturistas. Aunque no remplazan la consulta médica o la asesoría profesional, estas sustancias a menudo ayudan a superar la depresión. Por favor, consulte mis libros *La nueva cura bíblica para la depresión y la ansiedad* y *Let Food Be Your Medicine*, para ver un programa dietético especial para la ansiedad y la depresión.

**Deficiencias de nutrientes y suplementos**

Existen dos deficiencias de nutrientes que han sido relacionadas con la depresión y la ansiedad: La deficiencia de vitaminas B y la de magnesio. Creo que para aliviar la depresión y la ansiedad es importante tomar un buen multivitamínico integral que contenga el grupo de vitaminas B y magnesio, ya que estos ayudan a producir los neurotransmisores o "químicos para sentirse bien" que necesitamos para cambiar nuestro estado de ánimo. Un multivitamínico integral y un suplemento de ácidos grasos omega-3, junto con una dieta saludable, nos proporciona los fundamentos para cambiar nuestro estado de ánimo.

Permítame hablarle brevemente sobre estos nutrientes y luego le daré mis recomendaciones específicas de suplementos.

**La familia de vitaminas B**

Existen ocho tipos de vitaminas B, las cuales son de gran ayuda para los pacientes con depresión y ansiedad. La vitamina $B_6$ es extremadamente importante para los pacientes con depresión y ansiedad porque participa en la síntesis de los neurotransmisores serotonina y dopamina. Un nivel elevado del aminoácido homocisteína incrementa el riesgo de padecer depresión. Pero existen tres tipos de vitaminas B ($B_6$, $B_{12}$ y ácido fólico) que disminuyen los niveles de homocisteína. Estas vitaminas B también funcionan como "donantes de metilo", el cual es absolutamente necesario para que los neurotransmisores humanos funcionen de forma eficiente.

Muchos pacientes con depresión presentan una disfunción en el gen MTHFR y no son capaces de convertir el ácido fólico a su forma activa, el MTHF. Los síntomas depresivos de estos pacientes con frecuencia mejoran cuando toman MTHF. De hecho, una de las nuevas medicinas para la depresión es el Deplin o MTHF. Yo por lo general prescribo de 5 a 15 mg al día de MTHF. Si usted está deprimido, pídale a su médico que compruebe la variante termolábil de MTHFR, en análisis de ADN. Deplin es un medicamento bastante nuevo, pero es la forma activa de ácido fólico (L-metil folato). Se presenta en 7,5 mg y 15 mg, y se utiliza especialmente en pacientes con trastorno depresivo mayor como apoyo adicional para pacientes con antidepresivos.[10]

Los investigadores han descubierto que los pacientes deprimidos usualmente tienen deficiencia de vitaminas $B_6$, $B_{12}$ y ácido fólico. He comprobado que los niveles de vitamina $B_6$ son particularmente bajos en las mujeres que toman píldoras anticonceptivas. Para asegurarse de contar con la cantidad necesaria de $B_6$, así como de otras vitaminas B importantes, tome aproximadamente 800 mcg de ácido fólico, 500 mcg de $B_{12}$ y de 2 a 10 mg de $B_6$. Un buen multivitamínico integral contiene las cantidades necesarias de estas importantes vitaminas B.

## Magnesio

El magnesio participa en más de trescientas reacciones enzimáticas del cuerpo. El magnesio ayuda a reducir el nerviosismo y la ansiedad y puede ayudarnos a dormir, especialmente si lo tomamos antes de acostarnos. También ayuda a prevenir espasmos musculares, ataques cardíacos, el síndrome de las piernas inquietas y relaja los músculos. Si usted sufre de espasmos musculares, tics en los ojos, inquietud y ansiedad, es altamente probable que no esté tomando suficiente magnesio.

Yo suelo recomendar de 300 a 400 mg de magnesio al día, ya que una dosis mayor puede causar diarrea. Un buen multivitamínico generalmente contiene una cantidad adecuada de magnesio. Para los pacientes con insomnio, recomiendo tomar el magnesio antes de dormir.

## Suplementos para la depresión

Estos suplementos deben utilizarse específicamente para la depresión.

### SAM-e (S-adenosil metionina)

Esta es la forma natural del aminoácido metionina, que se vende en Europa como un antidepresivo desde hace más de veinte años. El SAM-e no solo funciona como un antidepresivo con muy pocos o ningún efecto secundario, sino que además mejora la función cognitiva y es muy útil para tratar la osteoartritis y las enfermedades hepáticas.

Numerosos estudios han demostrado la eficacia del SAM-e en el tratamiento de los síntomas de la depresión. El SAM-e ayuda a elevar los niveles de los neurotransmisores serotonina, dopamina y norepinefrina en el cerebro.

Muchos médicos, especialmente en Europa, creen que el SAM-e es tan efectivo como cualquier otro antidepresivo en el tratamiento de la depresión. De hecho, en 2003, el Departamento de Salud y Servicios Sociales de los Estados Unidos analizó cien pruebas clínicas sobre el SAM-e y concluyó que este funciona tan bien como cualquier medicamento con prescripción médica, sin los efectos secundarios.[11]

El SAM-e debe tomarse antes de cada comida. Yo recomiendo comenzar con dosis de 200 mg, dos veces diarias antes de comer, e irla incrementando gradualmente a 400 mg y 800 mg, dos veces al día antes de comer (treinta minutos antes de las comidas).

Este suplemento es un poco costoso. Por favor, tome un multivitamínico que contenga las cantidades adecuadas de $B_6$, $B_{12}$ y ácido fólico para evitar los altos niveles del aminoácido tóxico homocisteína.

### 5-hidroxitriptofano (5-HTP) y L-triptófano

El aminoácido 5-hidroxitriptofano (5-HTP) fue descubierto en la década de 1990 y proviene de la semilla de la planta africana *griffonia simplicifolia*. Su procesamiento no involucra fermentación y la semilla es una fuente natural. Cuando el aminoácido L-triptófano se combina con la vitamina C, se produce 5-hidroxitriptofano en el organismo.

El L-triptófano y el 5-HTP ayudan a restaurar los niveles de un neurotransmisor importante llamdo serotonina, la cual ayuda a aliviar la depresión y la ansiedad, regulando el estado de ánimo, el comportamiento, el apetito y el sueño.

Hay muchas razones por las que considero que el 5-HTP es superior al L-triptófano. Los investigadores han demostrado en pruebas clínicas que aproximadamente el setenta por ciento del 5-HTP que se administra oralmente es absorbido directamente en el torrente sanguíneo.[12] Esto significa que el 5-HTP normalmente se absorbe mejor que el L-triptófano. Esto también significa que no es necesario tomar una dosis de 5-HTP tan alta como la del triptófano ya que este es enviado al cerebro en mayor cantidad.

El L-triptófano y el 5-HTP también son bastante efectivos en el tratamiento de la depresión, la cual a menudo está relacionada con niveles bajos de serotonina. La dosis normal de 5-HTP es 50 mg, tres veces al día con las comidas, o 150 mg antes de dormir. Sin embargo, después de las primeras semanas, se debe incrementar la dosis a 100 mg, tres veces al día o 300 mg antes de dormir. No se debe tomar 5-HTP con ningún otro antidepresivo, como Prozac, Zoloft o Paxil.

El L-triptófano normalmente viene en dosis de 500 mg. Normalmente recomiendo tomar dos o tres cápsulas antes de dormir. Recomiendo el grado farmacéutico USP, especialmente con el L-triptófano, ya que el Centro para el Control y Prevención de Enfermedades (CDC, por sus siglas en inglés) ha relacionado una célula contaminada de L-triptófano con una rara enfermedad de la sangre llamada síndrome de Eosinofilia-Mialgia (EMS), la cual ocasionó un gran número de muertes en 1989. Fue retirado del mercado durante un tiempo, pero su uso fue aprobado nuevamente. No se debe tomar L-triptófano y 5-HTP juntos, excepto bajo supervisión médica. Normalmente, toma de tres a cuatro semanas notar los beneficios de estos potentes aminoácidos.

### L-tirosina

Este aminoácido a la larga se convierte en dopamina, norepinefrina y epinefrina, los cuales son neurotransmisores. Con los años, he comprobado que las dosis elevadas de L-tirosina son bastante efectivas en el tratamiento de algunos casos de depresión.

Yo inicio a mis pacientes con 500 mg de L-tirosina 30 minutos antes del desayuno y 30 minutos antes del almuerzo. Voy aumentando gradualmente la dosis hasta alcanzar entre 1000 y 1500 mg dos veces al día, 30 minutos antes del desayuno y 30 minutos antes del almuerzo, lo cual resulta efectivo en muchos individuos con depresión. Sin embargo, yo prefiero la N-acetil tirosina, ya que es mejor absorbida. Generalmente se necesitan de 500 a 1000 mg, dos veces al día.

Debemos asegurarnos de tomar 10 mg de vitamina $B_6$ después de tomar L-tirosina. Algunos individuos que toman L-tirosina también han reportado beneficios tomando de 500 a 1000 mcg diarios adicionales de $B_{12}$ sublingual y 1 mg de ácido fólico, o 1 mg o más de MTHF.

### DL-fenilalanina

El DL-fenilalanina es otro aminoácido que se transforma en tirosina y ayuda en la producción de neurotransmisores. Tanto la tirosina como la fenilalanina tienen propiedades que levantan el ánimo y pueden ser beneficiosas si se toman junto al 5-HTP. La dosis de DL-fenilalanina es de dos cápsulas de 500 mg en la mañana, antes de desayunar y una cápsula de 500 mg en la tarde, antes de la comida.

**Frijol terciopelo.** Este suplemento, que se utiliza para tratar la depresión y el mal de Parkinson, contiene hasta un sesenta por ciento de levodopa. Se ha demostrado que aumenta los niveles de dopamina. La baja dopamina a menudo se relaciona con la depresión y la apatía. Se ha demostrado que el frijol terciopelo eleva la dopamina y ayuda a tratar la depresión.[13] La mucuna pruriens es también conocida como frijol terciopelo, y se ha utilizado durante siglos para mejorar el estado de ánimo y el bienestar emocional. Yo recomiendo la Mucuna que contiene 60 por ciento de L-dopa en una cápsula de 100 mg.

Recomiendo comenzar con una cápsula en la mañana treinta minutos antes de comer. No recomiendo tomar más de dos cápsulas al día.

**Hierba de San Juan.** Esta hierba ha sido utilizada durante siglos para tratar la depresión y la ansiedad. Sus primeros usos medicinales se remontan a la antigua Grecia. Un análisis de 37 pruebas clínicas concluyó que la hierba de San Juan brinda resultados beneficiosos mínimos en casos de depresión *grave*; pero mayores beneficios en los individuos con depresión *leve*. El Centro Nacional para la Salud Integral y Complementaria (NCCIH, por sus siglas en inglés) y el Instituto Nacional de Salud (NIH, por sus siglas en inglés) indican que la hierba de San Juan "no fue más efectiva que el placebo en el tratamiento de casos de depresión de severidad moderada".[14]

En consecuencia, no recomiendo la hierba de San Juan para la depresión grave. Para la depresión leve o distimia, recomiendo 300 mg de hierba de San Juan, tres veces al día. Si esta dosis no ha funcionado después de tres o cuatro semanas, aumento la dosis a 600 mg, tres veces al día. Si el paciente no muestra ningún avance después de dos meses, probablemente este ingrediente no esté funcionando para su depresión. Debo advertirle que no tome hierba de San Juan junto a otros antidepresivos, el HyperiMed es una forma excelente de hierba de San Juan.

## Suplementos contra la ansiedad

Ahora, me gustaría hablar sobre el protocolo de suplementos naturales que recomiendo específicamente para poder armarnos contra la ansiedad.

### L-teanina

La L-teanina es un aminoácido que produce un efecto de relajación en el cerebro, similar al de los tranquilizantes leves. La L-teanina se encuentra en el té negro, pero las concentraciones más altas se encuentran generalmente en el té verde, y mientras mayor sea la calidad del té verde, mayor será la concentración de L-teanina.

En 2004, un estudio doble ciego de L-teanina, controlado con placebos, comparó la teanina con el Xanax. Dieciséis voluntarios tomaron o 1 mg de Xanax, o 200 mg de teanina, o un placebo. La teanina, a diferencia del Xanax y el placebo, produjo evidentes efectos relajantes en la medición inicial realizada. Cabe destacar que 1 mg de Xanax es una dosis importante, y que la mayoría de la gente solo toma de 0, 25 a 0, 50 mg.[15] Así que, ¿cómo funciona? Los individuos que sufren ansiedad, ataques de pánico e insomnio normalmente presentan niveles bajos de ácido gamma-amino butírico (GABA), un aminoácido del que hablaremos más adelante. La teanina ayuda a producir un efecto calmante potenciando estos niveles de GABA, a la vez que ayuda a levantar el ánimo incrementando los niveles de serotonina y dopamina.

Para pacientes con ansiedad, trastorno de ansiedad generalizada y otros trastornos de ansiedad, generalmente recomiendo unos 200 mg de L-teanina, de una a tres veces al día. También combino los suplementos de L-teanina con el aminoácido GABA y con 10 mg de vitamina $B_6$.

La L-teanina cruza la barrera hematoencefálica con bastante facilidad y no causa somnolencia. Sin embargo, dado que también ayuda a relajarse, recomiendo tomar la L-teanina antes de dormir, lo que puede ser efectivo en el tratamiento de individuos con insomnio.

### GABA (ácido gamma-amino butírico)

El GABA es un aminoácido que funciona como neurotransmisor en el cerebro. El GABA y la L-teanina son dos de mis suplementos favoritos para ayudar a aliviar la ansiedad y normalmente funcionan muy bien juntos.

Los psiquiatras utilizan benzodiacepinas como Xanax, Ativan y Valium para controlar los síntomas de la ansiedad, ya que estos medicamentos cruzan la barrera hematoencefálica y enlazan con los receptores de GABA en el cerebro, ayudando a aliviar la ansiedad. Sin embargo, los suplementos de GABA y L-teanina tienen un efecto calmante en el cerebro, muy similar al de las benzodiacepinas, sin las propiedades adictivas.

El GABA generalmente funciona mejor cuando es ingerido unos veinte a treinta minutos antes de la comida o cuando se toma solo con agua. Normalmente, recomiendo de 500 a 1000 mg de GABA, una a tres veces diarias. Muchas veces lo combino con la L-teanina y 10 mg de Vitamina $B_6$. Sin embargo, los individuos con ansiedad severa tal vez necesiten dosis más altas de GABA. El GABA también parece funcionar mejor con la vitamina $B_6$, por eso es tan importante tomar un multivitamínico integral que contenga al menos de 2 a 10 mg de vitamina $B_6$.

### Adaptógenos

Un adaptógeno es una sustancia que ayuda al organismo a adaptarse al estrés, equilibrando las reacciones al estrés de las glándulas adrenales. El resultado final es que los niveles de cortisol no son ni muy altos ni muy bajos, sino equilibrados. Un adaptógeno que yo recomiendo es la rhodiola rosea, una hierba oriunda de las regiones montañosas de Asia, Europa y el Ártico. Yo recomiendo un producto que use una estandarización de 2 a 3 por ciento de rosavin, el ingrediente activo de la rhodiola que se ha utilizado en los estudios clínicos. La dosis típica es de 200 a 600 mg, tres veces al día.

Otros adaptógenos que pueden ayudarnos a lidiar con el estrés son el ginseng, el ginseng coreano (tome 200 mg, de una a tres veces diarias, durante tres semanas y después descanse dos semanas), el ginseng siberiano, la bufera (3 a 6 mg al día) y la corteza de magnolia.

Para más recomendaciones de suplementos para la ansiedad, consulte mi libro *La nueva cura bíblica para la depresión y la ansiedad*.

# ARTRITIS

Algunos de los nutrientes que ayudan a combatir la artritis son las vitaminas y los suplementos. Por supuesto, estos nutrientes a menudo se encuentran en los alimentos; también pueden ser ingeridos como suplementos. Dios ha creado vías naturales en nuestros alimentos y en el agua para ayudarnos a prevenir y curar las enfermedades. Pero, con frecuencia nuestra dieta no nos proporciona cantidades suficientes de nutrientes vitales. Es por esto que los suplementos son importantes. Por favor, consulte mis libros *La cura bíblica para la artritis* y *Let Food Be Your Medicine* para conocer la mejor dieta para combatir la artritis.

Ya he recomendado tomar un buen multivitamínico, pero quiero enfatizar la importancia de esta práctica para quienes sufren de artritis. Un multivitamínico integral es necesario para contar con las cantidades apropiadas de vitaminas y minerales que se requieren para la fabricación y mantenimiento del cartílago. Estas vitaminas deben contener niveles adecuados de los minerales zinc, cobre y boro, así como también de ácido pantoténico, vitamina $B_6$ y vitamina A.

## Osteoartritis

Si usted padece una osteoartritis en fase de inflamación crónica, y presenta hinchazón, agarrotamiento, calor y dolor, entonces debe comenzar inmediatamente una dieta de suplementos antiinflamatorios que incluyan curcumina, boswellia, enzimas proteolíticas y suplementos potenciadores de glutatión. Puede tomar uno de estos suplementos antiinflamatorios o una combinación de ellos.

### Curcumina

Una sustancia encontrada en la cúrcuma, tiene un agente antiinflamatorio que ha demostrado ser efectivo en el tratamiento de la artritis y artritis reumatoidea.[16] Yo suelo recomendar entre 500 y 1000 mg de curcumina de dos a tres veces al día.

### Boswellia

Boswellia ha sido utilizada durante siglos en la medicina ayurvédica como un antiinflamatorio natural. Un estudio incluyó a treinta participantes con osteoartritis de la rodilla que fueron tratados con extracto de Boswellia o un placebo. Todos los pacientes en el grupo de la boswellia informaron una reducción significativa en el dolor. El extracto de boswellia se estandariza generalmente según la concentración de ácido de boswellia en el producto. Muchos estudios han utilizado la concentración estandarizada de ácido de boswellia de no más de 40 por ciento. La dosis habitual de boswellia es de 300 a 400 mg tres veces al día.[17]

*Enzimas proteolíticas*

Las enzimas proteolíticas son una combinación de diferentes proteínas proteolíticas o enzimas destructoras de proteínas, que son las proteasas. Fueron desarrolladas por primera vez en la década de 1950 por el profesor Wolf y el Dr. Benítez. El producto que desarrollaron se llamó Wobenzym. Entre sus ingredientes están las enzimas vegetales bromelina y papaína, y las enzimas de origen animal pancreatina, tripsina y quimotripsina. Numerosos estudios humanos y animales en sujetos con artritis y artritis reumatoide han demostrado que la terapia enzimática puede mejorar los síntomas del dolor y la inflamación, tal como lo hacen la mayoría de las medicinas convencionales, pero sin ninguno de los efectos adversos o colaterales. Yo normalmente recomiendo Vascuzyme o Wobenzym en una dosis de 3 a 4 tabletas con el estómago vacío 2 o 3 veces al día.[18] Si padece de úlcera o inflamación en el estómago o el duodeno, no debe tomar enzimas proteolíticas. Evite las enzimas proteolíticas si está embarazada.

*RiboCeine*

Es una poderosa herramienta para reducir la inflamación y estimular la producción natural de glutatión en el organismo. Yo suelo recomendar 2 cápsulas de Cellgevity dos veces al día (ver el Apéndice A).

*Aceite de kril*

Contiene ácidos grasos que ayudan a reducir e incluso neutralizar los factores proinflamatorios de la artritis. El aceite de kril se extrae de pequeños crustáceos que viven en las heladas aguas de los océanos Ártico y Antártico. El aceite de kril es una fuente rica de DHA y EPA y es más fácil de absorber en comparación con el aceite de pescado, por lo que se necesitan menos cápsulas. El aceite de kril es diferente al aceite de pescado porque también contiene el poderoso antioxidante astaxantina, que proporciona el color rojo, y fosfolípidos que hacen que los omega-3 sean más biodisponibles, más estables y que contengan menos peróxidos lipídicos. En un estudio en el que se combinó el aceite de kril con ácido hialurónico y astaxantina, los pacientes con artritis reportaron una reducción del dolor de 55 por ciento en menos de tres meses; y el 63 por ciento de ellos terminó completamente libre de dolor. El aceite de kril es superior al aceite de pescado protegiendo el cartílago de las articulaciones de la inflamación, y de hecho se acumula en las articulaciones. La dosis de aceite de kril usada en muchos de los estudios sobre la artritis fue de 300 mg, que a mi parecer es una buena dosis inicial.[19]

*Colágeno tipo 2*

El colágeno tipo 2 es una de las proteínas clave en el colágeno. Tomar colágeno tipo 2 puede mejorar los síntomas de la osteoartritis al estimular la producción de colágeno en el cuerpo. Investigaciones recientes han encontrado que la osteoartritis se origina debido a una respuesta inmunológica anormal a las proteínas del colágeno en el cartílago de las articulaciones. Sin embargo, el colágeno tipo 2 ayuda a aliviar el dolor y la inflamación porque hace que el organismo produzca sustancias que contrarrestan la inflamación.[20] La dosis suele ser de 40 mg, de cólageno tipo 2 dos veces al día, con el estómago vacío.

### Sulfato de glucosamina y condroitina

Investigaciones científicas sugieren el uso de sulfato de glucosamina en el tratamiento de la osteoartritis de la rodilla. La glucosamina generalmente se toma con sulfato de condroitina, que proviene del cartílago.[21] La prueba GAIT, una prueba de intervención de glucosamina/condroitina para la artritis, probó los efectos del clorhidrato de glucosamina y el sulfato de condroitina en el tratamiento de la osteoartritis de la rodilla. En un subconjunto de pacientes con dolor moderado a severo, la glucosamina/condroitina proporcionó un alivio del dolor significativo en comparación con un placebo.[22] Personalmente, creo que habrían tenido mejores resultados si hubieran usado sulfato de glucosamina en lugar de clorhidrato de glucosamina. Yo normalmente recomiendo una tableta de un suplemento de glucosamina condroitina que contenga 500 mg de sulfato de glucosamina y 400 mg de sulfato de condroitina, tres veces al día.

### Ácido hialurónico

Normalmente se toma para aliviar el dolor en las articulaciones y para la artritis, ya que puede acolchar las articulaciones y servir como lubricante. El ácido hialurónico es una sustancia natural que se encuentra en el líquido sinovial de las articulaciones, y funciona como lubricante y amortiguador de las articulaciones. Un estudio en el que se administró una preparación oral de HA en pacientes obesos con osteoartristis en las rodillas, dio como resultado una mejoría estadística significativa tanto en el dolor como en el funcionamiento de la rodilla.[23] Por lo general, yo recomiendo HA de bajo peso molecular en una dosis de 200 a 400 mg al día en dosis divididas.

## Combata la artritis reumatoide

Los suplementos nutricionales para la artristis reumatoide contienen las dosis recomendadas de vitaminas B, minerales y antioxidantes, como las vitaminas C y E. Además de un multivitamínico, debemos considerar tomar los siguientes suplementos.

### Enzimas proteolíticas (Vascuzyme o Wobenzym)

Las enzimas proteolíticas son una combinación de diferentes enzimas proteolíticas o destructoras de proteínas, que son proteasas. Fueron desarrolladas en la década de 1950 por el profesor Wolf y el Dr. Benítez. El producto que desarrollaron se llamó Wobenzym. Sus ingredientes incluyen las enzimas vegetales bromelina y papaína, y las enzimas animales pancreatina, tripsina y quimotripsina. Numerosos estudios en humanos y animales con artritis y artritis reumatoide han demostrado que la terapia enzimática, al igual que la mayoría de las medicinas convencionales, puede mejorar los síntomas del dolor y la inflamación, pero sin ninguno de los efectos adversos y colaterales.[24]

Estas enzimas por lo general deben tomarse en dosis de cuatro a cinco tabletas, tres veces al día, con las comidas. Sin embargo, se deben tomar bajo la supervisión de un médico nutricionista, a fin de hacerlo adecuadamente. Si usted tiene úlcera o inflamación del estómago o del duodeno, no debe tomar enzimas proteolíticas. Evite las enzimas proteolíticas si está embarazada.

### Curcumina

Proviene del pigmento amarillo de la cúrcuma y tiene propiedades antiinflamatorias muy eficaces. Diversos estudios sugieren que la curcumina puede mejorar los síntomas de la osteoartritis y la artritis reumatoide.[25] La dosis normal de curcumina es de una a dos cápsulas de 400 a 500 mg, tres veces al día.

### Colágeno tipo 2

El colágeno tipo 2 es una proteína hidrolizada de bajo peso molecular, y es otro nutriente muy importante para reconstruir el cartílago. El colágeno es otro de los elementos principales del cartílago, y es necesario para mantener su estructura. El colágeno tipo 2 tiene una estructura única que interfiere con la respuesta inflamatoria y ayuda a reconfigurar el sistema inmunológico.

En un estudio doble ciego con placebo realizado entre 60 pacientes con artritis reumatoide, el número de articulaciones inflamadas y sensibles disminuyó significativamente en el grupo de pacientes siendo tratados con colágeno tipo 2, y no en el grupo que recibió el placebo; y un catorce por ciento de los pacientes tuvo una remisión completa de la artritis reumatoide. En el estudio se usó colágeno de pollo no desnaturalizado.[26] La dosis suele ser de 40 mg de colágeno tipo 2 desnaturalizado, una vez al día con el estómago vacío.

### Boswellia

La boswellia controla la inflamación al inhibir la sustancia pro inflamatoria 5-LO. Tomar un suplemento de inhibidor de 5-LO puede aliviar los síntomas de la artritis. Tomar un suplemento de Boswellia, especialmente con curcumina, puede aliviar los síntomas de la artritis. La boswellia ha sido usada como antiinflamatorio natural en la medicina ayurvédica durante siglos. Un estudio incluyó a treinta pacientes con osteoartritis en las rodillas que fueron tratados con extracto de boswellia y un placebo. Todos los pacientes en el grupo de la boswellia reportaron una reducción significativa del dolor. El extracto de boswellia generalmente se mide según la concentración del ácido boswellico en el producto. Muchos estudios han utilizado una concentración estándar de ácido boswellico de no más de 40 por ciento. La dosis habitual de Boswellia es de 300 a 400 mg tres veces al día.[27]

### Riboceína

Este potente suplemento ayuda a reducir la inflamación aumentando la producción natural de glutatión en el cuerpo. Yo por lo general recomiendo dos cápsulas de Cellgevity dos veces al día.

### Ácido hialurónico

Normalmente se toma para aliviar el dolor en las articulaciones y para la artritis, ya que puede acolchar las articulaciones y servir como lubricante. El ácido hialurónico es una sustancia natural que se encuentra en el líquido sinovial de las articulaciones, y funciona como lubricante y amortiguador de las articulaciones. Un estudio en el que se administró una preparación oral de HA en pacientes obesos con osteoartristis en las rodillas, dio como resultado una mejoría estadística significativa tanto en el dolor como en el funcionamiento de la rodilla.[28] Por lo general, yo recomiendo HA de bajo peso molecular en una dosis de 200 a 400 mg al día en dosis divididas.

### Aceite de kril

Contiene ácidos grasos que ayudan a reducir e incluso neutralizar los factores proinflamatorios de la artritis. El aceite de kril se extrae de pequeños crustáceos que viven en las heladas aguas de los océanos Ártico y Antártico. El aceite de kril es una fuente rica de DHA y EPA y es más fácil de absorber en comparación con el aceite de pescado, por lo que se necesitan menos cápsulas. El aceite de kril es diferente al aceite de pescado porque también contiene el poderoso antioxidante astaxantina, que proporciona el color rojo, y fosfolípidos que hacen que los omega-3 sean más biodisponibles, más estables y que contengan menos peróxidos lipídicos. En un estudio en el que se combinó el aceite de kril con ácido hialurónico y astaxantina, los pacientes con artritis reportaron una reducción del dolor de 55 por ciento en menos de tres meses; y el 63 por ciento de ellos terminó completamente libre de dolor. El aceite de kril es superior al aceite de pescado protegiendo el cartílago de las articulaciones de la inflamación, y de hecho se acumula en las articulaciones. La dosis de aceite de kril usada en muchos de los estudios sobre la artritis fue de 300 mg, que a mi parecer es una buena dosis inicial.[29]

Los tratamientos típicos para la artritis reumatoide contienen ingredientes antiinflamatorios, no esteroideos. Entre ellos se encuentran el naproxeno y el ibuprofeno. Sin embargo, esta clase de medicamentos pueden dañar el tracto intestinal a largo plazo, ocasionando elevada permeabilidad intestinal. Esto empeora las alergias a los alimentos, ya que el cuerpo absorbe las proteínas de los alimentos integrales.

Cuando hay artritis reumatoide, a diferencia de la osteoartritis, necesitamos tratar los problemas de mala digestión, aumento de la permeabilidad intestinal, alergia a los alimentos, inflamación excesiva y fatiga adrenal. Busque en este libro otras instancias en las que se trata este tema. Este tratamiento debe ser recomendado por un nutricionista. Tal vez necesitemos realizarnos una prueba ALCAT, para identificar sensibilidades a los alimentos.

Tanto con la osteoartritis como con la artritis reumatoide, necesitamos alcalinizar los tejidos siguiendo una dieta alcalina, bebiendo agua alcalina y tomando suplementos como el pH tamponado de Vaxa. El objetivo es mantener un pH de 7.0 a 7.5 en la orina.

## ASMA

Los suplementos naturales combinados con una dieta apropiada no solo nos ayudarán a controlar los síntomas del asma, sino que también nos ayudarán a sentirnos mejor. Existen muchos suplementos naturales que pueden ayudarnos a controlar los síntomas del asma. Le recomiendo leer los libros *Cómo revertir la inflamación* y *Let Food Be Your Medicine*, y seguir la dieta antiinflamatoria mediterránea.

### Antioxidantes

La inflamación en los pulmones genera un influjo de células inflamatorias, las cuales a su vez crean cantidades excesivas de radicales libres, los cuales, como mencioné anteriormente, son partículas altamente reactivas que causan un enorme daño celular en el organismo. Los antioxidantes pueden apagar los radicales libres y evitar que ocurra un daño significativo en los tejidos. Los pacientes con asma deben ingerir grandes cantidades de antioxidantes para contrarrestar el daño de los radicales libres.

El antioxidante más importante para los pulmones es el glutatión. Cuando los pulmones están bajo un exceso de estrés oxidativo, como ocurre durante un ataque de asma, los niveles de glutatión descienden dramáticamente. La riboceína puede potenciar los niveles de glutatión en los pulmones. Véase el apéndice A.

Finalmente, un antioxidante excelente es la proantocianidina, también conocida como semilla de uva o extracto de corteza de pino. Es uno de los antioxidantes más poderosos que existen, cincuenta veces más poderoso que la vitamina E y veinte veces más poderoso que la vitamina C. Muchos médicos europeos han utilizado con éxito el extracto de semilla de uva en tratamientos contra la rinitis alérgica y el asma, ya que ayuda a prevenir la liberación de histamina. Recomiendo 100 o 200 mg, dos veces al día, antes de las comidas. Podemos encontrarlas en la mayoría de las tiendas naturistas.

**Magnesio**

Décadas atrás, los científicos descubrieron que el sulfato de magnesio funcionaba como un broncodilatador natural. Aunque sabemos que la causa principal del asma es la inflamación y no el constreñimiento de los bronquios, el magnesio ayuda a relajar los músculos y a dilatar los conductos bronquiales. El magnesio también funciona como un agente antiinflamatorio que ayuda a estabilizar los mastocitos.

Un examen de sangre que es excelente para verificar el magnesio es el nivel de magnesio RBC. La mayoría de los médicos realiza la prueba convencional de magnesio con suero, la cual puede mostrar resultados normales incluso cuando hay un problema. El nivel de magnesio RBC es mucho más acertado, y muchos asmáticos tienen un bajo nivel de magnesio RBC.

Recomiendo una dosis de 200 mg de magnesio, dos o tres veces al día.

**Quercetina**

La quercetina es un bioflavonoide poderoso que actúa como un fuerte suplemento antihistamínico y antiinflamatorio. También es un poderoso antioxidante que, al igual que el selenio, inhibe la liberación de leucotrienos. La quercetina se encuentra en la cebolla, el ajo y la manzana. Recomiendo una dosis de 500 mg, tres veces al día, que si es necesario debe ser incrementada gradualmente hasta 1000 mg, tres o cuatro veces al día.

**Ácidos grasos Omega-3**

El ácido graso Omega-3 es mejor conocidos como el aceite de pescado. Los alimentos ricos en ácidos Omega-3 pueden reducir dramáticamente los niveles de los componentes proinflamatorios. El aceite de pescado se incorpora a la membrana grasa que rodea la célula y luego se comporta como un agente antiinflamatorio natural. Recomiendo al menos 700–1000 mg de ácidos grasos Omega-3, tres o cuatro veces diarias. Asegúrese de que el contenido de la cápsula no esté rancio. Muchos de los suplementos de aceite de pescado que se venden en las tiendas naturistas contienen aceite rancio. Consulte el apéndice A. Advertencia: Una dosis alta de aceite de pescado puede diluir la sangre y está contraindicado con los anticoagulantes.

**Moducare**

El Moducare contiene esteroles y esterolines vegetales, que son difíciles de encontrar en la dieta estadounidense. Tiene propiedades inmunomoduladoras, las cuales ayudan a reducir la inflamación. Los pacientes con asma deben tomar una cápsula de Moducare tres veces al día, una hora antes de las comidas. Se consigue en muchas tiendas naturistas. Moducare ahora viene en tabletas masticables para los niños.

## CAMBIOS DE HUMOR Y SÍNDROME PREMENSTRUAL (SPM)

Tal vez crea que no hay métodos naturales para aliviar los síntomas de los cambios de humor, el SPM, la depresión, los calambres y el malestar mensual, pero no es cierto. Las vitaminas y minerales son importantes para un correcto equilibrio hormonal y tomarlos puede ayudar al organismo a restablecer este equilibrio. Pero si usted es como la mayoría de nosotros, cuando va a una tienda naturista o supermercado y mira los anaqueles llenos de frascos de vitaminas y suplementos, tal vez se sienta un poco desconcertada. Aquí le proveo un poco de información práctica sobre algunas de estas poderosas sustancias naturales que pueden hacer que se sienta mejor en un instante.

### Suplementos para los cambios de humor y el SPM

Tenga en consideración tomar estos suplementos.

#### Un multivitamínico integral con minerales

Mejore sus síntomas de SPM y premenopausia con zinc y un multivitamínico integral que incluya vitamina $B_6$, todas las demás vitaminas del complejo B y 400 mg diarios de magnesio. Estos nutrientes ayudan a equilibrar las hormonas en el organismo. Tome un buen multivitamínico completo una o dos veces al día.

#### Crema de progesterona bioidéntica

La crema de progesterona bioidéntica puede ayudar a equilibrar las hormonas y a reducir los síntomas del SPM. También ayuda a reducir el dolor en las mamas cuando están sensibles e inflamadas. La progesterona ayuda a calmar la mente y alivia los cambios de humor y la irritabilidad.

Además, la mayoría de las mujeres premenopáusicas muy a menudo tienen dominancia de estrógeno. Esos niveles elevados de estrógeno pueden hacer que usted tenga antojo de carbohidratos y azúcares, lo cual puede provocar aumento de peso. Puede equilibrar los niveles de estrógeno al suplementarlo con una crema de progesterona natural. Use una crema de progesterona al tres por ciento. Aplique una o dos veces al día, especialmente entre los días doce y veintiséis de su ciclo menstrual. El día uno es el primer día del ciclo menstrual. Para las mamas sensibles e inflamadas, frote la crema directamente sobre las mamas.

#### Linaza

Tome dos o tres cucharadas de linaza, una o dos veces diarias. La linaza contiene ácidos grasos, que se ha demostrado que controlan los efectos secundarios del SPM.[30]

#### Vitamina E

La vitamina E puede ayudar a reducir la sensibilidad en las mamas. Si usted padece actualmente de este problema, quizás necesite disminuir la dosis o eliminar la ingesta de su medicamento para el control de la natalidad. Tome de 400 a 800 UI de vitamina E para reducir la sensibilidad en las mamas. Adquiera vitamina E natural, la cual se llama d-alfa-tocoferol.

### Sauzgatillo

Para los periodos irregulares, el sauzgatillo, también llamado vitex, puede ser de utilidad. Esta hierba realmente ayuda a estimular el hipotálamo para aumentar la producción de hormona HL, lo cual estimula producción de progesterona. Tome de 200 a 225 mg diarios de extracto estandarizado de vitex o tome té de sauzgatillo.

### GLA

El GLA se encuentra en los aceites de onagra, borrajas y semillas de grosella negra. El GLA puede ser de utilidad para controlar la sensibilidad mamaria cíclica. El organismo necesita cantidades adecuadas de $B_6$, magnesio y zinc para poder producir suficiente GLA.

La dosis normal de GLA es de 200 a 400 mg diarios. O puede tomar 4 gr. diarios de aceite de onagra o alrededor de 2 gr. de aceite de borrajas. Sin embargo, debe ser paciente, ya que puede tomar algunos meses para notar los beneficios.

### Dong quai

Se recomienda comúnmente para los calambres menstruales, el SPM, y los sofocos. Puede tomarse en cápsulas, tabletas, tinturas o tés. La dosis común es de 3 g al día. Está disponible en la mayoría de las tiendas naturistas.

### Cimífuga (black cohosh)

La cimífuga ha sido utilizada durante más de cuarenta años, y ayuda a disminuir muchos de los síntomas de la perimenopausia y la menopausia, incluyendo sofocos, depresión e insomnio. Aunque tradicionalmente se toma para la menopausia o la perimenopausia, este suplemento también puede ser útil para los síntomas del SPM. La cimífuga comercial, llamada Remifemin, es un producto alemán de muy alta calidad. Tome una tableta dos veces al día.

## Ayuda para el sangrado excesivo

Si su SPM viene acompañado de un sangrado intenso, hágase un ultrasonido pélvico para descartar fibromas uterinos. Estos normalmente se relacionan con el sangrado intenso. Para controlar el sangrado intenso, tal vez necesite una crema fuerte de progesterona natural, quizás una de seis o diez por ciento.

- ✦ Use de 60 a 100 mg de crema de progesterona, dos veces diarias entre los días doce y veintiséis del ciclo menstrual, para controlar mejor el sangrado.

+ Tome dos o tres cucharadas de linaza molida, dos veces diarias, en un batido o en agua.

+ Tomar de 500 a 1000 mg de vitamina C con bioflavonoides, tres veces diarias, puede ayudar a reducir la pérdida de sangre producida por una menstruación fuerte.

+ Si el sangrado intenso continúa, hágase un conteo sanguíneo completo, junto a un examen de hierro sérico y niveles de ferritina para ver si necesita un suplemento de hierro. Tal vez necesite un suplemento de hierro para evitar o tratar la anemia por deficiencia de hierro y controlarse con su médico.

## Pérdida de apetito sexual

La dominancia del estrógeno no solo hace que usted gane peso, sino que a menudo causa pérdida del apetito sexual. Un exceso de estrógeno puede suprimir el apetito sexual, mientras que las hormonas progesterona y testosterona lo aumentan. Es por ello que con frecuencia receto cremas de progesterona y testosterona natural a mis pacientes con SPM que experimentan pérdida del apetito sexual. Esto equilibra el estrógeno y mejora drásticamente el apetito sexual. Yo uso una dosis muy pequeña de crema de testosterona, y monitoreo los niveles de testosterona para evitar efectos secundarios.

## Soluciones para combatir el estrés

El estrés juega un papel fundamental en los síntomas del SPM y la premenopausia. Casi todos, o todos, los síntomas de la premenopausia están relacionados con el estrés en las glándulas adrenales. Las vidas de muchas mujeres están tan ocupadas con el trabajo, el hogar, los niños, el esposo, la iglesia y las actividades sociales, que terminan teniendo muy poco tiempo para dedicárselo a ellas mismas.

Si esta descripción le parece familiar, es posible que su estilo de vida estresado y ocupado produzca un aumento en los niveles de epinefrina y cortisol de su cuerpo. Los altos niveles de cortisol reducen los niveles de progesterona. Los niveles elevados de cortisol pueden ocasionar aumento de peso, pérdida de la memoria, cambios en los niveles de azúcar en la sangre, insomnio, irritabilidad y depresión. Al final, sus glándulas adrenales se desgastarán tanto que usted desarrollará fatiga crónica, baja presión arterial, alergias, baja tasa metabólica, manos y pies fríos, depresión por periodos irregulares e infecciones constantes y recurrentes. Recuerde que no hay un suplemento más importante que el sueño adecuado, el descanso y la relajación.

*DHEA y pregnenolona*

Normalmente les receto a las mujeres tanto DHEA, de 10 a 25 mg, una o dos veces diarias, y pregnenolona, 30 mg diarios. La pregnenolona es la materia prima para la elaboración de progesterona.

Si está embarazada, o está planeando salir embarazada, suspenda *todos* los suplementos y consulte a su médico.

## CÁNCER

Unas de las herramientas más eficaces para combatir el cáncer son los suplementos, los cuales se deben añadir a la dieta para suplir las necesidades diarias de nutrientes. Puede ser difícil planear una dieta diaria que incluya todos los alimentos que debemos consumir para obtener los máximos beneficios anticancerígenos, pero si añadimos un suplemento de fitonutrientes, suplementos que potencien el sistema inmunológico y nutrientes anticancerígenos, podemos obtener una buena protección. Estos frecuentemente se denominan *fitonutrientes*. Han existido en nuestros alimentos desde que Dios creó el mundo y la ciencia apenas está comenzando a descubrir su increíble potencial.

Qué emocionante, ¿verdad? Tal vez quiera saber más sobre los fitonutrientes y lo suplementos que necesitamos para vivir saludablemente y protegernos de las enfermedades. Bueno, ¡he aquí la información que usted necesita! (Se muestra sin ningún orden en especial).

Aunque mencionaremos algunas vitaminas, minerales y nutrientes eficaces, es importante recordar que la lucha contra el cáncer comienza con una buena salud y un sistema inmunológico fuerte y saludable. Las investigaciones demuestran que desde temprana edad nuestro organismo maneja entre cincuenta y cien células mutadas—es decir, potencialmente cancerígenas—casi cada día de nuestras vidas, pero es solo cuando el organismo y sus sistemas se alteran por la edad, la falta de sueño, el sobrepeso, el sedentarismo, la mala alimentación, fumar, el exceso de estrés en el trabajo o en la vida diaria, el exceso de sustancias tóxicas y los problemas hepáticos, que el cáncer puede tener un asidero para desarrollarse en el organismo. Recomiendo ampliamente mi libro *Los siete pilares de la salud* para aprender más sobre estos problemas. Mantenerse en un peso saludable, descansar adecuadamente, enfrentar el estrés, ejercitarse regularmente, alimentarse saludablemente y obtener las dosis diarias recomendadas de los nutrientes correctos, es el mejor plan para mantener el cáncer alejado de nuestra vida, o disminuir su poder mientras luchamos para eliminarlo.

## Multivitamínico integral (con minerales)

Todo programa de suplementos que fomente la buena salud debe comenzar con un multivitamínico integral con minerales.

Así que adquiera un multivitamínico integral con minerales de buena calidad y tómelo diariamente, como base de su rutina de suplementos. Este tema lo discuto con detalle en mi libro *Los siete pilares de la salud*. Muchos multivitamínicos se dividen por géneros, según las necesidades de salud, así que asegúrese de adquirir los suplementos individuales en función de sus necesidades o problemas de salud.

## Selenio

El selenio y el azufre son componentes de las peroxidasas del glutatión, el agente antioxidante y desintoxicante más importante del organismo. Los estudios en animales han demostrado que el selenio ayuda a inhibir la formación de tumores y también desacelera su crecimiento.

El selenio es un mineral muy importante para el organismo, no obstante, muchos estadounidenses solo ingieren entre 60 y 100 mcg de selenio al día, en lugar de la ingesta recomendada de 200 mcg.[31] Este mineral ayuda a evitar que las moléculas dañadas del ADN se multipliquen y repitan los errores que las convirtieron en mutaciones celulares. Se han realizado más de cien estudios con animales y se ha demostrado que el selenio es un poderoso agente que previene la formación de tumores. En pruebas realizadas en seres humanos, también ha demostrado ser un fuerte agente preventivo, así como un desacelerador del cáncer existente, particularmente el de la próstata. En un estudio, el selenio redujo la incidencia de cáncer de pulmón en cerca de 50 por ciento.[32] A pesar que aún se realizan estudios en torno a este valioso mineral, no es demasiado pronto para asegurarse de que está recibiendo la cantidad diaria recomendada de 200 mcg de selenio en su multivitamínico.

## Vitamina D₃

¿Es posible que la luz del sol pueda prevenir el cáncer? Estudios recientes parecen indicar que los altos niveles de vitamina D, la que nuestra piel fabrica cuando se expone a la luz del sol, puede reducir el riesgo de cáncer de mama, próstata y otros tipos de cáncer hasta en un 66 por ciento. La vitamina D ayuda a reparar las mutaciones del ADN.

En un estudio realizado con 1760 enfermeras, Cedric Garland, el coautor del estudio, dijo:

> Los datos son muy claros y muestran que el grupo con los niveles de sangre más bajos tienen los porcentajes más altos de cáncer de mama, y los porcentajes de cáncer de mama descienden a medida que los niveles de 25-hidroxivitamina D se incrementan en la sangre...El nivel sérico asociado a la reducción del 50 por ciento en el riesgo puede mantenerse tomando diariamente 2000 unidades internacionales de vitamina D, además, cuando el tiempo lo permita, pasando de 10 a 15 minutos diarios bajo la luz del sol.[33]

JoEllen Welsh, una investigadora de la Universidad Estatal de Nueva York, en Albany, ha dirigido investigaciones sobre la vitamina D durante veinticinco años. Ella descubrió que cuando se aplica tratamiento con vitamina D en ratones a los que se les han inyectado células de cáncer de mama, los tumores se encogen, e incluso algunos desaparecen, después de algunas semanas.[34]

Sobre un estudio publicado en 2007, en el *American Journal of Preventative Medicine*, Edward Gorham, el coautor del estudio, dijo:

> A través de este meta-análisis he descubierto que elevar el nivel sérico de 25-hidroxivitamina D a 34 ng/ml reduce a la mitad la incidencia de cáncer colorrectal... Podemos proyectar una reducción de dos tercios en la incidencia con un nivel sérico de 46 ng/ml, el cual se corresponde a la ingesta diaria de 2.000 UI de vitamina $D_3$. Esto se puede lograr con una combinación de dieta, suplementos y 10 a 15 minutos diarios bajo la luz del sol.[35]

Le voy a recomendar que siga este consejo y añada de 2000 a 5000 UI de vitamina $D_3$ a sus suplementos diarios. Yo chequeo además el nivel sérico de 250HD3 y ajusto la dosis de vitamina $D_3$ del paciente hasta que alcanza un nivel de 50 a 100 ng/ml. Los pacientes con bajos niveles de vitamina $D_3$ necesitan tomar 5000 unidades diarias de vitamina $D_3$ por tres o cuatro meses, hasta que se vuelva a verificar el nivel de vitamina $D_3$. Al final, la mayoría de los pacientes pueden mantenerse con una dosis de 2000 a 4000 UI diarias.

## Ácidos grasos Omega-3 (EFA y DHA)

Una mayor ingesta de ácidos grasos omega-3, que se obtienen a través de la ingesta de pescados de aguas frías, tales como el salmón y las sardinas o, mejor aún, a través de cápsulas de aceite de pescado de grado farmacéutico, ha sido relacionada con menor inflamación y menor riesgo de cáncer, además de un sinnúmero de beneficios para la salud. Existe suficiente evidencia de que estos ácidos grasos reparan las células y el ADN, evitando que se formen mutaciones en la reproducción celular. Trabajan para "apagar" la producción de las moléculas que se necesitan en el ciclo del cáncer y "encender" los genes que inducen la apoptosis (muerte celular) en las células antes de que puedan convertirse en tumores.

Debido a estos efectos positivos, recomiendo tomar diariamente un suplemento farmacéutico de aceite de pescado que no esté rancio. Una buena dosis que la mayoría de la gente puede incluir con sus suplementos es de 300 a 1000 mg, tres veces al día. Advertencia: el aceite de pescado diluye la sangre y no debe ser tomado con otro anticoagulante si no ha sido autorizado por un médico (véase el Apéndice A).

**Curcumina**

La curcumina, el valioso componente que se encuentra en la cúrcuma, puede ayudar a prevenir o combatir el cáncer de próstata, de páncreas, de mama y de colon. Probablemente sea porque la curcumina inhibe la enzima COX-2, la cual promueve la inflamación (la aspirina también inhibe la enzima COX-2 y ayuda a prevenir el cáncer de colon). Las investigaciones han demostrado que la curcumina puede eliminar diez factores carcinógenos diferentes. Entre los beneficios de la curcumina se encuentran:

+ Bloquea el factor nuclear kappaB, una molécula que causa inflamación
+ Interrumpe la formación de productos finales de la glicación avanzada en el organismo, los cuales causan inflamación
+ Mejora el control de la replicación de las células
+ Promueve la muerte celular en las células cancerígenas que se reproducen rápidamente
+ Incrementa la vulnerabilidad de los tumores
+ Aumenta la muerte de las células cancerígenas al regular los caminos para los supresores de tumores
+ Controla la invasividad de los tumores
+ Bloquea las "vías de penetración de tejido"
+ Reduce el suministro de sangre en los tumores
+ Limita la capacidad del cáncer para extenderse[36]

La curcumina puede ser ingerida en forma de suplemento. Recuerde que es un antioxidante mucho más poderoso que la vitamina E. La piperina, un componente que se encuentra en la pimienta, aumenta la absorción de curcumina. Gracias a esto y a los increíbles beneficios para la salud que tiene la curcumina en el tratamiento de muchas enfermedades, sugiero tomar de 500 a 1000 mg de cúrcuma una o dos veces diarias, en un suplemento que también incluya piperina para aumentar su efectividad.

**Melatonina**

Por mucho tiempo, la melatonina ha sido conocida como una sustancia natural que ayuda a dormir, pero ¿sabía usted que también tiene importantes beneficios anticancerígenos? Se ha demostrado que la melatonina mejora el funcionamiento del sistema inmunológico, ayuda a que los individuos se sobrepongan al estrés y disminuye ciertos aspectos del envejecimiento, además de ayudar a combatir la mastitis quística y los cánceres de mama y colon. También se ha demostrado que brinda protección contra el efecto tóxico de la quimioterapia y la radioterapia y mejora la capacidad de sanación después de una operación de cáncer.[37] Quienes duermen bien tal vez no necesiten un suplemento de melatonina para ayudar su producción natural de la misma. Para mayor información acerca de la melatonina, por favor consulte al libro *The New Bible Cure for Sleep Disorders.* Normalmente recomiendo de 1 a 20 mg de melatonina, disuelta en la boca antes de dormir o si se despierta en la madrugada. Vaya con calma. La melatonina puede causar sueños vívidos, somnolencia al día siguiente, y confusión.

## Diindolilmetano (DIM) e indol-3-carbinol (I3C)

El indol-3-carbinol (I3C), uno de los componentes más poderosos que se encuentra en los vegetales crucíferos y que el cuerpo transforma en valioso diindolilmetano (DIM), también se puede tomar en forma de suplemento. El DIM es la sustancia crucífera más importante para facilitar el metabolismo del estrógeno. A pesar de que esto no cambia el valor del consejo de la abuela: "¡Cómete todo el brócoli, la coliflor y las coles de Bruselas!" puede ayudarnos a recibir algunos de sus beneficios más importantes, sin que tengamos que luchar para masticar y tragar los vegetales crucíferos. Estos componentes, al parecer, son especialmente beneficiosos los que están en riesgo de padecer los tipos de cáncer estimulados por las hormonas, como el de mama, el de próstata y el de cuello uterino. Debido a que afectan el estrógeno, las mujeres embarazadas deben evitar estos suplementos, pero para otros individuos con algún tipo de cáncer estimulado por las hormonas, se recomienda tomar un suplemento diario de extractos de vegetales crucíferos. Normalmente recomiendo 100 mg de DIM, dos veces al día o 120 mg de I3C, dos veces al día. Es preferible tomar DIM, ya que es más estable que el I3C.

## Calcio D-glucarato

El calcio D-glucarato es un desintoxicante natural que colabora con los sistemas de desintoxicación del organismo. Se extrae de frutas como la manzana, la naranja y la toronja, y de los vegetales crucíferos como el brócoli y las coles de Bruselas.

Para poder eliminar ciertas toxinas y hormonas de nuestro organismo, el ácido glucurónico se adhiere a ellas en el hígado y luego son excretadas en la bilis. El D-glucarato inhibe la betaglucuronidasa, una enzima bacteriana que estimula el cáncer impulsado por hormonas, como el cáncer de mama, el de próstata y el de colon. Además, reduce el riesgo de padecer cáncer de pulmón, de hígado, de piel y de otros tipos. Recomiendo un suplemento que incluya 200 mg diarios de D-glucarato de calcio con o sin la comida.

## Glutatión

Como mencioné anteriormente, el glutatión es el antioxidante más importante del organismo. También funciona como desintoxicante, neutralizando las toxinas y los metales pesados, a la vez que apaga los radicales libres. La forma reducida del glutatión es su forma activa y se abrevia GSH. El glutatión es hidrosoluble y se concentra principalmente en la sangre y en la porción citoplasmática de las células. El hígado tiene la concentración más alta de glutatión por célula.

Además, según la literatura científica, la vitamina $D_3$ reduce los niveles de glutatión y aumenta la producción de radicales libres en todos los tipos de células cancerígenas. Es decir, una de las formas en las que la vitamina $D_3$ nos protege del cáncer es robándole el glutatión a las células cancerígenas, el cual normalmente evita que estas células sean destruidas.

Si desea prevenir el cáncer le recomiendo suplementos que promuevan el glutatión. Consulte al apéndice A.

### El poder de las enzimas

Aunque estas teorías siguen siendo bastante controversiales, la historia del odontólogo William Kelley es un testimonio del poder que tienen la dieta, los nutrientes, las enzimas y la desintoxicación en el tratamiento y prevención del cáncer. El Dr. Kelley fue diagnosticado con cáncer pancreático inoperable en 1967 y le dijeron que solo le quedaban meses de vida. En respuesta a esto, comenzó a experimentar con un régimen que incluía una dieta de alimentos naturales, buenos suplementos, terapia con dosis altas de enzimas y un programa de desintoxicación para limpiarse de las toxinas. Esto lo curó del cáncer mortal que lo aquejaba. No solo eso, sino que además vivió hasta la edad de setenta y cinco años. Murió en 2005, aproximadamente treinta y ocho años después de su diagnóstico. El método de Kelley también ha funcionado para miles de personas. Su libro, *One Answer to Cancer*, todavía sigue siendo una referencia muy importante. Sus teorías se basaron en el trabajo del Dr. John Beard, quien publicó *The Enzyme Theory of Cancer* en 1911.

Kelley creía que el cáncer se debía a una deficiencia de enzimas pancreáticas, ocasionada por una sobrecarga de proteínas externas (de las carnes que comemos) en el cuerpo. Las enzimas no podían digerir estas proteínas externas, conocidas como cáncer. Nuestro cuerpo produce veintidós tipos diferentes de enzimas, la mayoría de ellas en el páncreas. Esta producción de enzimas disminuye a medida que envejecemos. La deficiencia crónica de enzimas debilita el sistema inmunológico. Es posible restaurar el nivel de enzimas a través de los alimentos que ingerimos y tomando suplementos de enzimas proteolíticas y digestivas.

Las células cancerígenas, como casi todos los patógenos, están encapsuladas en fibrina, una cubierta de proteínas que dificulta que el sistema inmunológico pueda reconocerlas. Es quince veces más gruesa que las membranas de las células normales. Cuando tenemos suficiente enzimas digestivas flotando en nuestros sistemas, estas se comen esa gruesa membrana celular y exponen el cáncer al poder impresionante del sistema inmunológico; cuando no tenemos estas enzimas, el cáncer transita libremente por el organismo, sin ser detectado.

El Dr. Nicholas González analizó la investigación y los pacientes del Dr. Kelley cuando era estudiante de la escuela de medicina y hoy en día es uno de los principales propulsores de la terapia con enzimas. Sin embargo, sus pruebas con esta terapia todavía tienen que alcanzar los resultados que obtuvo Kelley en su vida y en las vidas de algunos de sus pacientes, por lo tanto, lo que se conoce como el "protocolo Kelley" sigue siendo objeto de discusión. No obstante, hay nutricionistas, naturópatas y otros médicos nutricionales que tratan a sus pacientes con cáncer utilizando el protocolo Kelley. No recomiendo este programa, a menos que sea puesto en práctica por un profesional entrenado en el protocolo Kelley.

A pesar de todo, creo que la terapia con enzimas proteolíticas y el protocolo Kelley merecen ser tomadas en consideración, especialmente en cuanto a lo que Kelley creía sobre los alimentos que comemos y sobre mantener nuestro organismo desintoxicado. Si usted sufre de cáncer, realmente valdría la pena revisar en profundidad esta investigación y discutir la terapia de enzimas con un nutricionista. Las enzimas digestivas en dosis pequeñas pueden traer beneficios para aquellos que las consideran un suplemento preventivo que se debe tomar con las comidas. Yo personalmente tomo de tres a cuatro enzimas proteolíticas cada mañana antes de comer.

También es importante alimentarse bien cuando se está luchando contra el cáncer. Lea el libro *La nueva cura bíblica para el cáncer* y siga las recomendaciones dietéticas.

## COLESTEROL ALTO

En el apartado de la diabetes expliqué que los alimentos altos en fibra soluble pueden reducir el azúcar en la sangre. Los estudios han demostrado que la fibra también puede ayudar a reducir los niveles de colesterol LDL (malo). En un estudio se probaron diferentes tipos de fibra soluble para comprobar su efectividad en los lípidos de la sangre. La disminución en el colesterol fue pequeña, pero significativa.[38] Alimentos como las semillas de chía, las semillas de linaza y las semillas de psilio son de bajo costo y excelentes fuentes de fibra, muy eficaces en la reducción del colesterol. Las semillas de chía se pueden consumir sin moler y yo normalmente recomiendo 2–3 cucharadas de semillas de chía, dos veces al día. Tanto las semillas de lino como las de psilio tienen que ser molidas, y la dosis de estas es también 2–3 cucharadas, dos veces al día. Sin embargo, a muchas personas se les puede hacer difícil encontrar tiempo para preparar bien este tipo de alimentos o comer lo suficiente de ellos. A estos individuos les recomiendo suplementos de fibra soluble, como PGX Fiber.

## La elección de un suplemento de fibra

Los suplementos de fibra de venta libre, como el Metamucil, contienen cáscara de psilio, que es una excelente fuente de fibra. Sin embargo, muchas de las formas líquidas de estos suplementos contienen azúcar o NutraSweet, así que asegúrese de leer las etiquetas.

Otras formas de fibra soluble se pueden añadir a los batidos o mezclarse con cereales o avena. Estos incluyen el salvado de avena, el salvado de arroz, la semilla de psilio, la cáscara de psilio, la goma guar y la linaza. Yo uso ahora una cucharada de semillas de chía en cuatro a ocho onzas de agua, dos veces al día.

Un excelente suplemento de fibra es la fibra PGX. PGX es una mezcla única de fibras vegetales que contienen glucomanano, una sustancia soluble y fermentable derivada de la raíz de la planta konjac. Yo recomiendo comenzar con una cápsula de PGX tres veces al día antes de las comidas, con 16 onzas de agua, y gradualmente aumentar la dosis según lo tolerado cada dos o tres días. La mayoría de la gente toma de dos a tres cápsulas antes de las comidas con 16 onzas de agua. Rara vez se necesitan seis cápsulas antes de las comidas, que es la dosis máxima.

### La fantástica fibra

Para bajar los niveles de colesterol, añada al menos 7 gramos de fibra a su dieta todos los días. Sugiero comenzar con una dosis mucho menor, que puede ser la mitad o la cuarta parte de esa cantidad, para minimizar los gases y la hinchazón. A medida que su cuerpo se vaya acostumbrando a la fibra, vaya aumentando gradualmente su consumo.

## Suplementos de ácidos grasos y antioxidantes

Cuando el colesterol LDL se oxida, es mucho más probable que se forme placa en las paredes arteriales. De hecho, hay un nuevo examen que mide el colesterol oxidado, el cual es más propenso a formar placa en las arterias. Por esta razón, los suplementos con antioxidantes son extremadamente importantes para disminuir los daños causados por el colesterol LDL oxidado.

Los antioxidantes funcionan mejor cuando se toman juntos, en vez de en forma individual. Algunos antioxidantes juegan un papel muy importante en la prevención de la oxidación del colesterol LDL. Uno de los más importantes es la vitamina E en su forma natural (d-alfa-tocoferol), que impide e incluso revierte la oxidación del colesterol. Los otros siete tipos de vitamina E también son importantes. Otros antioxidantes importantes son el ácido lipoico, la vitamina C, la coenzima $Q_{10}$, el extracto de semilla de uva y la corteza de pino, y un refuerzo de glutatión, como la riboceína.

Otra manera de protegernos del daño de la oxidación es tomando suplementos de aceites ricos en ácidos grasos esenciales. Estos incluyen el aceite de linaza, el aceite de pescado y el aceite de onagra. Estos aceites nos ayudan a equilibrar el metabolismo de lípidos y nos protegen del daño causado por el colesterol oxidado y las grasas hidrogenadas. Pero tenga cuidado al comprar estos suplementos, ya que muchos de los aceites de pescado que se venden sin receta médica pueden estar rancios.

Recomiendo además un multivitamínico integral y una fórmula antioxidante.

## La niacina

La niacina no solo disminuye los niveles de colesterol, incluyendo el colesterol LDL, sino que también reduce los niveles de triglicéridos y aumenta los niveles de colesterol HDL. La dosis de niacina recomendada para reducir los niveles de colesterol es de 1000–3000 mg al día. Lo mejor es tomar un suplemento de niacina de liberación sostenida, como Niaspan, o una niacina de liberación gradual, con una dosis de 1000–3000 mg antes de acostarse. Nota: Tome de una a tres aspirinas para bebés antes de la comida para prevenir enrojecimiento.

Desafortunadamente, muchas personas no toleran la niacina porque puede causar efectos secundarios como enrojecimiento de la piel, úlceras, irritación del estómago, enzimas hepáticas elevadas y fatiga. Para estas personas, hay otra forma de niacina llamada hexaniacinato de inositol. Esta versión proporciona muchos de los beneficios de la niacina regular, sin los efectos secundarios.

El hexaniacinato de inositol se ha utilizado en Europa para reducir los niveles de colesterol y mejorar el flujo sanguíneo en pacientes con dolor intermitente de pantorrilla ocasionada por la mala circulación. La dosis adecuada de hexaniacinato de inositol para reducir el colesterol LDL y aumentar los niveles de colesterol de HDL es aproximadamente 1000–1500 mg por día, en dosis divididas. Sin embargo, algunos pacientes pueden necesitar una dosis más alta. Asegúrese de consultar con su médico antes de añadir cualquier "medicamento" natural a su dieta. Controle sus niveles de azúcar en la sangre atentamente cuando tome cualquier forma de niacina, incluso de hexaniacinato de inositol.

## Fitoesteroles

Los fitoesteroles (esteroles vegetales) intervienen eficazmente en la absorción de colesterol del intestino delgado y por lo tanto, pueden disminuir los niveles de colesterol LDL. Las semillas, los frutos secos, las verduras, frutas, frijoles y legumbres contienen cantidades adecuadas de fitoesteroles, que pueden reducir los niveles de colesterol LDL. Los fitoesteroles también se encuentran en muchos productos, entre ellos algunas margarinas para untar; todos los vegetales y productos de origen vegetal contienen fitoesteroles. Se dice que dos de los nuevos productos de margarina, Benecol y Take Control, disminuyen los niveles de colesterol al interferir con la absorción del colesterol en la comida que se ingiere con los productos. Aun así, el Dr. Joseph Mercola tiene la siguiente opinión sobre la margarina Take Control: "Nunca olvide que la margarina es plástico líquido. Su cerebro es cincuenta por ciento grasa. ¿Quiere tener plástico líquido en su cerebro?".[39]

En su estado natural, todos los fitoesteroles están ligados a las fibras de la planta de la que provienen. ¡Y existe una manera mejor de incorporar estos fitoesteroles en su dieta que comiendo margarina! Trate de ingerir la mayor cantidad de alimentos con fitoesteroles que pueda en estado natural, es decir, antes de ser procesados y refinados. Recomiendo Cardio-Edge, que contiene fitoesteroles, por lo general dos con cada comida. Puede adquirirse por Internet.

### Pantetina

La pantetina es la forma activa y estable del ácido pantoténico, también conocido como vitamina $B_5$. Se puede utilizar para reducir el colesterol LDL y los niveles de triglicéridos, y aumentar a su vez los niveles de HDL. Se cree que la pantetina inhibe la producción de colesterol y acelera la degradación de los ácidos grasos en el cuerpo. La pantetina funciona mejor cuando se toma en una dosis de 300 mg, tres veces al día.

### Arroz de levadura roja

La levadura roja es un tipo de levadura que se cultiva en el arroz y contiene sustancias muy similares a los ingredientes activos de los medicamentos con estatinas, que son los medicamentos más comunes para bajar los niveles de colesterol. Los ensayos clínicos realizados en los productos de arroz de levadura roja demostraron que estos podían reducir los niveles de colesterol total en un promedio del 16 por ciento.

Si decide utilizar el arroz de levadura roja para bajar el colesterol, asegúrese de adquirirlo de una compañía de suplementos de buena reputación y hacerlo solo bajo supervisión médica. Hágase examinar el hígado con regularidad, ya que el arroz de levadura roja puede causar anormalidades en el hígado. Además, tome 100–200 mg de $CoQ_{10}$ al día mientras esté consumiendo este producto.

### Ayuda para cuando se tienen niveles altos de triglicéridos

Los aceites de pescado, o grasas omega-3 del pescado, pueden disminuir los niveles de triglicéridos hasta en 30 por ciento.[40] De hecho, el aceite de pescado es uno de los tratamientos más eficaces para reducir los niveles de triglicéridos y es mucho más seguro que la terapia con medicamentos. El aceite de pescado contiene EPA y DHA y es más eficaz que los aceites vegetales con omega-3, como el aceite de linaza. El salmón, la caballa, las sardinas y el arenque contienen más grasas omega-3 que otros pescados, pero los pescados de "criaderos" contienen muy poco de aceite omega-3, ya que muchos de estos criaderos alimentan a sus peces con soya.

Yo recomiendo ingerir de tres a cuatro comidas con mariscos a la semana, que contengan pescado con bajos niveles de mercurio. (Consulte el Apéndice B para ver una lista de pescados bajo en mercurio.) Pero el pescado no debe freírse o sofreírse, ya que eso contrarresta cualquier de los beneficios de las grasas omega-3.

El aceite de pescado también puede obtenerse en forma de suplemento. Para bajar los niveles de triglicéridos, se deben tomar aproximadamente 4000–5000 mg por día de aceite de pescado que contenga tanto EPA como DHA, en un porcentaje mayor de EPA que de DHA.

| Pescados bajos en mercurio |  |  |
| --- | --- | --- |
| Escoja de esta lista de pescados bajos en mercurio: |  |  |
| Salmón | Abadejo | Siluro |
| Camarones | Tilapia | Bacalao[41] |

Recuerde que muchos suplementos de aceite de pescado que se venden sin receta médica pueden estar rancios, lo que significa que no proporcionan los efectos beneficiosos que buscamos. Una prueba sencilla para saber si una cápsula de aceite de pescado está rancia es abrirle un agujero con un alfiler y olerlo. Si tiene un olor dudoso, está rancio. Las cápsulas de aceite de pescado deben contener d-alfa tocoferol (vitamina E natural) entre sus ingredientes y también extracto de romero, para evitar la ranciedad. La fibra soluble ayuda también a bajar los triglicéridos.

## DDA/TDAH

Las vitaminas y minerales están diseñados de forma única para garantizar el buen funcionamiento de la mente y el cuerpo de nuestros hijos. En nuestros días, el hábito de consumir comida chatarra dificulta la obtención de los nutrientes que ellos necesitan. A los niños con DDA/TDAH, normalmente les practico un examen neurocientífico que verifica los neurotransmisores del cerebro y los equilibra con aminoácidos y nutrientes. También les realizo una prueba ALCAT para comprobar si existe intolerancia a los alimentos e identificar los alimentos que detonan los síntomas. También podemos suministrarles suplementos que mejoren su capacidad de concentrarse y procesar información. Busque un buen programa de vitaminas, minerales, nutrientes y otros suplementos que estimulen la actividad cerebral y cambie para siempre la vida de sus pequeños. Consulte mis libros *La cura bíblica para el DDA y la hiperactividad* y *Let Food Be Your Medicine* y siga el programa dietético para niños con DDA/TDAH.

## Vitaminas y minerales esenciales

Recomiendo los suplementos que estimulan la producción de glutatión en los pacientes con DDA/TDAH, así como PQQ (20 mg dos veces al día) y ubiquinol (la forma activa de la CoQ$_{10}$), en dosis de 100 mg, una o dos veces diarias. Además, recomiendo los siguientes suplementos:

### Multivitamínico con minerales

Comience por darle a su hijo una buena fórmula integral de multivitamínicos con minerales que le proporcione las dosis diarias recomendadas de vitaminas y minerales. Estas deben tomarse todos los días. Los niños a partir de los ocho años pueden ingerir un multivitamínico integral en cápsulas. Si el niño no puede tragar una cápsula, puede darle un multivitamínico masticable o líquido. Sin embargo, es más difícil obtener las vitaminas y minerales necesarios en los multivitamínicos masticables y líquidos. Es por ello que le recomiendo a los padres abrir la cápsula de multivitamínico integral, espolvorear su contenido en una compota de manzana y dársela a su hijo, una o dos veces al día. Consulte el apéndice A para mayor información.

### Zinc

Los niños a menudo tienen deficiencias de zinc, porque las principales fuentes de zinc son alimentos que a muchos de ellos no les gustan, como los huevos, los mariscos, los frutos secos, las semillas y el pan integral. La deficiencia de zinc afecta tanto el aprendizaje como la conducta. Asegúrese de que su multivitamínico contenga zinc. Los niños desde los siete meses hasta los tres años deben ingerir 3 mg de zinc al día. Los niños entre cuatro y ocho años deben ingerir 5 mg al día y los niños de nueve a trece años, 8 mg al día.[42] La mayoría de los multivitamínicos contienen zinc.

### Vitaminas del complejo B

La conducta y la capacidad de aprendizaje de nuestros niños pueden verse afectadas por la deficiencia de vitaminas del complejo B en su dieta. Un buen multivitamínico también debe contener vitaminas del complejo B. Algunos niños con DDA/TDAH tienen una mutación en su gen MTHFR y requieren la forma activa de ácido fólico. Pídale a su pediatra que haga un análisis de ADN de variante termolábil MTHFR.

### Hierro

La mayoría de los niños estadounidenses no reciben suficiente hierro en su dieta. Sin hierro, la capacidad de atención del niño puede disminuir. Las adolescentes son especialmente vulnerables a la deficiencia de hierro.

Un sencillo examen de sangre puede determinar si su hijo necesita hierro.

Pídale a su médico o pediatra que le practique a su hijo un examen de deficiencia de hierro, especialmente si el chico ha sido diagnosticado con DDA y TDAH.

### Fosfatidilcolina

Se ha comprobado que el nutriente estimulante del cerebro, colina, es extremadamente seguro para los niños con DDA. La acetilcolina es un neurotransmisor increíble y es el componente químico principal de los procesos del pensamiento y la memoria. Puede adquirir la colina o la fosfatidilcolina en cualquier tienda naturista. Yo también recomiendo la fosfatidilserina, usualmente de 50 a 100 mg, dos veces al día; con acetil L-carnitina, de 250 a 500 mg dos veces al día, que usualmente los ayuda a tener una mejor concentración.

Tome de 2000 a 3000 mg, dos o tres veces al día. Los niños menores de doce años necesitan solo la mitad de la dosis, es decir, entre 1000 y 1500 mg, dos o tres veces al día.

### Acetil L-carnitina (ALC)

La acetil L-carnitina (ALC) es una forma especial de carnitina que ayuda al funcionamiento mental. La ALC aumenta la energía que fluye a través de la membrana mitocondrial del cerebro y mejora la comunicación entre los dos hemisferios del cerebro.

### Vitamina $B_5$

Los niños mayores de doce años necesitan un mínimo de 100 mg de $B_5$ al día y los niños menores de doce años, aproximadamente 50 mg al día. La vitamina $B_5$ es muy segura. Una vez más, es mejor tomarla dos veces al día, en lugar de tomarla toda de una sola vez.

El complejo B (que incluye las ocho vitaminas B), la vitamina C y el magnesio, pueden encontrarse en un multivitamínico integral con minerales, en cápsulas o tabletas.

### Aceite de pescado

Recomiendo suplementos con DHA (que provienen del aceite de pescado o las algas) en forma de cápsulas en gel con vitamina E añadida (d-alfa-tocoferol), que evita que el aceite se ponga rancio. Las cápsulas de aceite de pescado deben contener alrededor de 120 mg de DHA. Tome una cápsula, dos o tres veces al día, con las comidas. Algunos niños se benefician también de una combinación de DHA y EPA (véase el Apéndice A).

## Precaución: los aminoácidos y los niños

No les administre aminoácidos a los niños, aunque sean comprados en una tienda naturista. La fenilalanina y la tirosina son aminoácidos que se convierten en el neurotransmisor norepinefrina, el cual ayuda en el proceso de concentración. Sin embargo, es importante administrar estos suplementos bajo la supervisión de un nutricionista.

# Diabetes

Tanto la diabetes tipo 1 y como la diabetes tipo 2 se pueden tratar con suplementos. Recuerde que los suplementos no deben sustituir un programa completo para controlar y revertir la diabetes tipo 2, el cual debe enfocarse en la reducción de peso, un buen plan de alimentación, un programa habitual de ejercicios, la disminución del estrés y una terapia de reemplazo hormonal. Los pacientes de diabetes tipo 1 *no* deben dejar de recibir insulina.

A mis pacientes con diabetes, les recomiendo consultar *La nueva cura bíblica para la diabetes* y *Let your Food be Your Medicine*, seguir las recomendaciones dietéticas y tomar los suplementos.

A continuación presento una lista completa de nutrientes y suplementos que le ayudarán a combatir la diabetes tipo 2. (Si usted sufre de diabetes tipo 1, estos suplementos siguen siendo útiles para su salud en general; sin embargo, entre los suplementos que serán de mayor beneficio en la lucha contra esta forma de diabetes, se encuentran el ácido alfa lipoico, la vitamina D, el cromo, la fibra PGX, el omega 3, y los suplementos para reducir la glicación.)

## Un buen multivitamínico

La base de todo programa de suplementos comienza siempre con un buen multivitamínico integral. Un multivitamínico de calidad contiene dosis adecuadas de nutrientes como magnesio, cromo, vanadio, biotina y vitaminas del grupo B, así como macro minerales y oligoelementos.

+ El magnesio es esencial para el equilibrio de la glucosa y ayuda en la liberación de insulina y el mantenimiento de las células beta del páncreas, que producen insulina. El magnesio también aumenta la afinidad y el número de receptores de insulina que están en la superficie de las células. La cantidad diaria recomendada de magnesio es de 350 mg al día para los hombres y 280 mg al día para las mujeres.
+ El vanadio es otro mineral que participa en el metabolismo de la glucosa.
+ La biotina es un tipo de vitamina B que ayuda a prevenir la resistencia a la insulina.

A pesar de que el multivitamínico es la base de un programa de suplementos nutricionales, existen otros nutrientes, vitaminas y minerales esenciales que debemos tomar en dosis más grandes. La mayoría de los médicos no saben cuáles son los suplementos que funcionan para reducir los niveles de azúcar en la sangre. Es importante que le informe a su médico si está tomando suplementos para la diabetes. Los suplementos por sí solos pueden bajar significativamente el azúcar en la sangre, por lo que hay que reducir las dosis de medicamentos para la diabetes. Cuando la pérdida de peso, el ejercicio regular, mi programa de alimentación, la reducción del estrés y el reemplazo hormonal se combinan con esta lista de suplementos nutricionales, los resultados pueden ser asombrosos.

## Vitamina D

Muchos estadounidenses no consumen suficiente vitamina D y se está comenzando a ver una estrecha relación entre la deficiencia de vitamina D y la diabetes. Según un artículo publicado recientemente por investigadores de la Escuela de Enfermería Marcella Niehoff de la Universidad de Loyola, la ingesta de vitamina D puede prevenir o retrasar la aparición de diabetes, así como disminuir las complicaciones en quienes son diagnosticados con esta enfermedad. En ese artículo se explica el papel que juega la vitamina D en la prevención y el tratamiento de la intolerancia a la glucosa y la diabetes.[43]

La vitamina D también juega un papel importante en la secreción de insulina, además ayuda a evitar la resistencia a la insulina. La vitamina D no solo disminuye el azúcar en la sangre, sino que también aumenta la tolerancia a la insulina, lo que la hace más eficaz.

Suelo comprobar los niveles de vitamina D en mis pacientes analizando sus niveles de 25-OHD3. Normalmente, trato de llevar el nivel de vitamina D del paciente a más de 50 y menos de 100. La mayoría de mis pacientes casi siempre comienzan en 2000 UI de vitamina D al día. Puedo aumentar esa cantidad a 4000 UI, incluso 6000 UI al día mientras continúo monitoreando sus niveles de 25-OHD3, hasta que el nivel de vitamina D es superior a 50. Posteriormente, les receto una dosis básica de vitamina D.

## Cromo

El cromo es un mineral imprescindible para la salud. Ha sido tema de interés para los investigadores de la diabetes durante mucho tiempo, ya que participa en el metabolismo normal de azúcar, hidratos de carbono, proteínas y grasas. El cromo es como el pequeño ayudante de la insulina, y esta no puede funcionar correctamente sin una cantidad adecuada de cromo.

¿Qué cantidad de cromo necesitamos? En 1989, la Academia Nacional de Ciencias recomendó una ingesta de 50–200 mcg de cromo diariamente para los adultos y adolescentes.[44] Desde entonces, el Comité de Alimentación y Nutrición del Instituto de Medicina ha reducido este rango a 35 mcg para los hombres y 25 mcg para las mujeres entre 19 y 50 años.[45]

Una dieta bien equilibrada debe ser siempre la primera opción para obtener las cantidades correctas de vitaminas, minerales y otros nutrientes; sin embargo, cada vez son menos los alimentos que nos proporcionan los niveles adecuados de este importante mineral. Los granos enteros y las setas pueden contener trazas de cromo, pero solo si se cultivan en suelos que contienen cromo. Del mismo modo, los mariscos y algunos tipos de carne contienen cromo, pero solo si la comida de esos animales contenía cromo. La levadura de cerveza es la única fuente natural rica en cromo, pero muy poca gente la consume regularmente.

La típica dieta estadounidense, repleta de azúcares y carbohidratos refinados, *merma* el cromo de nuestro cuerpo, ya que para el metabolismo de estos alimentos se necesita cromo. Los pacientes con diabetes tipo 2, particularmente, suelen presentar bajos niveles de cromo, ya sea a causa o como consecuencia de su afección. A estos diabéticos les recomiendo evitar los alimentos ricos en azúcar refinado y los carbohidratos, y tomar cromo en forma de suplemento.

Tenga en cuenta que el cromo casi siempre viene incluido en los multivitamínicos, por lo general en cantidades que van de 100 a 200 mcg. Para mucha gente, esta dosis puede ser adecuada.[46] Consulte siempre con su médico antes de hacer cualquier cambio en su dieta o programa de suplementos; la mayoría de los médicos no están al tanto de esta información.

Existen varias formas de cromo que se utilizan en los suplementos, pero la forma más común es el picolinato de cromo. A mis pacientes con diabetes tipo 2, normalmente les recomiendo suplementos de picolinato de cromo, 600–1000 mcg al día en dosis divididas. En un estudio realizado por el Dr. Anderson se descubrió que los pacientes con diabetes tipo 2 que consumieron 1000 mcg al día de cromo mejoraron su tolerancia a la insulina, sin presentar cambios significativos en su grasa corporal; los pacientes con diabetes tipo 1 lograron reducir su dosis de insulina en un treinta por ciento, después de solo diez días tomando 200 mcg al día de picolinato de cromo suplementario.[47]

Otros estudios donde se les suministró cromo a los pacientes con diabetes tipo 1 y tipo 2 han arrojado resultados mixtos. Sin embargo, el Dr. Anderson afirma que en los estudios donde no se demuestran los efectos beneficiosos del cromo en el tratamiento de la diabetes, por lo general se utilizan dosis de 200 mcg o menos, lo cual es simplemente insuficiente, especialmente si el cromo está en una forma que se absorbe mal.[48]

¿Es posible excederse con el consumo de cromo? Según la investigación del Dr. Anderson, no se encontró un grado de toxicidad apreciable en las ratas que consumieron niveles de hasta varios miles de veces la ingesta de referencia de cromo para los seres humanos (basado en el peso corporal). Tampoco existe documentación de efectos tóxicos en ninguno de los estudios con cromo suplementario en humanos, según el Dr. Anderson.[49] Pero repito, por favor, no tome grandes cantidades de ningún suplemento sin consultar a su médico.

### Ácido alfa lipoico

El ácido alfa lipoico es un nutriente excelente para combatir la diabetes tipo 1 y tipo 2. Los diabéticos son más propensos al estrés oxidativo y a la formación de radicales libres que los no diabéticos. El ácido lipoico es un antioxidante sorprendente, que funciona tanto en los compartimentos hidrosolubles como en los liposolubles y regenera la vitamina C, la vitamina E, la coenzima $Q_{10}$ y el glutatión. El ácido lipoico también mejora la resistencia a la insulina en los adultos con sobrepeso que sufren de diabetes tipo 2.

El ácido lipoico también ayuda a aliviar algunos componentes del síndrome metabólico: puede disminuir la presión arterial y la resistencia a la insulina, mejora el perfil lipídico y ayudar a perder peso. El ácido lipoico también se ha utilizado en Europa desde hace décadas para tratar la neuropatía diabética, con un éxito increíble.

Mis pacientes diabéticos, por lo general, comienzan con 600 mg de ácido alfa lipoico dos o tres veces al día, mientras voy controlando sus niveles de azúcar. Algunos pacientes desarrollan problemas gastrointestinales, alergias en la piel o disminución de la función tiroidea, por lo que reduzco la dosis a 200–300 mg, dos veces al día. Algunos estudios científicos que utilizan dosis de 300–1800 mg al día demuestran que la forma más importante de ácido lipoico es el ácido R-dihidro-lipoico, que es el de más fácil acceso.[50] Sin embargo, creo que el ácido alfa lipoico en general ha funcionado mejor en los pacientes diabéticos que yo he tratado.

**Fibra soluble**

Los buenos hábitos alimenticios también ayudan a combatir la diabetes, especialmente incluir fibra soluble en nuestra dieta. La fibra soluble no solo ayuda a desacelerar la digestión de los almidones, sino que también desacelera la absorción de glucosa, disminuyendo el índice glucémico de los alimentos. Esto a su vez reduce la cantidad de insulina que es secretada por el páncreas, lo cual es muy beneficioso para los pacientes con diabetes tipo 2. También se ha demostrado en los últimos años a través de numerosos estudios que la fibra soluble disminuye efectivamente los niveles de azúcar en la sangre.[51]

¿Cómo hace todo esto? La fibra soluble aumenta varias veces su tamaño original cuando se une al agua que está en el estómago y el intestino delgado, formando un gel similar al pegamento, que no solo desacelera la absorción de glucosa, sino que también produce una sensación de saciedad (plenitud), reduciendo la absorción de calorías.

Estudios realizados por el Dr. James W. Anderson, de la Universidad de Kentucky, demostraron que las dietas altas en fibra disminuyeron los requerimientos de insulina en un 38 por ciento en pacientes con diabetes tipo 1 y 97 por ciento en las pacientes con diabetes tipo 2. Esto significa que casi todos los pacientes con diabetes tipo 2 que siguieron la dieta alta en fibra del Dr. Anderson pudieron reducir o eliminar la insulina y otros medicamentos para la diabetes, y aun así mantener un nivel saludable de azúcar en la sangre. Estos resultados tuvieron una duración de quince años.[52]

Las frutas, los frijoles, los garbanzos, las lentejas, la zanahoria, la calabaza, el salvado de avena, la cebada, el salvado de arroz, la goma guar, el glucomanano y la pectina son muy buenas fuentes de fibra soluble.

## Suplemento PGX

Además de la fibra suministrada por la comida, es buena idea tomar un suplemento. Yo recomiendo un suplemento de fibra específico desarrollado por científicos de la Universidad de Toronto llamado PGX (abreviatura de PolyGlycopleX). El PGX, a menudo llamado la nueva "súper fibra", es una mezcla única de fibras vegetales que contiene glucomanano, una fibra soluble y fermentable derivada de la raíz de la planta konjac. También contiene alginato de sodio, goma de xantano y extracto de hoja de morera. Funciona igual que la fibra proveniente de los alimentos; sin embargo, la relación específica de compuestos naturales utilizados en el PGX lo hacen tres a cinco veces tan efectivo como las demás fibras aisladas.

Los estudios clínicos realizados por el Dr. Vuksan, el creador del PGX, han demostrado en varias ocasiones que los niveles de azúcar en la sangre disminuyen después de las comidas, mientras que la viscosidad de la fibra soluble aumenta.[53] La buena noticia es que la fibra PGX disminuye el azúcar en la sangre aproximadamente en veinte por ciento después de las comidas, y la secreción de insulina en aproximadamente cuarenta por ciento. Este rendimiento no se encuentra en ningún otro medicamento o producto naturista.

Recientemente, investigadores de la Universidad de Toronto descubrieron que una dosis más alta de PGX puede disminuir el apetito de manera significativa, ya que el PGX absorbe seiscientas veces su peso en agua en un período de una a dos horas y se expande en el tracto digestivo.[54]

Un efecto secundario de la mayoría de las fibras solubles es que producen cantidades significativas de gases. El PGX, sin embargo, tiene menos efectos secundarios gastrointestinales que otros tipos de fibra, ya que puede administrarse en cantidades mucho más pequeñas y lograr beneficios para la salud comparables, sin todo ese gas.

Cada vez que deseemos aumentar la ingesta de fibra, debemos comenzar lentamente y tomar mucha agua. Con el PGX, le recomiendo comenzar con una cápsula y 16 oz de agua, tres veces al día antes de las comidas, y aumentar gradualmente la dosis según la tolerancia, cada dos o tres días. La mayoría de la gente toma de dos a tres cápsulas antes de las comidas con 16 oz. de agua. Es poco probable que alguien necesite seis cápsulas antes de las comidas, que es la dosis máxima.

## Canela

Estudios han demostrado que la canela puede ayudar a bajar los niveles de azúcar en la sangre y el colesterol en los pacientes con diabetes tipo 2. Un estudio realizado demostró que 1 g de canela tomado diariamente durante cuarenta días logró reducir la glucosa en la sangre y los niveles de colesterol en hombres y mujeres con diabetes tipo 2.[55] La canela puede añadirse a los alimentos y también tomarse como suplemento.

## Los ácidos grasos omega-3

Las grasas omega-3 son simplemente grasas poliinsaturadas que provienen de alimentos como el pescado, el aceite de pescado, los aceites vegetales (en especial el aceite de linaza), las nueces y el germen de trigo. Pero las grasas omega-3 más beneficiosas son los aceites de pescado que contienen EPA y DHA.

Las grasas omega-3, en general, protegen contra las enfermedades del corazón, disminuyen la inflamación y los triglicéridos, y pueden ayudar a prevenir la resistencia a la insulina y mejorar la tolerancia a la glucosa. El aceite de pescado también ayuda a disminuir la tasa de complicaciones vasculares diabéticas.

Entre las grasas que también se consideran beneficiosas se encuentran el aguacate, el aceite de oliva extra virgen, la mantequilla de almendras, las nueces y las semillas. Advertencia: algunos suplementos de aceite de pescado pueden contener mercurio, pesticidas o PCB.

Por lo general les receto a mis pacientes prediabéticos y diabéticos 320–1000 mg de aceite de pescado, tres veces al día. Si presentan altos niveles de triglicéridos, aumento la dosis de 4000 a 5000 mg al día. Advertencia: Los suplementos de aceite de pescado pueden diluir la sangre y no deben ser utilizados con anticoagulantes, a menos que lo recomiende un médico.

## Carnosina

La glicación es el nombre del proceso mediante el cual las moléculas de proteínas se unen a las moléculas de glucosa y forman productos finales de glicación avanzada (AGE, por sus siglas en inglés). Las proteínas glucosiladas producen cincuenta veces más radicales libres que las proteínas no glucosiladas. Las manifestaciones típicas de esto son arrugas en la piel y degeneración cerebral. Tanto los prediabéticos como los diabéticos son mucho más propensos a la glicación y, como resultado, suelen envejecer prematuramente.

El aminoácido carnosina, sin embargo, ayuda a estabilizar y proteger las membranas celulares de la glicación. La carnosina es un nutriente seguro y eficaz para inhibir la glicación. Normalmente les recomiendo por lo menos 1000 mg al día de carnosina a mis pacientes diabéticos.

## DOLOR DE CABEZA

A menudo, quienes padecen migrañas y cefaleas tensionales tienen bajos niveles de ciertas vitaminas y minerales. Algunas hierbas y suplementos pueden reducir drásticamente los síntomas de dolor de cabeza. Vamos a analizar en detalle estas maravillas naturales y veamos cómo pueden ayudarnos a encontrar la cura para los dolores de cabeza.

Además de los suplementos, debemos seguir una dieta antiinflamatoria. Si los dolores de cabeza no mejoran a los pocos meses, recomiendo la prueba ALCAT para ver qué tipo de alimentos pueden estar desencadenando los dolores de cabeza.

## Magnesio

Este es un mineral esencial, que mantiene el tono de los vasos sanguíneos. Quienes sufren de migraña suelen tener bajos niveles magnesio. Para saber si su cuerpo carece de magnesio, pídale a su médico que compruebe su nivel de eritrocitos de magnesio. El nivel de magnesio en suero no es tan fiable como el nivel de eritrocitos de magnesio, ya que no siempre indica los niveles tisulares de magnesio, lo cual es menos útil.

El citrato y el aspartato de magnesio son formas queladas de magnesio, las cuales se absorben mejor que otras formas. Recomiendo aproximadamente 200–250 mg, dos o tres veces al día. Sin embargo, es bueno comenzar con una tableta al día, puesto que el magnesio puede causar diarrea.

## Aceite de pescado

Complemente su dieta con una a dos cápsulas de aceite de pescado (1000 mg) con cada comida. El aceite de pescado provee ácidos grasos esenciales que disminuyen el ácido araquidónico, una forma peligrosa de la grasa que pueden desencadenar migrañas.

## Matricaria

La matricaria es una hierba que previene y alivia los dolores de cabeza por migraña. La matricaria inhibe la liberación de sustancias vasodilatadoras de las plaquetas, lo que ayuda a mantener el tono de los vasos sanguíneos. El ingrediente activo en la matricaria es la partenolida (que aparece en la etiqueta). Tome la matricaria diariamente con 0, 5 mg de partenolida.

La matricaria se utiliza como cura para la migraña desde hace más de dos siglos. Un estudio británico de 1988 reveló que la ingesta diaria de 82 mg de matricaria durante cuatro meses redujo los dolores de cabeza, y los dolores de cabeza que hubo fueron mucho más leves.[56]

## 5-HTP

El 5-HTP es un aminoácido muy útil en la prevención de las migrañas, ya que aumenta los niveles de serotonina y endorfinas en el cerebro. El 5-HTP también ayuda a aliviar la depresión y el estrés, que son desencadenantes de la migraña común. Recomiendo 50–100 mg de 5-HTP tres veces al día con las comidas. Si usted está tomando un antidepresivo o un medicamento para la migraña como Imitrex, consulte a su médico antes de tomar 5-HTP. También puede tomar 150–300 mg de 5-HTP antes de dormir para aumentar sus niveles de serotonina y prevenir migrañas inducidas por el sueño. No tome más de 450 mg de 5-HTP al día, a menos que su médico se lo recomiende.

### Riboflavina (vitamina B$_2$)

Se ha demostrado que la riboflavina tomada diariamente en grandes dosis ayuda a reducir las migrañas. Un estudio reveló que 400 mg de riboflavina al día son efectivos para prevenir los dolores de cabeza asociados con las migrañas, reduciendo el número de las migrañas de cuatro días al mes a dos días al mes después de tres a seis meses.[57]

### Petasita (Petadolex)

Los suplementos con petasita tomados por vía oral ayudan a prevenir las migrañas y reducir su intensidad y duración. Se cree que la petasita es eficaz porque ataca la inflamación y los espasmos del cuerpo, que son factores que contribuyen con las migrañas. En un estudio, una dosis de 75 mg dos veces al día se asoció con una reducción de la frecuencia de la migraña del 48 por ciento.[58]

### Agua

El agua es el nutriente más importante para combatir las migrañas. He descubierto que muchos de mis pacientes con migrañas presentan deshidratación de ligera a moderada y que beber agua durante el día ayuda a evitar las migrañas. Yo recomiendo el agua alcalina y evitar la cafeína, el alcohol, el chocolate, los cítricos, la comida picante, la cebolla, el tomate y el ajo. También es importante ajustar el pH de la orina a 7, 0 a 7, 5. La mayoría de los pacientes con migraña tienen el pH de la orina ácido, lo que hace que el cuerpo pierda valiosos minerales, como el magnesio y el calcio.

## DOLOR DE ESPALDA

Durante años he tratado miles de pacientes con dolor de espalda. En la escuela de medicina y durante la residencia, aprendí a recetar antiinflamatorios, relajantes musculares y medicinas contra el dolor. Siguiendo este régimen, la mayoría de los pacientes superan su dolor de espalda. Pero los estudios han demostrado que la mayoría de los dolores de espalda desaparecen en unas semanas, incluso sin tomar medicinas.[59] Un grupo mucho más reducido de gente desarrollará dolor de espalda crónico, el cual a veces es tan severo que les impide llevar un estilo de vida normal, activo y vital.

Para el dolor de espalda, es importante alcalinizar los tejidos siguiendo una dieta alcalina y bebiendo agua alcalina.

Una de los pasos clave para quienes sufren de dolor de espalda es obtener todas las vitaminas, minerales y demás sustancias vitales que necesitan para recuperarse y reparar el daño en los músculos de la espalda, tejidos y huesos.

Hay nutrientes y suplementos especiales que pueden reducir la inflamación, reparar el cartílago, ayudar a los músculos a relajarse y proporcionar la nutrición vital que tal vez haga falta.

## Agua

El nutriente más importante para combatir el dolor de espalda es el agua. La espalda contiene discos que están hechos de un material fibroso llamado *anillo fibroso*. En la parte interna, hay una sustancia gelatinosa que se llama *núcleo pulposo*. Este gel está compuesto mayormente de agua. A medida que el cuerpo envejece, los discos de la espalda se van deshidratando, lo cual facilita las hernias discales. Debe tomar dos cuartos de galón de agua filtrada al día, o bien dividir su peso corporal en libras entre dos y beber esa cantidad en onzas de agua. El pH ideal de la orina debe estar entre 7.0 y 7.5, lo cual indica el grado de ácidez de los tejidos. Si el pH de la orina es mayor de 8.0, compre más agua de manantial que agua alcalina.

## Sulfato de glucosamina y condroitina

Dos suplementos excelentes para combatir el dolor de espalda son el sulfato glucosamina y el sulfato de condroitina, los cuales se pueden tomar por separado o combinados en una sola tableta.

El sulfato de glucosamina es un aminoazúcar, el cual está conformado del azúcar glucosa y el aminoácido glutamina. Ayuda a prevenir la osteoartritis y puede construir cartílago articular.

El sulfato de condroitina es un mucopolisacárido que ayuda a formar tejido en el cartílago, a la vez que atrae y retiene agua en el tejido del cartílago para mantenerlo saludable. Una tableta combinada de glucosamina y condroitina contiene 500 mg de glucosamina y 400 mg de condroitina. Se debe tomar tres veces al día.

## Enzimas proteolíticas

Se trata de una sustancia natural muy poderosa que contiene enzimas de origen vegetal y animal. La bromelina se encuentra en la piña y tiene efectos antiinflamatorios. Enzimas proteolíticas como Wobenzym y Vascuzyme ayudan a reducir el dolor, la inflamación y la hinchazón.[60] Tanto la bromelina como las enzimas proteolíticas son más efectivas cuando se toman entre comidas, aproximadamente una hora antes de la comida o dos horas después de comer.

Yo suelo recomendar de tres a cuatro tabletas de Wobenzym o Vascuzyme, dos o tres veces diarias antes de las comidas. Sin embargo, si se padece de úlcera o gastritis, o está tomando otra medicina antiinflamatoria con receta, no recomiendo la ingesta de estos suplementos.

NOTA: Evite las enzimas proteolíticas y la bromelina si usted está embarazada.

## Multivitamínicos

Un multivitamínico/multimineral nos ayuda a proporcionar las cantidades adecuadas de vitaminas, minerales y antioxidantes básicos para mantener la buena salud.

## Otros suplementos para el dolor de espalda

Los siguientes suplementos, muchos de los cuales se utilizan en el tratamiento de la artritis, pueden ser útiles en el tratamiento del dolor de espalda:

### Curcumina

Es una sustancia que se encuentra en la cúrcuma, tiene un agente antiinflamatorio que puede ayudar a aliviar el dolor. Yo suelo recomendar 1 dosis de curcumina de 500 a 1000 mg, 1 cápsula 2 o 3 veces al día.

### Boswellia

Este suplemento controla la inflamación al inhibir la producción de la sustancia pro inflamatoria 5-LO. Tomar un suplemento de inhibídor de 5-LO puede aliviar los síntomas. La dosis de Boswellia suele ser de 300 a 400 mg, dos o tres veces al día.

### RiboCeine

Es una poderoso nutriente para reducir la inflamación y estimular la producción natural de glutatión en el organismo. Yo suelo recomendar 1 o 2 cápsulas de Cellgevity dos veces al día (ver el Apéndice A); o 500–1000 mg de N-acetil cisteína, dos veces al día.

### Aceite de kril

Este aceite contiene ácidos grasos que ayudan a reducir e incluso neutralizar los factores proinflamatorios de la artritis y el dolor en las articulaciones. Por lo general, yo inicio a mis pacientes con 300 mg al día o más de aceite de kril, y puedo aumentar la dosis si es necesario.

### Colágeno tipo 2

Ayuda a reducir el dolor de las articulaciones. Aunque se necesita más investigación al respecto, el colágeno tipo 2 al parecer ayuda a aliviar el dolor y reducir la inflamación, ya que hace que el organismo produzca sustancias que contrarrestan la inflamación.[61] La dosis suele ser de 40 mg al día, ingerida con el estómago vacío.

### Ácido hialurónico

Normalmente se toma para el dolor en las articulaciones y la artritis, ya que puede acolchar las articulaciones y servir como lubricante.

## ENFERMEDADES CARDÍACAS

Aunque la insuficiencia cardíaca congestiva es bastante grave y ciertas arritmias (anomalías en los latidos del corazón) pueden conducir a una muerte súbita, ambas condiciones son, en general, muy tratables. Al igual que la mayoría de los músculos del cuerpo, el corazón puede mantenerse, incluso fortalecerse. El tratamiento busca energizar y reabastecer el corazón, aumentando el flujo de sangre y el suministro de nutrientes. Se podría decir que es como una recarga de "las células de la batería" del corazón. La idea es obtener la mayor cantidad posible de "energía" generada por el corazón.

Como ocurre con cualquier otro músculo, esta energía comienza a nivel celular, y la sala de máquinas de la célula es la mitocondria, un pequeño orgánulo que se encuentra dentro de cada célula, el cual que genera energía mediante la síntesis de combustible (alimento) y oxígeno, y la fabricación de ATP. Las mitocondrias generan más del 90 por ciento de la energía que utiliza el cuerpo y conforman alrededor del 35 por ciento de las células del corazón. La energía mitocondrial es la que impulsa el metabolismo. El ATP es la medida de energía del corazón. La energía mitocondrial se genera en un proceso que utiliza oxígeno y nutrientes para transformar el trifosfato de adenosina (ATP) en adenosina difosfato (ADP) y fosfato inorgánico (Pi), para luego transformar los dos últimos de nuevo a ATP. Este ciclo es casi como el giro de una turbina, que libera energía con cada transformación. Si la célula no cuenta con suficiente combustible u oxígeno, el ciclo se altera; por lo tanto, el metabolismo de la célula se altera y su funcionamiento se ve comprometido.

Los subproductos de este ciclo son dióxido de carbono ($CO_2$), agua y una pequeña cantidad de moléculas de oxígeno a las que les falta un electrón, es decir, radicales libres. El $CO_2$ se exhala al respirar, junto con un poco de agua, mientras que el resto del agua viaja a los riñones. Si los radicales libres se acumulan demasiado, pueden causar problemas; sin embargo, hay evidencia de que una cantidad moderada de ellos es importante para realizar funciones tales como la respiración mitocondrial, la actividad de los glóbulos blancos y la activación de las plaquetas. Los niveles muy altos de radicales libres dañan las membranas celulares, degradan la mitocondria y otras partes de la célula, así como el ADN. Para evitar esto, recomiendo suplementos potenciadores del glutatión, que es el antioxidante más importante del cuerpo.

La clave para optimizar este ciclo de producción de energía es mantener las mitocondrias saludables. Si tenemos mitocondrias sanas, lo más probable es que tengamos muy buena salud. Las mitocondrias sanas nos protegen de un gran número de enfermedades degenerativas, entre ellas la enfermedad cardiovascular, el cáncer y el mal de Alzheimer.

## Nutrientes que ayudan a tener un músculo cardíaco saludable

Analice la posibilidad de tomar los siguientes suplementos para mejorar la salud de su corazón:

### RiboCeine

El RiboCeine es una mezcla de D-ribosa y L-cisteína, y es el suplemento potenciador de glutatión más potente que existe. El glutatión es el antioxidante más importante en el cuerpo y potenciarlo es importante para la salud del corazón. El glutatión es necesario para combatir los radicales libres; también ayuda a reparar y reciclar otros antioxidantes en el cuerpo. Tomar RiboCeine es la mejor manera de aumentar el glutatión. Yo recomiendo una cápsula de MaxOne (RiboCeina) dos veces al día, o acetilcisteína de 500 mg, de 1 a 2 cápsulas dos veces al día.

### Coenzima $Q_{10}$

La coenzima antioxidante $Q_{10}$ ($CoQ_{10}$) funciona como una coenzima en las vías productoras de energía de las células, combatiendo la oxidación que genera radicales libres, así como la oxidación del LDL y otros lípidos. La función más importante de la $CoQ_{10}$ está probablemente dentro de las mitocondrias, ya que facilita la productividad del ATP, que es vital para la salud de las células, en especial las del corazón.

Cuando tome suplementos de $CoQ_{10}$, póngale atención a la presentación. Las investigaciones han demostrado que al ser una molécula tan grande, es difícil de absorber. Es mejor tomarlo como ubiquinol, que es la forma activa. Treinta por ciento de los japoneses tienen un gen NQ01 defectuoso que regula la coenzima $Q_{10}$ del ubiquinol inactivo al ubiquinol activo. Además, a medida que envejecemos, el proceso de conversión se hace más lento. La ingesta básica que recomiendo es de 100 mg de ubiquinol al día. Para la insuficiencia cardíaca congestiva (ICC) recomiendo 100–200 mg de ubiquinol, tres veces al día, y para la ICC grave, es posible que se necesiten 200–400 mg de ubiquinol, de dos a tres veces al día. Si el paciente está tomando un medicamento con estatina, le receto 100–300 mg al día de ubiquinol. También compruebo su nivel de $CoQ_{10}$ en la sangre para ajustar la dosis. Life Extension realiza este análisis de sangre.

### Pirroloquinolina quinona (PQQ)

La PQQ es un suplemento que ayuda a reanimar las mitocondrias. Una mitocondria baja o disfuncional es síntoma de muchas enfermedades, entre ellas las enfermedades del corazón y la insuficiencia cardíaca. La PQQ es un antioxidante considerado el micronutriente que pueden revertir el envejecimiento celular. Juega un papel esencial en la defensa de las células contra el deterioro mitocondrial. Ayuda participando "en la transferencia de energía dentro de la mitocondria que le provee al cuerpo la mayor parte de su bioenergía", según un artículo de *Life Extension*.[62] La estructura química de la PQQ le permite soportar una exposición a la oxidación hasta cinco mil veces mayor que la vitamina C. No solo protege a las mitocondrias del daño, sino que también estimula el crecimiento de nuevas mitocondrias.

### L-carnitina

Otra molécula de "transporte" que ayuda a generar energía en la mitocondria es la L-carnitina, que facilita el movimiento de ácidos grasos de cadena larga a través de la membrana mitocondrial interna para catalizar la beta-oxidación, un proceso mediante el cual la grasa se descompone para poder ser quemada como combustible y convertida en energía. La L-carnitina es uno de los aminoácidos que el organismo utiliza con mayor facilidad y es también un precursor de óxido nítrico y otros metabolitos. Estos ácidos grasos deben atravesar la membrana mitocondrial para ser procesados de esta manera y la L-carnitina es la única molécula transportadora que puede hacer eso. Por lo tanto, mientras más alto sea el nivel de L-carnitina en el organismo, mayor será la tasa de metabolismo de energía, y mientras más bajo sea ese nivel, más difícil será generar energía. Dado que el corazón recibe por lo menos sesenta por ciento de su combustible de estas fuentes de grasa, la L-carnitina es crucial para la salud del corazón y la para mejorar la insuficiencia cardíaca congestiva.

La L-carnitina se encuentra en alimentos ricos en proteínas como el maní, las nueces de Brasil, avellanas, coco, leche y productos lácteos, carne de cerdo, carne de res, pollo, pavo, pescado, avena, trigo, y chocolate. Sin embargo la edad, los defectos genéticos, una dieta deficiente en carnitina (como ocurre a menudo con los vegetarianos puros), deficiencias de otras vitaminas y minerales importantes para la L-carnitina, enfermedades del hígado o los riñones y el uso de ciertos medicamentos recetados, están asociados con los bajos niveles de L-carnitina en el organismo; por lo tanto, la suplementación es vital. La L-carnitina debe complementarse en una dosis de 500 mg, tres veces al día. Para la ICC grave, suelo aumentar la dosis a 1000 mg, tres veces al día.

### D-ribosa

Es un azúcar simple de cinco carbonos que se encuentra en todas las células del cuerpo. Es diferente de otros azúcares, tales como glucosa (un azúcar de seis carbonos), ya que proporciona y mantiene la energía, especialmente en los corazones debilitados. La D-ribosa le brinda una enorme ayuda a la mitocondria para que produzca ATP, o la moneda de energía del corazón.

La D-ribosa está presente en algunas carnes, pero en cantidades tan pequeñas que en realidad no tienen ningún impacto significativo en nuestro organismo. Las células sintetizan la D-ribosa, ya que la necesitan en diversos grados, pero los suplementos son la mejor manera de consumir D-ribosa, porque se absorbe fácilmente.

Recomiendo las siguientes dosis diarias para las siguientes dolencias:

- ✦ Como preventivo diario de enfermedad cardiovascular o para quienes hacen ejercicio de manera intensa y regular: 5–7 g al día (5 g equivalen a 2 cucharaditas)
- ✦ Para individuos con insuficiencia cardíaca congestiva de leve a moderada, quienes se estén recuperando de un ataque cardíaco o una cirugía de corazón, o quienes tengan otros problemas vasculares significativos, como un tratamiento para la angina: 7–10 g al día en dosis divididas
- ✦ Para la insuficiencia cardíaca congestiva avanzada, miocardiopatía dilatada, la angina de pecho frecuente y quienes estén en espera de un trasplantes de corazón, o sufran de fibromialgia severa: 10–15 g al día en dosis divididas

### Magnesio

El magnesio es un mineral maravilloso para el corazón y el sistema cardiovascular en general. Si usted sufre de insuficiencia cardíaca congestiva o arritmia, el magnesio puede ser de gran ayuda. De hecho, la deficiencia de magnesio es muy común en los pacientes con insuficiencia cardíaca congestiva. Los estudios demuestran que casi la mitad de los estadounidenses tienen niveles bajos de magnesio, más o menos el mismo número que sufre complicaciones cardiovasculares.

El magnesio está presente en los frutos secos, cereales, legumbres y verduras de color verde oscuro. El alcohol y el consumo de cafeína estimulan la excreción de magnesio. Ciertos medicamentos convencionales para el tratamiento de la insuficiencia cardíaca congestiva, como Lanoxin y algunos diuréticos, también pueden reducir los niveles de magnesio.

La mayoría de los individuos que han sufrido insuficiencia cardíaca congestiva deben tomar un suplemento de magnesio. También es beneficioso en el tratamiento de arritmias, entre ellas la fibrilación auricular, las contracciones ventriculares prematuras (CVP) y los síntomas de prolapso de la válvula mitral. Recomiendo una dosis de 200 mg, dos o tres veces al día. Tenga cuidado con el magnesio, ya que puede causar diarrea. Comience con 20 mg y aumente muy lentamente, si es necesario.

## Tratamientos ICC

### Testosterona

Los suplementos de testosterona también son muy importantes para los pacientes con ICC. Hay más receptores de testosterona en el músculo cardíaco que en cualquier otro músculo del cuerpo. La testosterona también ayuda a fortalecer el músculo cardíaco. Incluso a las mujeres con ICC les receto una dosis baja de testosterona, por lo general 1–5 mg una vez al día. La desintoxicación de metales pesados, la terapia de quelación, y un sauna de infrarrojos también pueden ser de gran ayuda para las personas con ICC. Quienes padecen esta afección, muchas veces presentan altos niveles de mercurio, plomo o cadmio en su músculo cardíaco, y los metales pesados pueden estar envenenando sus mitocondrias o las estructuras de producción de energía de la célula.

## Tratamientos para la arritmia

Los suplementos anteriores no solo ayudan a los pacientes con ICC, sino también a quienes sufren de arritmia. Una arritmia es cualquier cambio en el ritmo regular del corazón. Por lo general se debe a la interferencia con las vías de conducción eléctrica del corazón y causan más de 400 000 muertes al año. Algunas arritmias son inofensivas y algunas pueden poner nuestra vida en peligro. A menudo la primera señal de una enfermedad cardíaca oculta es la muerte súbita, que por lo general es causada por una arritmia. Si usted tiene una arritmia, pida que le realicen un estudio del sueño para descartar la apnea del sueño. La apnea del sueño se asocia con bajos niveles de oxígeno en el cuerpo y arritmias. He aquí otros suplementos que generalmente son de utilidad:

### Grasas omega-3

Las grasas omega-3 del aceite de pescado puede evitar la muerte súbita. El italiano GISSI-Prevenzione fue un estudio con más de once mil participantes que tomaron 1000 mg de EPA y DHA (aceite de pescado) o un placebo. El grupo que tomó aceite de pescado tuvo una reducción del 30 por ciento de la mortalidad cardiovascular y una reducción del 45 por ciento de muerte súbita.[63] Un estudio de Harvard demostró que los hombres con los niveles más altos de grasas omega-3 tenían un riesgo 80 por ciento menor de muerte súbita, en comparación con los hombres con bajos niveles séricos de ácidos grasos omega-3.[64] Las grasas omega-3 también pueden ayudar a prevenir la fibrilación auricular. Recomiendo 1000 mg de EPA/DHA dos veces al día (consulte con su médico si está tomando anticoagulantes.)

### Magnesio

La deficiencia de magnesio está asociada con las arritmias, incluyendo la fibrilación auricular y el aleteo auricular. La fibrilación auricular es la arritmia sostenida más común. El magnesio tiene un gran impacto en el funcionamiento de la membrana celular del corazón y es un catalizador muy importante en muchas de las reacciones enzimáticas que ocurren en la célula del músculo del corazón (miocito) y en más de trescientas reacciones enzimáticas del cuerpo. Se ha demostrado que el magnesio por vía intravenosa también es útil para reducir la frecuencia de las arritmias ventriculares en los pacientes con insuficiencia cardiaca sintomática. El magnesio ayuda a prevenir tanto las arritmias benignas como las graves.

El magnesio ayuda a relajar el corazón y calmar y estabilizar su sistema eléctrico. Generalmente, recomiendo 200 mg de magnesio quelado, de dos a tres veces al día. Comience con una dosis baja y vaya aumentándola lentamente, para prevenir la diarrea.

### La taurina

La taurina es el segundo aminoácido más abundante en el músculo. Los alimentos que contienen taurina incluyen carne, aves de corral, huevos, productos lácteos y pescado. La taurina evita arritmias limitando la sobrecarga de calcio del miocardio y previniendo la hipertrofia del corazón. El corazón isquémico, o que carecen de un nivel adecuado de oxígeno, es más propenso a la arritmia. Algunos investigadores creen que las arritmias ocasionadas por isquemia aguda de miocardio puede ser generadas por falta de taurina intracelular. Después de un evento isquémico o ataque cardíaco, los niveles de taurina se reducen hasta a un tercio de los niveles normales. La taurina también protege al corazón isquémico de las arritmias provocadas por reperfusión. Recomiendo al menos 500–1000 mg, dos veces al día; sin embargo, en algunos estudios se han utilizado dosis de hasta 6000 mg al día.

### La coenzima $Q_{10}$ (ubiquinol)

Ya he hablado de la $CoQ_{10}$ en detalle, no obstante, esta sustancia también es muy útil en el tratamiento de la arritmia. La $CoQ_{10}$ se encuentra en cada célula del cuerpo y participa en la producción de energía. Se cree que también ayuda a estabilizar el sistema eléctrico del corazón y a prevenir arritmias. Es especialmente eficaz para las CVP. Por lo general, recomiendo ubiquinol en una dosis diaria de 100–300 mg al día.

### La berberina

La berberina es el principal ingrediente activo en la hierba hidrastis, que se ha utilizado durante muchos años para tratar las infecciones intestinales. También se ha descubierto que es beneficiosa para las arritmias ventriculares provocadas por isquemia, o falta de oxígeno. La berberina también puede ayudar a prevenir la muerte súbita después de una lesión isquémica del miocardio.

Investigadores han analizado la berberina en pacientes con arritmias ventriculares. Se halló que el 62 por ciento de los pacientes tenían 50 por ciento o más, y que 38 por ciento de los pacientes tenían 90 por ciento o más de eliminación de CVP, o contracciones ventriculares prematuras. Se recomienda tomar berberina en una dosis de 500 mg, dos veces al día.

La mayoría de los suplementos que ayudan a combatir la insuficiencia cardíaca congestiva y la isquemia, también suelen ser de utilidad con las arritmias.

El espino también puede ayudar a controlar arritmias benignas en dosis de 80 a 300 mg, dos veces al día.

## Estrés

En el capítulo 4 hablo de cómo el estrés agota nuestro cuerpo. Quienes están bajo estrés excesivo, casi siempre necesitan aumentar los niveles de vitaminas del grupo B (especialmente ácido pantoténico, $B_5$), vitamina C, magnesio, zinc, cobre, cromo, selenio y vitamina E. Una forma de enfrentar los efectos del estrés es seguir un programa de suplementos que incluya un multivitamínico integral.

### Vitaminas del grupo B

Las vitaminas del grupo B (tiamina, riboflavina, niacina, ácido pantoténico, ácido fólico, vitamina $B_6$ y vitamina $B_{12}$) a menudo se llaman "las vitaminas para aliviar el estrés". La familia de vitaminas B proporciona el mayor beneficio cuando se complementan entre ellas, en un complejo B equilibrado. Algunas vitaminas B requieren otras vitaminas B para activarse. Las vitaminas del complejo B son especialmente importantes para las personas de edad avanzada, ya que no se absorben tan bien cuando la persona envejece. Las vitaminas del grupo B se asocian principalmente con el cerebro y la función del sistema nervioso.

### El ácido pantoténico ($B_5$)

El ácido pantoténico es conocido como la vitamina "anti-estrés", ya que juega un papel vital en la producción de las hormonas suprarrenales. Una deficiencia de ácido pantoténico genera una disminución de la resistencia al estrés.[65] El ácido pantoténico les brinda un gran apoyo a las glándulas suprarrenales, ya que reacciona al estrés, y la suplementación adecuada es muy importante para la salud de estas glándulas. Creo que la vitamina $B_5$ es la vitamina B más importante para la restauración y mantenimiento de la función suprarrenal. Les receto a mis pacientes con fatiga suprarrenal 500 mg, dos veces al día.

El ácido pantoténico se puede encontrar en el salmón, la levadura, los vegetales, los productos lácteos, los huevos, los granos y la carne.

### De-Stress Formula (DSF)

El estrés y la función suprarrenal baja a menudo están relacionados. Por lo tanto, una fórmula glandular adrenal como el DSF puede ayudar a estabilizar las hormonas del estrés del cuerpo. Tome una o dos tabletas de DSF, dos veces al día, por la mañana y al mediodía, para suministrar las materias primas que ayudarán a restaurar la función suprarrenal.

## DHEA

La DHEA es una hormona producida por las glándulas suprarrenales. Cuando estamos estresados y las glándulas suprarrenales están agotadas, el suministro de DHEA suele ser bajo, lo que afecta la regulación hormonal en todo el cuerpo. Podemos reponer los niveles de esta importante hormona tomando suplementos. Tome una pequeña cantidad de DHEA (las mujeres por lo general necesitan 10–25 mg al día; los hombres, por lo general 25–50 mg al día).

### Adaptógenos

Un adaptógeno es una sustancia que ayuda al organismo a adaptarse al estrés, equilibrando las reacciones al estrés de las glándulas adrenales. El resultado final es que los niveles de cortisol no serán ni muy altos ni muy bajos, sino equilibrados. Un adaptógeno que yo recomiendo es la rhodiola rosea, una hierba oriunda de las regiones montañosas de Asia, Europa y el Ártico. Yo recomiendo un producto que use una estandarización de 2 a 3 por ciento de rosavin, el ingrediente activo de la rhodiola que se ha utilizado en los estudios clínicos. La dosis típica es de 200 a 600 mg, tres veces al día. Otros adaptógenos son el ginseng, el ginseng coreano, el ginseng siberiano, la bufera y la corteza de magnolia. (Consulte mi libro *Stress Less* para más información).

## FATIGA ADRENAL

El estrés crónico, el dolor, las enfermedades, las heridas, la ansiedad y la depresión, pueden afectar las glándulas adrenales a largo plazo. Estas dos glándulas, que tienen el tamaño de un pulgar, se encuentran sobre los riñones y producen hormonas del estrés. Si el factor o los factores estresantes persisten, estas glándulas no pueden mantener la capacidad de producción que el cuerpo exige, lo cual se traduce en fatiga adrenal.

Para quienes sufren de fatiga adrenal, recomiendo los siguientes suplementos.

## De-Stress Formula (DSF)

Muchos de mis pacientes con enfermedades autoinmunes presentan función adrenal baja. Por lo tanto, les receto una formula glandular adrenal como la DSF, que ayuda a estabilizar las hormonas de estrés del cuerpo. La mayoría de mis pacientes con enfermedades autoinmunes se han beneficiado de los suplementos glandulares adrenales.

Los suplementos glandulares adrenales contienen protomorfógenos, o extractos de tejidos de las glándulas adrenales de los cerdos o el ganado vacuno. Estos pueden tomarse vía oral para estimular la función adrenal en los humanos. Cada órgano del cuerpo tiene una mezcla única de vitaminas, minerales y hormonas. Las sustancias glandulares de los cerdos y el ganado vacuno tienen una "mezcla adrenal" parecida a la de las glándulas adrenales de los humanos. Algunos médicos naturistas han usado suplementos glandulares adrenales con sus pacientes durante décadas y han reportado resultados muy positivos.

Tome una o dos tabletas de DSF dos veces al día, en la mañana y en el almuerzo, para suministrar la materia prima que ayuda a restaurar la función adrenal. Ocasionalmente le receto a un paciente tres tabletas, dos veces al día. Algunos pacientes deben masticar la tableta si no presentan mejoría, aunque no les sepa bien. Otros buenos suplementos adrenales son: Drenamin, de Standard Process; y Adrenal Support, de Gaia Herbs.

## La diversión no es frívola

La vida moderna es algo más que un cúmulo de situaciones estresantes, aunque tengamos demasiadas fechas límite, demasiadas cosas por hacer, falta de tiempo libre... ponga usted el nombre de su situación estresante particular. Es por esto que los expertos afirman que no hay nada de malo en divertirse. Ellos recomiendan hacer algo que hacíamos de pequeños, como jugar con un tren eléctrico o jugar en el parque con nuestros nietos.

## Ácido pantoténico ($B_5$)

El ácido pantoténico es conocido como la vitamina "antiestrés" porque juega un papel fundamental en la producción de hormonas adrenales. El ácido pantoténico es de vital importancia para las glándulas adrenales cuando estas responden al estrés, y la suplementación adecuada es muy importante para la salud de estas glándulas. Creo que la vitamina $B_5$ es la vitamina B más importante para la restauración y el mantenimiento de las funciones adrenales. Suelo recetarles a mis pacientes con fatiga adrenal 500 mg, dos veces al día.

## Vitamina C

La vitamina C es una vitamina y antioxidante extremadamente importante para combatir el estrés. Las glándulas adrenales usan más vitamina C por gramo de tejido que cualquier otro órgano o tejido en el organismo.

La vitamina C es un antioxidante y como tal otorga beneficios indirectos relacionados con el estrés. Los antioxidantes son componentes que ayudan a proteger las células del daño producido por los radicales libres. Pueden desactivar los radicales libres. Los antioxidantes trabajan sinérgicamente, o "en equipo" dentro del cuerpo. Por ejemplo, la vitamina C ayuda a restaurar la vitamina E a su máxima potencia.

La IDR (ingesta diaria recomendada) de vitamina C para prevenir enfermedades es de 75 a 90 mg al día.[66] Recomiendo 500 mg dos veces al día, para una ingesta diaria óptima. Al ser una vitamina hidrosoluble, la vitamina C que el cuerpo no necesite será eliminada a través del torrente sanguíneo y los riñones.

Medicinas como la aspirina y los anticonceptivos orales disminuyen los niveles de vitamina C en el organismo. Los individuos que desarrollen cálculos renales o tomen muchos medicamentos deben consultar a su médico antes de tomar vitamina C adicional.

## Fosfatidilserina

La fosfatidilserina (PS) es un componente esencial de las membranas celulares. He descubierto que un gran número de pacientes con fatiga adrenal o baja función adrenal presentan niveles elevados de cortisol durante la noche, lo cual agrava el insomnio. Normalmente les receto 200 mg de PS en la noche y voy incrementando la dosis gradualmente hasta que los niveles de cortisol durante la noche estén normales.

La dosis promedio de PS son 100 mg en cápsulas y, comparada con otros suplementos, la PS es bastante costosa. Los individuos con altos niveles de estrés físico como los levantadores de pesas, maratonistas y otros deportistas que presentan niveles elevados de cortisol durante la noche, tal vez encuentren que el costo bien vale la pena. Si los niveles de cortisol en la saliva son altos en la noche, se pueden obtener beneficios tomando de 100 a 800 mg en la noche, o antes de dormir.

## Adaptógenos

Un adaptógeno es una sustancia que ayuda al organismo a adaptarse al estrés, equilibrando las reacciones al estrés de las glándulas adrenales. El resultado final es que los niveles de cortisol no serán ni muy altos ni muy bajos, sino equilibrados. Un adaptógeno que yo recomiendo es la *rhodiola rosea*, una hierba oriunda de las regiones montañosas de Asia, Europa y el Ártico. Yo recomiendo un producto que use una estandarización de 2 a 3 por ciento de rosavin, el ingrediente activo de la rhodiola que se ha utilizado en los estudios clínicos. La dosis típica es de 200 a 600 mg, tres veces al día.

Otros adaptógenos que pueden ayudarnos a lidiar con el estrés son el ginseng, el ginseng coreano (tome 200 mg, de una a tres veces diarias, durante tres semanas y después descanse dos semanas), el ginseng siberiano, la bufera (3 a 6 mg al día) y la corteza de magnolia (véase el Apéndice A).

## Magnesio

Niveles bajos de magnesio son muy comunes en individuos con fatiga adrenal. Aproximadamente la mitad de la población estadounidense sufre deficiencia de magnesio.[67] El aumento del estrés y la fatiga adrenal hacen que nuestro organismo tenga una mayor necesidad de magnesio. El magnesio participa en la activación de más de trescientas enzimas. Es vital para la salud. Cuando el cortisol y los niveles de adrenalina son elevados, también hay un aumento de la excreción urinaria de magnesio. Esto indica que en períodos de estrés, el cuerpo necesita más magnesio. La recomendación de magnesio en la dieta es 300 mg. Normalmente yo recomiendo 200 mg de magnesio, dos veces al día.

## DHEA

La DHEA participa en muchos procesos del cuerpo humano. Promueve el crecimiento y la reparación del tejido proteínico, especialmente el músculo, y actúa para regular el nivel de cortisol, previniendo muchos de los efectos dañinos del exceso de esta hormona. Cuando el requerimiento de cortisol es prolongado, los niveles de la DHEA se reducen y esta ya no puede equilibrar los efectos negativos del exceso de cortisol. Un bajo nivel de DHEA puede ser un síntoma precoz de agotamiento adrenal.

Recomiendo 7 Keto DHEA o DHEA en una dosis de aproximadamente 50 mg al día para los hombres y 25 mg al día para las mujeres. Parte de la DHEA se convierte en estrógeno, sin embargo, pero esto no ocurre con la 7 Keto DHEA.

### Pregnenolona

Si la DHEA se considera la hormona "madre", la pregnenolona es la hormona "abuela". Es una hormona natural, que fue descubierta en la década de 1940 y que está conformada en gran parte de colesterol, el cual se utiliza, a su vez, para fabricar DHEA. Cuando el organismo está bajo estrés, la pregnenolona se utiliza para producir más cortisol.

La pregnenolona es conocida como la "equilibradora de hormonas" ya que posee la capacidad de incrementar los niveles bajos de hormonas esteroides y reducir los niveles excesivos de hormonas circulantes.

### Progesterona (para las mujeres)

Con el paso de los años, los ovarios van produciendo cada vez menos progesterona, hasta que su producción cesa totalmente en la menopausia. Incluso en mujeres más jóvenes que sufren de fatiga adrenal grave, los niveles de cortisol y progesterona son casi siempre bajos. Esto ocurre porque el cuerpo roba progesterona de los ovarios para producir cortisol, el cual se agota en períodos prolongados de estrés.

Algunas mujeres se benefician de los suplementos de progesterona bioidéntica mediante el uso de cremas transdérmicas, o dosis orales de progesterona antes de dormir, si la paciente sufre de insomnio. Si la mujer presenta bajos niveles de hormonas femeninas, yo recomiendo una crema de progesterona bioidéntica. Este producto solo se puede adquirir con prescripción médica. Sin embargo, yo no recomiendo la progesterona sintética.

## FATIGA CRÓNICA Y FIBROMIALGIA

Dado que muchos pacientes con fibromialgia y fatiga crónica tienen niveles importantes de fatiga adrenal, siempre les receto suplementos que protejan las glándulas adrenales.

### Suplementos para la fatiga adrenal

Hay muchos tipos de suplementos que ayudan a cuidar y restaurar las glándulas adrenales, pero voy a enumerar mis productos favoritos para la fatiga adrenal, especialmente para quienes sufren de fibromialgia y síndrome de fatiga crónica.

#### Un multivitamínico

Tome un multivitamínico integral que contenga cantidades adecuadas de magnesio, niacina y $B_6$, que ayudan a convertir el 5-HTP en serotonina.

#### Vitaminas del complejo B

La deficiencia en cualquiera de las vitaminas B se asocia normalmente con la fatiga y los problemas para dormir, resultando a la larga en atrofia de las glándulas adrenales. La vitamina $B_5$ (ácido pantoténico) es especialmente eficaz porque participa en la producción de hormonas adrenales; a veces se le denomina la vitamina antiestrés. Recomiendo la ingesta de vitaminas del complejo B una o dos veces al día. Pero no tome complejo B 100, que contiene 100 mg de la mayoría de las vitaminas B. Dosis de vitamina $B_6$ de 100 mg o más pueden causar neuropatía.

#### Minerales

Bajos niveles de magnesio son muy comunes en personas con fatiga suprarrenal. El aumento del estrés, así como la fatiga adrenal, causan que nuestro cuerpo tenga una mayor necesidad de magnesio. La recomendación dietética de magnesio es de 300 mg. Yo suelo recomendar 200 mg de magnesio dos veces al día.

#### DHEA

Participa en muchos procesos del cuerpo humano. Promueve el crecimiento y reparación del tejido de proteínas, en especial el músculo, y actúa como regulador del cortisol, anulando muchos de los efectos dañinos que produce el exceso de esta hormona. Un bajo nivel de DHEA puede ser uno de los primeros síntomas de fatiga adrenal. Yo recomiendo 7 Keto DHEA o DHEA en una dosis de aproximadamente 50 mg al día para los hombres y 25 mg para las mujeres. Algunos DHEA se convierten en estrógeno, lo que no ocurre con el 7 Keto DHEA.

### Pregnenolona

La pregnenolona está compuesta casi totalmente de colesterol, el cual se usa, a su vez, para producir DHEA. Es conocida como un "equilibrante de hormonas" ya que tiene la habilidad de aumentar los bajos niveles de hormonas esteroides y disminuir los niveles de hormonas circulantes. Los suplementos pueden ser beneficiosos para quienes presenten los síntomas de fatiga crónica y fibromialgia. No hay una dosis estándar de pregnenolona, pero normalmente se suministran 30 mg diarios.[68]

### Suplementos glandulares adrenales

Contienen protomorfógenos o extractos de tejidos de las glándulas adrenales de cerdo o bovino. Se pueden tomar de forma oral para mantener las funciones adrenales humanas. Cada órgano del cuerpo tiene una mezcla única de vitaminas, minerales y hormonas. Las sustancias glandulares de los cerdos y el ganado tienen una "mezcla adrenal" parecida a la de las glándulas adrenales de los seres humanos. Algunos especialistas en medicina natural les han recetado suplementos glandulares adrenales a sus pacientes durante décadas y reportan resultados muy positivos. El DSF es uno de esos suplementos; yo recomiendo 1–2 tabletas dos veces al día, con el desayuno y con el almuerzo; o Drenamin, de Standard Process, tres tabletas dos veces al día.

### Progesterona (para las mujeres)

Con el paso de los años, los ovarios van produciendo cada vez menos progesterona, hasta que su producción cesa totalmente en la menopausia. Incluso en mujeres más jóvenes que sufren de fatiga adrenal grave, los niveles de cortisol y progesterona son casi siempre bajos. Esto ocurre porque el cuerpo roba progesterona de los ovarios para producir cortisol, el cual se agota en períodos prolongados de estrés. Algunas mujeres se benefician de los suplementos de progesterona bioidéntica mediante el uso de cremas transdérmicas, o dosis orales de progesterona antes de dormir, si la paciente sufre de insomnio. Si la mujer presenta bajos niveles de hormonas femeninas, yo recomiendo una crema de progesterona bioidéntica. Este producto solo se puede adquirir con prescripción médica.

### Adaptógenos

Un adaptógeno es una sustancia que ayuda al cuerpo a adaptarse al estrés, equilibrando los niveles de cortisol. Ayudan en las funciones mentales y físicas del cuerpo, brindando resistencia a las agresiones a nivel celular. Entre los adaptógenos se encuentran la rhodiola, el ginseng coreano, el ginseng siberiano, la bufera y el epimedium. Consulte mi libro *Stress Less* para más información.

## Suplementos para la energía

Los suplementos para la energía sin prescripción, como la cafeína y la mayoría de las bebidas energéticas, normalmente congestionan las glándulas adrenales, pero he descubierto algunos suplementos que aumentan la energía sin recargar ni agotar la función adrenal.

### Suplementos potenciadores del glutatión

El glutatión ayuda a cuidar las mitocondrias, las cuales producen energía, y las ayuda a producir cantidades óptimas de ATP apagando los radicales libres. El ATP es la medida de energía del cuerpo.

El glutatión se produce en nuestro cuerpo y es reciclado constantemente, excepto cuando existen enfermedades crónicas, entre ellas el CFS y la fibromialgia, que normalmente merman el glutatión del organismo. En consecuencia, los pacientes con CFS y fibromialgia suelen presentar bajos niveles de energía. Si el estrés oxidativo o las toxinas sobrecargan el cuerpo, los niveles de glutatión caen y disminuye la protección contra los radicales libres y las infecciones. Además, las enfermedades se ven gravemente comprometidas y es más difícil para el cuerpo liberarse de las toxinas. Esto crea un círculo vicioso de enfermedad crónica.

Investigaciones han demostrado que quienes sufren síndrome de fatiga crónica normalmente tienen el glutatión agotado y estimular sus niveles de glutatión intracelular puede ayudar a mejorar los síntomas.[69] Les recomiendo suplementos potenciadores de glutatión a todos mis pacientes con fatiga crónica o fibromialgia. MaxOne es un buen suplemento. Tome una cápsula dos veces al día.

### D-ribosa

La d-ribosa es una pentosa que ayuda a construir ATP nuevo. Un estudio demostró que los suplementos de D-ribosa cuadruplicaron el monto total de ATP producido.[70] Normalmente recomiendo una cucharada disuelta en agua o té verde, dos veces al día, o una cápsula, dos veces al día.

### Acetil L-carnitina y ácido alfa lipoico

La Acetil L-carnitina estimula la conversión de grasa en energía en el interior de la mitocondria. El ácido alfa lipoico también participa en la producción de ATP mitocondrial y puede reciclar otros antioxidantes. Juntos trabajan de forma sinérgica. Yo recomiendo de 500 a 1000 mg diarios de Acetil L-carnitina y 20–50 mg diarios de ácido alfa lipoico.

### NADH

El NADH incrementa la energía significativamente en los pacientes y ayuda a mejorar el sistema inmunológico, combatiendo las enfermedades y reparando el daño que las mismas hayan causado. Yo recomiendo 5–10 mg, dos veces al día. Este suplemento, sin embargo, es un poco caro y no es de utilidad para todo el mundo.

### Coenzima $Q_{10}$

La $CoQ_{10}$ ayuda a incrementar el ATP (energía) y es especialmente efectiva cuando se combina con la PQQ. El ubiquinol es la forma biológica superior de $CoQ_{10}$. Yo recomiendo de 100 a 200 mg de $CoQ_{10}$, dos veces al día.

### Pirroloquinolina quinona (PQQ)

La PQQ es un compuesto antioxidante novedoso que se considera el micronutriente que puede revertir el envejecimiento celular. Juega un papel fundamental en la defensa de las células de la descomposición mitocondrial. La estructura química de la PQQ le permite soportar la exposición a la oxidación cinco veces más que la vitamina C. No solo protege a la mitocondria de los daños, sino que también estimula el crecimiento de muevas mitocondrias. Yo recomiendo 20 mg, una o dos veces al día. En lo personal tomo Max ATP, PQQ y ubiquinol para aumentar mi energía.

### Metilcobalamina

La metilcobalamina o la forma real de vitamina $B_{12}$ que es utilizada por el sistema nervioso, ayuda a aumentar la energía. Normalmente recomiendo de 100 mcg a 1 mg al día.

### Myers intravenoso

El Myers intravenoso ayuda a restaurar la función adrenal. Entre los nutrientes que se encuentran en un Myers IV podemos mencionar cloruro de magnesio, gluconato de calcio, metilcobalamina, clorhidrato de piridoxina, ácido pantoténico, vitamina $B_5$, vitamina $B_6$, Complejo B y vitamina C tamponada. Normalmente les receto este coctel a mis pacientes con fatiga crónica y fibromialgia, una vez a la semana.

### Jalea Real

Si los niveles de energía no aumentan, recomiendo la jalea real. Este suplemento viene de las abejas, que la utilizan para alimentar a la abeja reina. Su composición varía dependiendo del sitio donde se produzca, pero contiene agua, proteínas, vitaminas y más.[71] Se utiliza para tratar muchos problemas, entre ellos, la falta de energía. Yo recomiendo de ⅛ a ¼ de cucharadita, una o dos veces al día. Manténgala refrigerada.

Si se tiene fatiga crónica o fibromialgia y no mejora con estos nutrientes, recomiendo encarecidamente que se haga una prueba de toxinas del moho y descarte de enfermedad de Lyme. Le recomiendo que lea el libro del Dr. Ritchie Shoemaker, *Surviving Mold*.

## HEPATITIS Y HEPATITIS C

La hepatitis A se denomina "hepatitis infecciosa" porque el virus se transmite a través de la comida y el agua contaminadas. Este tipo de hepatitis es muy común en los países del tercer mundo. La mayoría de los individuos que lo contraen logran recuperar la salud. Las víctimas de la hepatitis A no desarrollan infecciones crónicas.

La hepatitis B es un poco diferente. Se denomina "hepatitis sérica" porque se transmite a través de la sangre y otros fluidos corporales. La mayoría de los adultos (95 por ciento), logra vencer la hepatitis B, aunque un pequeño porcentaje desarrollan infecciones crónicas. De las casi 200 000 personas que se infectan de hepatitis B cada año, solo unas 10 000 desarrollan infecciones crónicas.

La hepatitis C se descubrió relativamente hace poco tiempo y fue denominado virus de hepatitis C en 1989. Antes de eso, era conocido como hepatitis no-A no-B. Los exámenes para la hepatitis A y B se realizan desde la década de 1960. Pero los exámenes de sangre para identificar la hepatitis C no se desarrollaron sino hasta 1990.

La hepatitis C es la infección crónica transmitida por sangre más común de los Estados Unidos. Sin embargo, a diferencia de la hepatitis B, entre quienes contraen hepatitis C, solo se recupera el 15 por ciento. Casi 150 millones de individuos sufren de hepatitis C crónica en todo el mundo.

Fortalecer nuestro sistema inmune para ganar la batalla contra la hepatitis C requiere sabiduría divina. Si usted o un ser querido sufre de hepatitis C, debe realizar elecciones nutricionales sabias para fortalecer su organismo. Pero eso no es todo. A su sistema inmunológico le espera una larga batalla y necesita una gran cantidad de recursos para resistir y vencer. Es por ello que añadir suplementos nutricionales puede hacer una diferencia vital para usted. Los suplementos le proporcionarán a su cuerpo los recursos que necesita para darle fuerza y resistencia para poder afrontar el reto.

Los suplementos de los cuales hablaremos son recomendables para todas las etapas de la hepatitis C, excepto cuando hay cirrosis del hígado. Quienes sufren de cirrosis deben tener una supervisión estricta por parte de su médico, y es probable que los suplementos sean reducidos según las recomendaciones de este.

### Busque un buen multivitamínico

Los pacientes con hepatitis C deben evitar las deficiencias de vitaminas y minerales, ya que esto puede afectar directamente el sistema inmunológico y acelerar el progreso de la enfermedad, generando fibrosis, cirrosis del hígado e incluso cáncer del hígado.

Siempre comience su programa de suplementación con un buen

multivitamínico integral con minerales. Un multivitamínico integral, como el Divine Health's Enhanced Multivitamin, es absolutamente esencial para la salud del paciente con hepatitis C. Un buen multivitamínico debe contener al menos 400 UI de vitamina E, 400 UI de vitamina D, 200 mcg de selenio, los ocho tipos de vitamina B, vitamina C y zinc. El selenio es particularmente importante en pacientes con hepatitis C.

Tomar un suplemento integral de vitaminas y minerales ayuda al cuerpo a obtener cantidades adecuadas de vitaminas, minerales y antioxidantes todos los días. Le provee al sistema inmunológico la mayoría de la materia prima que este necesita para hacer bien su trabajo.

**Advertencias sobre estos suplementos**

Una buena fórmula de multivitaminas y minerales es la base del programa de suplementos, ya que le proporciona el balance de nutrientes que necesita. Pero es importante entender que las cantidades excesivas de ciertas vitaminas y minerales pueden ser peligrosas para el hígado. Debe tomar las siguientes precauciones en cuanto a estos suplementos.

*Vitamina A*

Demasiada vitamina A puede deteriorar el hígado. Por esta razón, no recomiendo tomar más de 10 000 UI de vitamina A al día.

*Niacina*

Otra vitamina potencialmente tóxica para el hígado cuando se toma en grandes dosis, es la niacina. De 20 a 100 mg de niacina por día suelen ser suficientes. Sin embargo, para bajar el colesterol, muchos doctores recetan dosis de 500 a 1000 mg de niacina, dos a tres veces al día. Esto puede ser tóxico para un paciente con hepatitis C. Si está tomando niacina para el colesterol alto, solicite que le examinen las funciones del hígado después del primer mes, y luego por lo menos cada tres meses. Dado que las altas dosis de niacina pueden generar inflamación del hígado, los pacientes con hepatitis C deben ser examinados con mayor cuidado.

*Hierro*

Los pacientes con hepatitis C no deben tomar suplementos de hierro, a menos que su médico se lo recomiende. El virus de la hepatitis C, de hecho, necesita hierro para desarrollarse. Es por ello que los pacientes con altos niveles de hierro son más propensos a experimentar la progresión de la hepatitis C a fibrosis, cirrosis, e incluso cáncer de hígado.

Así que nunca tome suplementos con tabletas multivitamínicas que contengan hierro, y nunca tome suplementos de hierro si tiene hepatitis C. Esta es otra de las razones por las cuales debemos disminuir nuestro consumo de carnes rojas a solo 1 vez a la semana, o menos.

## Ayuda de los antioxidantes

Los siguientes suplementos son antioxidantes que pueden ayudar al paciente con hepatitis, especialmente a los que tienen hepatitis C.

### Vitamina C

Altas dosis de vitamina C tienen propiedades antivirales que se cree pueden ayudar a algunos pacientes con hepatitis C. Sin embargo, una precaución a tomar cuando se considera el consumo de altas dosis de vitamina C es que puede generar un aumento en la ingesta de hierro del tracto gastrointestinal. Es decir, puede ayudar al cuerpo a absorber más hierro de los alimentos. Mencionamos que el hierro estimula el proceso de la hepatitis C. Si tiene hepatitis C y toma altas dosis de vitamina C (más de 1000 mg al día), asegúrese de solicitarle a su médico que revise sus niveles séricos de hierro y ferritina.

### Ácido alfa lipoico

Uno de los mejores suplementos que se pueden ingerir para proteger el hígado es el ácido alfa lipoico. Este potente antioxidante cumple la función de combatir y extinguir los radicales libres, que causan un daño enorme a nivel celular.

Algunos antioxidantes son efectivos solamente en ciertas áreas del cuerpo donde pueden absorberse, como los tejidos hidrosolubles y liposolubles. Sin embargo, el ácido alfa lipoico es muy efectivo en todos los tejidos del cuerpo. Además, ayuda al cuerpo a producir glutatión, que es otro antioxidante poderoso que protege las células del hígado y destruye virus.

El ácido alfa lipoico es el único antioxidante que se puede reciclar a sí mismo y a otros antioxidantes, entre ellos la vitamina E, la vitamina C, la coenzima $Q_{10}$ y el glutatión.[72]

Estos son algunos de los poderosos efectos que tiene el ácido alfa lipoico en el organismo:

- Ayuda a proteger el hígado.
- Ayuda a regenerar el hígado.
- Estimula el sistema inmunológico.
- Reduce el riesgo de desarrollar cirrosis y cáncer de hígado.

Con todos estos increíbles beneficios, es fácil entender por qué algunos piensan que este es el suplemento más importante para combatir la hepatitis C.

Yo recomiendo tomar 300–600 mg de ácido alfa lipoico, de dos a tres veces al día.

## Aminoácidos

Los aminoácidos también ayudan a combatir la hepatitis C. Yo recomiendo los siguientes suplementos.

### N-acetil cisteína (NAC)

Uno de los aminoácidos más importantes para el hígado es la N-acetil cisteína, también conocida como NAC. La NAC es hepatoprotectora, lo que quiere decir que protege el hígado. También actúa como un potente antioxidante.

Los suplementos de NAC ayudan al cuerpo a producir su propio glutatión, un potente antioxidante que protege el hígado. Es decir, es un "precursor" del glutatión. Algunos creen que el secreto de sus propiedades especiales para proteger el hígado es su habilidad de aumentar los niveles de glutatión en las células del hígado.

Yo recomiendo dos cápsulas de 500 mg de NAC al día, con las comidas.

### Riboceina

La riboceina es el suplemento disponible más potente para aumentar el glutatión, incluso más potente que el NAC. Aumentarlo es importante para la salud en general, particularmente para aquellos con hepatitis. La riboceina es la mejor manera de aumentar el glutatión. Yo recomiendo RiboCeine, una o dos cápsulas dos veces al día (ver el apéndice A).

### S-adenosil metionina (SAM-e)

El SAM-e es un aminoácido que ayuda a prevenir el hígado grasoso. Un hígado grasoso normalmente está asociado con el alcoholismo, la obesidad y la diabetes e involucra cambios en la grasa de las células del hígado. Un hígado grasoso también puede ocasionar inflamación en el hígado.

El SAM-e también es útil en el tratamiento de la depresión que normalmente acompaña la hepatitis C. Si su hígado no tiene suficiente SAM-e, no puede eliminar el aminoácido metatión, que se puede acumular a niveles tóxicos.

Si está experimentando depresión y sufre de hepatitis C, le recomiendo tomar 400 mg de SAM-e (una o dos tabletas) dos veces al día antes de las comidas.

## Hierbas sanadoras

Además de estos suplementos que pueden ayudar enormemente a su organismo en su lucha contra la hepatitis C, existe un número de hierbas sanadoras que también pueden hacer una gran diferencia. A continuación menciono algunas hierbas que se pueden añadir al programa de suplementos para combatir esta enfermedad.

### Cardo lechoso

Personalmente opino que la mejor hierba que existe para combatir la hepatitis C es el cardo lechoso. El cardo lechoso contiene una sustancia llamada silimarina, que bloquea la formación de leucotrienos (sustancias en las células que están involucradas con la inflamación que daña las células del hígado) La silimarina ayuda a regenerar los tejidos del hígado deteriorado y lo protege de los efectos dañinos del virus de la hepatitis.

Pero eso no es todo. Esta poderosa sustancia también funciona como antioxidante, ya que apaga los radicales libres. También se cree que ayuda a prevenir la deficiencia de glutatión en las células del hígado.

El cardo lechoso podría ser la hierba más eficaz para proteger el hígado de las toxinas que lo deterioran, y reparar los tejidos hepáticos dañados. La ingesta de cardo lechoso mejora las pruebas de funcionamiento del hígado, en especial la prueba ALT.

Yo recomiendo tomar 200 mg de cardo lechoso, tres veces al día.

*Otras hierbas que funcionan*

La raíz de bardana, la schisandra chinense, los hongos Reishi, el bupleurum chinense, la picrorhiza, la raíz de diente de león y el aloe vera también pueden ayudar a los pacientes con hepatitis C. Consulte con un nutricionista antes de comenzar a tomar estas hierbas y hágase chequeos periódicos de las enzimas hepáticas.

Comience con un multivitamínico integral, Riboceína, ácido lipoico y cardo lechoso.

*¡No tome estas hierbas!*

Nunca consuma hierbas de forma indiscriminada. No todas ellas son buenas para el hígado, especialmente cuando se tiene hepatitis C. Algunas hierbas pueden ser muy tóxicas y hacer daño. Acá una lista de hierbas que debe evitar si tiene hepatitis C:

- Chaparral
- Mate
- Raíz de consuelda
- Muérdago
- Camedrio
- Escutelaria
- Lúpulo
- Valeriana
- Kava
- Yohimbe

Advertencia: si desea tomar hierbas chinas o estadounidenses como parte de su tratamiento contra la hepatitis C, es muy importante que se haga examinar el funcionamiento del hígado un mes después de comenzar la ingesta de hierbas, y posteriormente, cada tres o cuatro meses. Descontinúe inmediatamente la ingesta de cualquier hierba que eleve las funciones del hígado.

## Busque la terapia perfecta para usted

Hay muchas maneras de curar la hepatitis C. La nutrición, los suplementos, las hierbas, los medicamentos y la oración pueden funcionar en conjunto y ayudarle a superar esta enfermedad. También existen tratamientos médicos convencionales para la hepatitis C.

La mejor medicina para la hepatitis C es el Harvoni, seguido del Sovaldi.

Las diferentes combinaciones de medicinas para la hepatitis C, incluyendo el Harvoni y el Sovaldi, tienen una tasa de curación de más de 98 por ciento. Esta cura se define como la ausencia total de virus en el organismo seis meses después de finalizado el tratamiento.[73] Estos medicamentos son muy costosos, pero muy beneficiosos. Yo les digo a mis pacientes que deben tratar de tener un seguro que cubra uno de estos medicamentos, pero mientras tanto deben seguir mi programa de nutrición contra la hepatitis C.

## HIPERTENSIÓN (PRESIÓN ARTERIAL ALTA)

Los suplementos forman parte esencial en la lucha contra la hipertensión, mejor conocida como presión arterial alta. Los radicales libres contribuyen con la hipertensión y la aterosclerosis. Tomar suplementos puede mejorar en gran medida la capacidad del cuerpo para combatir los efectos devastadores de los radicales libres.

Cuando la presión arterial alta no se trata por largo tiempo, las arterias pierden su elasticidad y comienzan a formar placa. La hipertensión provoca fuerzas de corte que dañan el revestimiento de las paredes arteriales, causando aún más acumulación de placa. La placa se acumula cada vez más hasta que, finalmente, las arterias se obstruyen o la placa se rompe, formando un coágulo de sangre, lo que provoca un ataque cardíaco o un derrame cerebral.

Esta es la razón por la cual el control de la hipertensión es tan importante. Llevar una dieta adecuada es importante para lograrlo (por favor, consulte mis libros *La nueva cura bíblica para la hipertensión* y *Let Your Food Be Your Medicine*, y seguir la dieta anti-inflamatoria mediterránea). Los antioxidantes y los suplementos son de vital importancia en el control de la hipertensión y no deben faltar en su dieta.

### Coenzima $Q_{10}$

La coenzima $Q_{10}$ ($CoQ_{10}$) tiene varios beneficios para el sistema cardiovascular, ya que ayuda a disminuir la presión arterial y a normalizar la contracción y el ritmo del corazón. También ayuda a mejorar la producción de energía a nivel celular, mejorando a su vez la función mitocondrial. Las mitocondrias son como pequeñas fábricas de energía dentro de las células. Las células del músculo cardíaco tienen la mayor cantidad de mitocondrias, ya que nunca deja de funcionar. Los pacientes con hipertensión, o presión arterial alta, a menudo presentan deficiencia de $CoQ_{10}$.

Las investigaciones han demostrado que la $CoQ_{10}$ reduce la presión arterial. En un estudio, los participantes experimentaron una mejoría significativa en su presión sistólica y diastólica y una mejora general de la función cardíaca. Algunos pudieron suspender por completo su medicamento para la presión arterial cuatro meses después de comenzar la suplementación con $CoQ_{10}$.

A medida que envejecemos, los niveles de $CoQ_{10}$ disminuyen, por lo que las personas mayores deben chequearse regularmente para determinar una potencial deficiencia de $CoQ_{10}$. Yo normalmente mido el nivel de $CoQ_{10}$ en la sangre de los pacientes ancianos con enfermedades del corazón. Ciertos medicamentos que se utilizan para combatir las afecciones cardiovasculares en realidad agotan el $CoQ_{10}$ del organismo: diuréticos tiazídicos, betabloqueadores, clonidina, metildopa y especialmente agentes reductores del colesterol, tales como los medicamentos con estatinas (estatina) y los fenofibratos.

Recomiendo la forma activa de la $CoQ_{10}$ (ubiquinol), 100 mg dos veces al día.

### L-arginina

La L-arginina es un aminoácido que mejora el flujo sanguíneo y la actividad de las células endoteliales. Las células endoteliales o el endotelio es la capa de células que recubren la superficie interior de los vasos sanguíneos. Es muy delgada (de una célula de espesor) y muy frágil. Cuando el endotelio está bien alimentado, estas células producen cantidades óptimas de óxido nítrico. El óxido nítrico (ON) ayuda a mantener la elasticidad de los vasos sanguíneos y, especialmente, las arterias. El ON también es una molécula de señalización, que les indica a las arterias que se dilaten, lo que ayuda a disminuir la presión arterial. La L-arginina se convierte en ON en el cuerpo; sin embargo, no se pueden consumir cantidades adecuadas de L-arginina exclusivamente de los alimentos. La arginina está presente en la carne roja, el pollo, el pescado, las nueces de soya, los frijoles y los productos lácteos.

La dosis adecuada de L-arginina para disminuir la presión arterial es de 2–3 gramos o más, dos veces al día, por la mañana y antes de acostarse, con el estómago vacío.

### L-citrulina

Este es un aminoácido muy similar a la L-arginina, que está presente en las carnes rojas, el pollo y el pescado, además del melón, la sandía y muy especialmente en la semilla de sandía. La L-citrulina se convierte en L-arginina en el cuerpo, aumentando la producción de ON. Cuando la L-arginina se combina con L-citrulina, la producción de ON aumenta. Hay una vía de reciclaje de L-arginina/L-citrulina que aumenta la producción de ON más de lo que lo haría la L-arginina o la L-citrulina por separado. Esta es la razón por la que yo recomiendo que estos dos aminoácidos se tomen juntos. La dosis típica de L-citrulina para disminuir la presión arterial es 200–1000 mg al día, pero recuerde que funciona mucho mejor si se combina con L-arginina.

### Extracto de hoja de olivo

El ingrediente activo en la hoja de olivo es la oleuropeína. Se ha demostrado que la oleuropeína modula la causa principal de la hipertensión arterial: la resistencia o rigidez arterial. Un estudio demostró que los pacientes con hipertensión podrían reducir su presión arterial sistólica en un promedio de

11, 5 puntos mmHg y la presión arterial diastólica en 4, 8 puntos, en tan solo ocho semanas, mediante la ingesta de extracto de hoja de olivo, en una dosis de 500 mg, dos veces al día.[74]

**Polvo de Remolacha**

Beber solo una cucharadita de polvo de remolacha en 4 onzas de agua puede ayudar a bajar la presión arterial al aumentar los niveles de óxido nítrico. La remolacha contiene altos niveles de nitrato, y el nitrato tiene un enorme efecto en la reducción de la presión arterial. El nitrato aumenta los niveles de óxido nítrico en el torrente sanguíneo. El óxido nítrico relaja y ensancha los vasos sanguíneos, mejorando así la presión arterial.[75] En un estudio publicado en la revista *Hypertension* en febrero de 2015, sesenta y cuatro pacientes hipertensos bebieron un vaso de 8 onzas de jugo de remolacha cada mañana durante un período de un mes. La caída promedio de la presión arterial sistólica fue de 8 mmHg, lo cual es significativo. Una cucharadita de polvo de remolacha equivale a tres remolachas. Yo recomiendo una cucharadita de polvo de remolacha dos veces al día en cuatro onzas de agua. Este mi suplemento favorito para bajar la presión arterial.

**Hibisco**

Según un estudio mencionado en *Phytomedicine*, el consumo de té de extracto de hibisco puede reducir la presión arterial. Este té debe ser consumido todos los días. Disminuye la presión arterial, ya que es un diurético y dilatador de los vasos sanguíneos.

En este estudio, 70 individuos con hipertensión fueron seleccionados al azar para consumir té de hibisco o captopril, una medicina antihipertensiva, durante cuatro semanas. Después de cuatro semanas, las pruebas confirmaron que estos dos tratamientos tienen una eficacia similar: el medicamento redujo la presión sanguínea en 84 por ciento de los individuos, y el té de hibisco hizo lo mismo en 79 por ciento de los individuos.

Estos resultados, combinados con la seguridad y la baja probabilidad de experimentar efectos secundarios, demuestran que el té de hibisco es un tratamiento eficaz y pueden ser una alternativa a la medicación.[76]

**Extracto de semilla de apio**

El extracto de semilla de apio tiene poderosas propiedades de bloqueo de los canales de calcio, el cual es un grupo importante de medicamentos para la presión arterial. Estudios clínicos han demostrado que el extracto de la semilla del apio baja la presión arterial. Un compuesto en la semilla de apio, la L-3-n-butilftalida (3nB) es clave para disminuir la presión sanguínea. En un estudio, treinta hombres hipertensos tomaron 75 mg de extracto de semilla de apio dos veces al día durante seis semanas. Esto equivale a 530 tallos de apio. Después de tres semanas, la presión arterial sistólica bajó un promedio de 8,2 mmHg y la diastólica 8,5 mmHg.[77] La semilla de apio también parece mejorar el fujo sanguíneo al cerebro y prevenir accidentes cerebrovasculares. Yo recomiendo 75 mg de extracto de semilla de apio dos veces al día.

## Minerales fundamentales

### Sodio

Durante más de veinte años, se les ha advertido a los estadounidenses con hipertensión que deben limitar el sodio en su dieta. Numerosos estudios han confirmado que una dieta baja en sodio reduce la presión arterial en pacientes "sensibles al sodio".[78]

El sodio controla la cantidad de líquido que sale de las células y regula el balance de agua del cuerpo y el volumen de sangre. Los riñones regulan la cantidad de sodio en el cuerpo. Cuando el nivel de sodio es bajo, los riñones comienzan a conservarlo. Cuando los niveles se elevan, los riñones excretan el exceso de sodio en la orina.

La sal es la fuente más conocida de sodio. Se compone de aproximadamente 60 por ciento de cloruro y 40 por ciento de sodio. Nuestro cuerpo requiere alrededor de 500 mg de sodio al día, es decir, aproximadamente un cuarto de cucharadita de sal. Pero los estadounidenses consumen entre 3000 y 4000 mg al día y un promedio de 3400 mg al día.

Una analogía simplificada para entender la presión arterial es imaginar simplemente una manguera de jardín con una boquilla. Solo hay dos maneras de aumentar la presión en la manguera. Se puede abrir el grifo para que el agua fluya al máximo, o se puede apretar la boquilla que está en el extremo de la manguera. La presión arterial se eleva de la misma manera. Si se consume demasiada sal o alimentos altos en sodio, por lo general se retiene más agua y la presión arterial se eleva de forma parecida a cuando se abre el grifo y se incrementa el flujo de agua en la manguera. El aumento del volumen de sangre obliga al corazón a trabajar más duro, lo que genera una mayor resistencia en las arterias, lo que a su vez genera la hipertensión arterial. Limitar la ingesta de sodio a 2300 mg o menos al día, o 1500 mg al día en algunos pacientes, disminuye la presión arterial 11, 4/ 5, 7 mmHg, lo cual es bastante significativo. Esta práctica reduce la presión arterial tanto como lo haría la mayoría de los medicamentos para la presión arterial, pero sin ningún efecto secundario.

### Potasio

El potasio es otro mineral que ayuda a disminuir la presión arterial. También ayuda a mantener la cantidad de sodio del cuerpo en niveles aceptables. Es por eso que el consumo de alimentos ricos en potasio, como las frutas y verduras frescas, puede ayudar a combatir la hipertensión arterial. Los alimento como los tomates, aguacates y frijoles (especialmente los frijoles de lima y soya orgánicos) son ricos en potasio. Además, una forma de alga llamada dulse es extremadamente alta en potasio. ¡En la sexta parte de una taza se encuentran más de 4000 mg de potasio! Puede encontrar dulse en su tienda naturista preferida.

### Magnesio

El magnesio es vital para mantener una presión arterial saludable y un sistema cardiovascular fuerte. Esta potente mineral participa en más de 325 reacciones enzimáticas del cuerpo. Si nuestro organismo tiene bajos niveles de magnesio, podríamos tener predisposición a desarrollar hipertensión, arritmias y otras enfermedades cardiovasculares. El magnesio dilata las arterias, lo que disminuye la presión arterial.

Por esta razón, le recomiendo tomar un suplemento de magnesio. Tome 200 mg de una forma quelada, como el glicinato de magnesio, el citrato de magnesio, o el aspartato de magnesio, una vez o dos veces al día. Debo advertirle, sin embargo, que el exceso de magnesio puede causar diarrea.

Entre las fuentes más comunes de magnesio se encuentran los frutos secos y las semillas, los vegetales de hoja verde, las legumbres y los granos enteros.

### Calcio

¿Sabías que el mineral más abundante del cuerpo es el calcio? El calcio es de vital importancia para mantener el equilibrio entre el sodio y el potasio, y para regular la presión arterial.

Puede aumentar la cantidad de calcio en su dieta aumentando el consumo de alimentos ricos en calcio, tales como las almendras y la leche descremada, entre otros. O trate de tomar un suplemento de calcio y magnesio que contenga 400 mg de calcio y 200 mg de magnesio, dos veces al día. Estudios recientes han encontrado que el consumo excesivo de calcio en los alimentos y suplementos puede aumentar el riesgo de ataque cardíaco y accidente cerebrovascular. Así que no se exceda con los suplementos de calcio, ni en los productos lácteos.

## Agua

Lo crea o no, uno de los mejores nutrientes que podemos tomar para controlar nuestra presión arterial es el agua.

Cuando el cuerpo carece de agua, el volumen de agua en las células se reduce, lo que a su vez afecta el transporte de nutrientes y desechos. Lo que ocurre al final es que nuestras células no reciben suficientes nutrientes, y terminan recolectando demasiados residuos.

Además, cuando no tenemos suficiente agua, los riñones reabsorben más sodio. Después de ingerir líquidos, este sodio, a su vez, atrae y retiene aún más agua, haciendo que el volumen de la sangre aumente, lo que a su vez puede aumentar la presión arterial. Es similar cuando abrimos el grifo para aumentar el flujo de agua.

Si no tomamos suficiente agua durante un largo período de tiempo, nuestro cuerpo comenzará a hacer algunos ajustes para mantener un flujo de sangre adecuado en el cerebro, el corazón, los riñones, el hígado y los pulmones. La sangre se desvía de los tejidos menos importantes hacia los órganos vitales. El cuerpo desvía el agua estrechando las pequeñas arterias que conducen a los tejidos menos esenciales. Es decir, el cuerpo comienza un programa de racionamiento de agua para asegurarse que la sangre vaya primero a los órganos vitales.

Imagínelo así: si bloquea el flujo de agua en una manguera doblándola o tapando la abertura con el pulgar, ¿qué sucederá? La presión detrás de ese bloqueo aumentará de forma drástica, ¿verdad? Las arterias se comportan de una manera similar. Por lo tanto, aumentar la ingesta de agua ayuda a abrir las arterias más pequeñas y a evitar que ese aumento de la presión arterial.

A menudo, un individuo con hipertensión leve comienza a tomar medicinas cuando todo lo que necesita es beber más agua. Cuando la presión arterial alta se detecta a tiempo, por lo general solo basta con beber 2–3 litros de agua alcalina al día para regresar a la normalidad. Si usted sufre de hipertensión, evite el agua destilada, o el agua purificada por ósmosis reversa, ya que son muy ácidas y usualmente no contienen minerales.

Algo peor que medicar a una persona que solo necesita agua, es recetarle diuréticos, y esto pasa todo el tiempo. La persona pierde aún más agua, al igual que electrolitos valiosos como el potasio y el magnesio.

Si usted tiene alta presión arterial, beba de ocho a doce vasos de agua alcalina al día. El mejor momento para beber agua es treinta minutos antes de las comidas, o dos horas después de las comidas. Sin embargo, si usted tiene enfermedades hepáticas o un corazón débil, limite su consumo de agua y consulte un médico.

## INFECCIÓN POR CÁNDIDAS/HONGOS

Existe un buen número de hierbas naturales y suplementos que son efectivos contra la cándida. Comience complementando una dieta saludable con algunas fuentes de bacterias buenas. El recubrimiento del tracto gastrointestinal es un campo de batalla que necesita ser reparado y la infestación de parásitos debe ser atendida. Veamos algunos suplementos que pueden ayudarnos, la mayoría disponibles en las tiendas naturistas.

### Ajo

Uno de los suplementos más eficaces para evitar el sobrecrecimiento de levaduras es el ajo. La alicina, el ingrediente activo en el ajo, tiene una poderosa propiedad fungicida. Tome 500 mg de ajo tres veces al día.

## Sello de oro

La hierba sello de oro está incluida en la misma familia de la uva de Oregón y el berberís. Todas pertenecen a la familia de las berberidáceas. Estas poderosas sustancias naturales contienen agentes fungicidas extremadamente efectivos. Estos agentes especiales activan los macrófagos, que son un tipo de glóbulo blanco.

Las berberidáceas ayudan a eliminar el sobrecrecimiento bacteriano en el intestino delgado, lo que normalmente acompaña al sobrecrecimiento de levaduras. Las berberidáceas, además, detienen a las enzimas bacterianas y de levaduras que agravan la condición del intestino que gotea. Muchos pacientes con candidiasis crónica sufren de diarrea. Las berberidáceas también pueden controlar la diarrea en muchos casos. Tome 500 mg de sello de oro, tres veces al día, como mínimo durante un mes.

## Extracto de semilla de uva

El extracto de semilla de uva, también conocido como extracto cítrico, es un suplemento excelente para combatir la cándida. Elimina de forma efectiva tanto la cándida como el parasito giardia, el cual en algunos casos se relaciona con la cándida. Sin embargo, normalmente toma varios meses eliminar el parásito. Tome de 100 a 200 mg de extracto de semilla de uva, tres veces al día.

## Ácido caprílico

El ácido caprílico es una larga cadena de ácidos grasos que se encuentran en el coco. Es extremadamente tóxico para las levaduras, pero seguro para los humanos. Para que sea efectivo, debe ser tomado en una cápsula de liberación gradual. Tome 1000 mg de una preparación de liberación gradual con cada comida.

## Aceite de orégano

El aceite de orégano es un excelente agente fungicida. Es cien veces más potente que el ácido caprílico. Recomiendo las tabletas de aceite de orégano (ADP) de la compañía nutricionista Biotics. Tome dos o tres tabletas de 50 mg de aceite de orégano, tres veces diarias.

## Tanalbit

El Tanalbit es un extracto vegetal que destruye las levaduras, incluyendo las esporas, sin dañar a las bacterias buenas. También contiene taninos naturales, los cuales tienen propiedades intestinales antisépticas. Tome tres capsulas, tres veces diarias con cada comida.

## Suplementos de clorofila (alimentos verdes)

Los suplementos de clorofila, también conocidos como suplementos de alimentos verdes, desintoxican el colon y asestan un golpe poderoso a la cándida. También potencian el sistema inmunológico. La clorofila evita que las levaduras y las bacterias se expandan; también estimula el crecimiento de las bacterias buenas y ayuda a reparar el tracto intestinal.

Los alimentos con alto nivel de clorofila incluyen el pasto de trigo, el pasto de cebada, la alfalfa, la clorela, la espirulina y las algas verdiazules. Todas ellas se encuentran en el suplemento Divine Health Green Supremefoods, el cual es fermentado. La fermentación predigiere las hierbas y los vegetales y les añade probióticos, lo cual mejora la digestión y la absorción. Estos alimentos altos en clorofila son muy ricos en nutrientes y son fuentes excelentes de aminoácidos esenciales, vitaminas, minerales, ácidos grasos esenciales y fitonutrientes.

Los alimentos con alto nivel de clorofila no solo potencian el sistema inmunológico, sino que también ayudan a mejorar la digestión y la eliminación. Además, ayudan a reparar el tracto gastrointestinal, el cual a menudo resulta dañado con el sobrecrecimiento de cándida.

**Probióticos**

Los probióticos son bacterias buenas que tienen muchos beneficios, incluyendo la producción de ácidos grasos que dificultan la persistencia de la cándida. Las bacterias buenas cubren el revestimiento de los intestinos, formando una barrera protectora contra las invasiones de las levaduras y otros microorganismos. He aquí algunos tipos de bacterias buenas.

*Lactobacilos acidófilos*

Los lactobacilos acidófilos son bacterias poderosas que combaten el crecimiento de la cándida. Esta forma buena de bacterias vive permanentemente en el intestino delgado.

Para garantizar las cantidades adecuadas de este tipo de bacterias en nuestro organismo, podemos tomar kéfir sin lactosa o comer yogur sin lactosa, sin frutas y sin azúcar. Durante un ataque severo de cándidas, también podemos tomar bacterias buenas en forma de suplementos.

La cepa DDS-1 de lactobacilos acidófilos es una cepa súper eficiente de acidófilos, la cual tiene una capacidad superior de adherirse al recubrimiento del intestino delgado, por lo que ayuda a controlar el crecimiento excesivo de levaduras. La DDS-1 es un suplemento que se puede encontrar en la mayoría de las tiendas naturistas. Es importante mantenerla refrigerada. Tome una cucharada, dos o tres veces diarias.

*FOS*

El FOS (también conocido como fructooligosacáridos) es un polisacárido especial que no es digerido por el hombre, pero alimenta las bacterias buenas y las ayuda a crecer, reduciendo las bacterias malas al mismo tiempo.

Tome 2000 mg de FOS al día para alimentar las bacterias buenas. Los FOS se pueden encontrar en las tiendas naturistas. Normalmente se combinan con suplementos acidófilos y bífidos.

Debemos ingerir como mínimo de 20 a 50 mil millones de unidades formadoras de bacterias de acidófilos y bífidos a diario para recolonizar el tracto intestinal. Esto ayuda al organismo a combatir la cándida. También recomiendo a mis pacientes una cucharada de semillas de chía en 8 onzas de agua dos veces al día para deshacerse de la cándida en el tracto intestinal.

Algunos pacientes pueden necesitar Nysatin o Diflucan en los casos moderados y graves de cándida.

## MENOPAUSIA

En la mayoría de las mujeres, la menopausia ocurre alrededor de los cincuenta años de edad. Sin embargo, a veces puede llegar más temprano, a los treinta y cinco o cuarenta años, como también retrasarse hasta los cincuenta y cinco o sesenta. Si usted está atravesando por la menopausia, o está en una etapa premenopáusica, podría estar experimentando cambios de humor y otros síntomas molestos como sofocos, sudores nocturnos, cansancio, dolores de cabeza y palpitaciones cardíacas. Yo recomiendo el inicio de una terapia de reemplazo de hormonas bioidénticas (BHRT). Si desea ubicar a un médico especializado en esta terapia, visite worldhealth.net o vea el Apéndice A.

### Vitaminas y suplementos para la menopausia

Tomar ciertas vitaminas y suplementos reducirá significativamente cualquiera de los síntomas negativos de la menopausia. La siguiente lista de vitaminas y suplementos le permitirá sobreponerse a la menopausia.

#### Vitamina E

Si se toma de forma interna, en una dosis de 800 UI diarias, la vitamina E puede ayudar a aliviar los síntomas de la menopausia. La crema de vitamina E aplicada en el área vaginal puede prevenir la comezón.

#### Vitamina C

Vitamina C con bioflavonoides, como la hesperidina y la quercetina, puede ayudar a aliviar los sofocos. Tome al menos 1000 mg diarios, tanto de vitamina C como de bioflavonoides, en dosis divididas.

#### Aceite de onagra, aceite de borraja y aceite de semilla de grosella negra

Pueden aliviar los sofocos. Debe tomar suficiente aceite de onagra, borraja o de semilla de grosella negra para llegar a 300 mg diarios del ácido graso GLA.

#### Suplemento multivitamínico con minerales

Lo recomiendo para las mujeres menopáusicas.

#### Calcio

Debe ser ingerido en una dosis de 1500 mg al día con 400 unidades de vitamina D. Yo ahora recomiendo de 200 a 250 mg de calcio tres veces al día, y 100 mg al día de vitamina $K_2$ para regular el metabolismo del calcio.

*Progesterona bioidéntica*

Se puede administrar en forma de crema, tanto las que están disponibles en las tiendas naturistas, como las prescritas por un médico. Pero debe asegurarse de que sea bioidéntica. Use al menos 30 mg de crema de progesterona, dos veces diarias. La progesterona ayuda a estimular los niveles de estrógeno, ayudando levemente a aliviar los sofocos. Use una crema de progesterona de 3 a 6 por ciento. No use progesterona sintética.

## Hierbas que pueden ayudar

Las hierbas pueden ser de gran ayuda para controlar los síntomas de la menopausia.

*Cimífuga*

Esta proviene de un arbusto que es oriundo de los bosques de Norteamérica. Su raíz, que es de color negro, es uno de los principales componentes utilizados en esta preparación herbal. Su nombre en inglés, *cohosh*, viene de una palabra india que significa "áspero". Los indios nativos norteamericanos la utilizaron para tratar muchos problemas, incluyendo los síntomas de la menopausia, los calambres menstruales e incluso las mordeduras de las serpientes de cascabel.

Durante la menopausia, la producción de estrógeno disminuye y aumenta la producción de otra hormona llamada HL, u hormona luteinizante. Como resultado de la disminución de estrógeno y el aumento de HL, ocurren los sofocos.

La cimífuga tiene una débil actividad similar a la del estrógeno, y puede disminuir los niveles de secreción de HL, lo cual reduce los sofocos. Recomiendo el extracto estandarizado de esta hierba, el cual contiene 1 mg por tableta.

Un excelente producto que contiene cimífuga es el Remifemin. Se consigue en la mayoría de las tiendas naturistas.

*Dong quai*

Esta es una planta que pertenece a la familia del apio. Con frecuencia la medicina china se refiere a ella como ginseng hembra. Esta hierba ayuda a equilibrar el sistema hormonal femenino. La dong quai no es un fitoestrógeno, como la soya, y no inhibe en el organismo ninguna acción como la de las hormonas. La dong quai ayuda a aliviar los sofocos durante el periodo perimenopáusico. Al balancear las hormonas femeninas, alivia la menstruación dolorosa o la menstruación frecuente.

La raíz de la planta se utiliza con fines medicinales. La raíz en polvo se puede comprar en las tiendas naturistas, en forma de cápsulas, tabletas o té. La dosis normal de cápsulas de dong quai es de 1 o 2 gr, tres veces al día.

*Sauzgatillo*

También llamado vitex, el sauzgatillo ha sido usado desde épocas antiguas para suprimir la líbido e inspirar la castidad. Se utiliza el extracto del fruto entero del sauzgatillo. El sauzgatillo no contiene hormonas. Sin embargo, se cree que es capaz de incrementar la producción de progesterona, ayudando así a regular el ciclo menstrual de la mujer.

El sauzgatillo no funciona rápidamente. Normalmente toma meses para que esta hormona pueda balancear el sistema hormonal de la mujer. Los extractos en polvo se toman regularmente en dosis de 250 a 500 mg, tres veces al día.

*Estrovera*

El Estrovera es un suplemento no hormonal para mujeres en período de menopausia, el cual ha sido utilizado en Europa durante más de veinte años. Contiene extracto de ruibarbo y se ha demostrado que ayuda a aliviar los síntomas de la menopausia.[79] También se ha demostrado que el ruibarbo ayuda a reducir la cantidad e intensidad de los sofocos.[80] La dosis es una cápsula al día.

*Linaza*

Tome 2 o 3 cucharadas de linaza, una o dos veces al día. Esto a ayuda a estimular los fitoestrógenos, los cuales provocan un efecto similar al del estrógeno. La linaza ha demostrado ser de utilidad para aliviar los sofocos, así como otros síntomas de la menopausia.[81] Mis tres suplementos favoritos para combatir los síntomas de la menopausia son la cimífuga, Estrovera, y las semillas de linaza.

**Reemplazo con hormonas bioidénticas**

Si los suplementos naturales y las hierbas que se mencionaron arriba no funcionan para aliviar los sofocos, recomiendo el reemplazo de hormonas con hormonas bioidénticas, realizado por un médico especialista en antienvejecimiento. Este tratamiento incluye estrógeno y progesterona bioidénticos. Para encontrar un médico con entrenamiento en el reemplazo con hormonas bioidénticas, visite worldhealth.net y contacte a un médico certificado en medicina antienvejecimiento.

## OSTEOPOROSIS

La osteoporosis, que significa "huesos porosos", es una pérdida progresiva de masa ósea que disminuye la densidad de los huesos. Es irreal esperar que esto que le ha estado ocurriendo a su organismo se revierta instantáneamente. Recuerde, a sus huesos les ha tomado años y tal vez décadas degenerarse. Sin embargo, puede fortalecer su organismo con suplementos maravillosos que proveen los nutrientes que usted necesita para combatir y vencer la osteoporosis.

Alimentarse adecuadamente y tomar suplementos es un proceso a largo plazo. Sea persistente y paciente. No se desanime si siente que no está avanzando con suficiente rapidez. Comience su viaje hacia una vida mejor tomando estos suplementos.

## Un buen multivitamínico

La base de un buen programa de suplementos siempre es un multivitamínico integral. En un buen multivitamínico se encuentran las dosis adecuadas de muchos de estos nutrientes que veremos a continuación.

## Calcio

La efectividad del suplemento puede verse mermada por los granos enteros que contienen ácido fítico, el cual reduce la absorción de calcio y otros minerales. Es mejor tomar suplementos de calcio después de las comidas, ya que con la comida aumenta el nivel de ácido hidroclórico en el estómago y esto ayuda a la absorción del calcio.

La primera porción del intestino delgado, llamada duodeno, es el lugar principal en el que se absorbe el calcio. No tome todo el calcio de una sola vez, ya que su organismo puede absorber solamente unos 500 mg de calcio a la vez.

Si usted es una mujer premenopáusica con carencia de ácido hidroclórico, esta tasa de absorción de calcio puede reducirse hasta a 5 por ciento para el carbonato de calcio. Usted puede estar tomando 1500 mg diarios de carbonato de calcio y solo absorber 75 mg, es decir, un 5 por ciento. Como puede ver, gracias a la pérdida diaria de calcio debido a la no absorción, la ingesta de 1500 mg puede ser insuficiente para evitar una pérdida de hueso.

Hay algunas fuentes de calcio que no recomiendo. Entre estas se incluye la concha de ostra, ya que contiene cantidades importantes de plomo. La dolomita también puede contener altos niveles de plomo. Así que debe tener cuidado cuando adquiera calcio.

Una forma quelada del calcio, que se encuentra enlazada con un aminoácido como el citrato de calcio, el aspartato de calcio o el fumarato de calcio, se absorbe con más facilidad. La hidroxiapatita de calcio, una forma de calcio que se deriva del hueso, también se absorbe muy bien. Como proviene de la harina de huesos, contiene todos los minerales en su forma natural. Pero tenga cuidado y no adquiera cualquier marca, porque algunas también contienen plomo. Aunque el valor diario del calcio es de 1200 mg al día para las mujeres mayores de cincuenta años, yo ahora recomiendo que las mujeres tomen solo de 200 a 250 mg de calcio quelado o hidroxiapatita de calcio tres veces al día. Recuerde no tomar demasiado calcio. Un estudio reciente demostró que el suplemento de calcio puede aumentar el riesgo de un ataque cardíaco.[82] Se ha demostrado que tomar vitamina $K_2$ con calcio mantiene el calcio en los huesos y no en las arterias.[83]

La absorción de calcio depende de la vitamina D, la bilis, las sales biliares y las grasas alimentarias. Los pacientes con baja cantidad de ácido estomacal (algo muy común en las mujeres postmenopáusicas) necesitan ingerir un calcio que se absorba bien, como el calcio quelado, en vez del carbonato de calcio. El calcio quelado no necesita del ácido hidroclórico para ser absorbido. Yo recomiendo un suplemento que contenga de 200 a 250 mg de calcio quelado y 100 mg de magnesio quelado, y tomarlo con cada comida, tres veces diarias. Este se puede encontrar en casi todas las tiendas naturistas.

## Vitamina D

Esta es una vitamina liposoluble que es fabricada por la piel cuando entra en contacto con los rayos ultravioleta del sol. La vitamina D es importante para salud de los huesos. Como mencioné anteriormente, como es difícil obtener vitamina D de los alimentos y dado que la mayoría de la gente no se exponen lo suficiente a la luz del sol, recomiendo los suplementos de vitamina D. Normalmente recomiendo 2000 UI diarias para casi todos mis pacientes, pero es posible que incremente la dosis a 5000–10 000 UI diarias durante unos meses, hasta que los niveles de vitamina D hayan alcanzado su valor óptimo, el cual es de 50 a 80 ng/ml.

Aunque el aceite de hígado de bacalao es rico en vitamina D, también contiene cantidades importantes de vitamina A. Los estudios han demostrado que la vitamina A en dosis altas puede aumentar el riesgo de sufrir una fractura. Por ejemplo, algunos estudios han demostrado que la alta ingesta de vitamina A (la forma retinol) puede incrementar el riesgo de fractura en un 40 por ciento.[84] Es por esta razón que no recomiendo aceite de hígado de bacalao a pacientes con osteoporosis u osteopenia.

Los vegetarianos estrictos, que no comen ningún tipo de carne, huevos o productos lácteos y que no se exponen lo suficiente a la luz del sol, deben tomar un suplemento con al menos 1000 a 2000 UI diarias, dependiendo de los resultados del examen de sangre para verificar el nivel de vitamina D$_3$.

## Magnesio

Este mineral ayuda a incrementar la absorción del calcio en la dieta y también ayuda a que los huesos retengan ese calcio. Sin las cantidades apropiadas de magnesio, podemos tener mayor propensión a perder hueso rápidamente. La dieta estadounidense estándar no provee cantidades adecuadas de magnesio. La cafeína, el azúcar, el alcohol y los refrescos pueden hacer que disminuya el nivel de magnesio.

El magnesio se encuentra de forma natural en los vegetales de color verde oscuro, en los frutos secos, las semillas y las legumbres, así como también en los granos enteros como el trigo integral. La clorofila es el pigmento verde de las plantas y el átomo central de la clorofila es el magnesio. Por lo tanto, los productos ricos en clorofila pueden ser fuentes excelentes de magnesio.

Debido a que puede ser difícil obtener suficiente magnesio de la dieta diaria, recomiendo suplementar una dieta balanceada con un buen multivitamínico integral, el cual contiene aproximadamente 400 mg de magnesio. Si usted toma suplementos de calcio, tenga en cuenta que la mayoría de los suplementos de calcio no contienen magnesio, y el calcio debe ser balanceado con el magnesio en una proporción de aproximadamente dos a uno.[85] En otras palabras, si usted consume 600 mg de calcio al día, también debe consumir 300 mg de magnesio al día.

Se necesita un entorno ácido en el estómago para que el magnesio sea absorbido correctamente. Una dieta rica en grasas, proteínas y fósforo también puede dificultar la absorción del magnesio. Como ocurre con el calcio, solo absorbemos alrededor de un 40 por ciento del magnesio que consumimos.[86] El magnesio quelado, como el malato de magnesio, el aspartato de magnesio y el citrato de magnesio, es la forma de magnesio que se absorbe con mayor facilidad. Las sales de magnesio, como el óxido de magnesio y el carbonato de magnesio, no se absorben tan fácilmente como las variantes queladas.

**Otros nutrientes importantes**

Hay muchos nutrientes que son importantes para la salud de los huesos y para revertir la osteoporosis. Además del calcio, el magnesio y la vitamina $D_3$, de los cuales acabamos de hablar, también destacan la vitamina $K_2$, el boro, la vitamina $B_6$, la vitamina $B_{12}$, el ácido fólico, el zinc, el cobre, la vitamina C, el potasio, el fósforo, el manganeso, el sílice, el silicio y el estroncio. Afortunadamente, la mayoría de estos nutrientes se pueden obtener en un buen multivitamínico integral. He aquí un poco de información adicional sobre estos nutrientes y su efecto en la salud de los huesos.

*Vitamina $K_2$*

Es interesante saber que a medida que envejecemos, nuestros huesos pierden calcio y se vuelven quebradizos, pero nuestras arterias se van calcificando. La buena noticia es que la vitamina $K_2$ puede regular el metabolismo del calcio, manteniéndolo dentro de nuestros huesos y fuera de nuestras arterias. En la naturaleza, la vitamina K se encuentra en dos formas diferentes: la vitamina $K_1$, que se encuentra en los vegetales de hojas verdes y que es importante para la coagulación sanguínea, y la menos conocida vitamina $K_2$, la cual se encuentra en la yema del huevo, las vísceras y los productos lácteos. Casi todos los médicos recomiendan a sus pacientes que no ingieran vísceras ni huevos, ya que tienen un alto nivel de colesterol. Como resultado, la mayoría de los estadounidenses no consume suficiente vitamina $K_2$.

Sin embargo, en ciertas zonas de Japón se come varias veces a la semana un platillo básico de soya fermentada llamado *"natto"*, el cual es muy rico en vitamina $K_2$. Los japoneses que consumen este platillo normalmente tienen niveles mucho más altos de vitamina $K_2$ en la sangre y significativamente menos incidencia de osteoporosis o fracturas de hueso.[87] En Japón, con frecuencia se les prescribe la vitamina $K_2$ a los pacientes con osteoporosis.[88]

La vitamina $K_2$ ayuda a incrementar la construcción de los huesos y disminuye la pérdida de masa ósea. Si usted toma Coumadin, consulte con su médico ante de tomar vitamina $K_2$. Para tratar la osteoporosis, normalmente recomiendo 100 mcg diarios, pero a veces puedo recomendar 1000 mcg o más al día.

*Familia de vitaminas B*

Un buen multivitamínico integral debe contener vitaminas B, ácido fólico, vitamina $B_6$ y vitamina $B_{12}$ en dosis que disminuyan los niveles del aminoácido toxico homocisteína. Los altos niveles del aminoácido tóxico homocisteína están relacionados con las fracturas en los pacientes con osteoporosis. Es muy importante verificar su nivel de homocisteína y reducirlo a un nivel menor de 10 micromoles por litro.

Recomiendo alrededor de 800 mcg diarios de ácido fólico, entre 100 y 500 mcg diarios de vitamina $B_{12}$, y aproximadamente de 10 a 20 mg diarios de vitamina $B_6$ si se tienen niveles elevados de homocisteína.

Asegúrese de pedirle a su médico que verifique sus niveles de homocisteína unos meses después de haber comenzado a tomar el multivitamínico. Si estos siguen siendo elevados, yo recomiendo añadir 1000 mg de trimetilglicina (también conocida como TMG), una o dos veces al día y de 1 a 5 mg diarios de metiltetrahidrofolato (MTHF), que es la forma activa del ácido fólico.

Muchos médicos no verifican el nivel de homocisteína cuando diagnostican o prescriben tratamiento para la osteoporosis, así que asegúrese de solicitarle a su médico este importante examen de laboratorio.

*Boro*

El boro es un mineral que, en pequeñas cantidades, ayuda a mantener huesos saludables y también es necesario para el metabolismo del calcio, el fósforo y el magnesio. Un buen multivitamínico integral debe contener cantidades adecuadas de boro, es decir, de 2 a 3 mg diarios.

El boro ayuda además a maximizar la actividad del estrógeno y la vitamina D en los huesos. El boro participa en una reacción enzimática de los riñones en la que la vitamina D se transforma en su forma más eficaz para el crecimiento óseo. El boro también es necesario para transformar el estrógeno en una forma más eficaz para el crecimiento óseo, que es la 17 beta-estradiol. Las mejores fuentes de boro son los vegetales de hojas verdes, legumbres, frutos secos, manzanas y peras.[89]

*Estroncio*

Casi todo el mundo cree que el estroncio es el estroncio 90, un componente tóxico de la lluvia radioactiva que está relacionado con un alto riesgo de cáncer. Sin embargo, el estroncio estable es un oligoelemento no radioactivo y no tóxico. También es uno de los suplementos más efectivos que se han encontrado para el tratamiento de la osteoporosis. Tomar estroncio estable puede eliminar gradualmente el estroncio radioactivo del organismo. El estroncio, que se encuentra en el agua de mar, es uno de los más abundantes oligoelementos del planeta. El estroncio también ha sido utilizado de forma segura durante más de un siglo.[90]

Se realizó un estudio en el cual participaron a 1649 mujeres postmenopáusicas con osteoporosis. Estas recibieron 680 mg diarios de estroncio o un placebo durante tres años. Después de esos tres años, la densidad mineral ósea de la espina lumbar se incrementó en un promedio de 14, 4 por ciento en el grupo que recibió estroncio. El estroncio, comparado con el placebo, disminuyó la incidencia de fracturas vertebrales en un 49 por ciento después de un año y en un 41 por ciento después de tres años.[91]

Tomar dosis de estroncio de hasta 1, 7 gr. diarios es una manera segura y efectiva de tratar la osteoporosis. Pero las dosis de 680 mg diarios deberían ser suficientes para revertir la osteoporosis. Usted también puede estimular su ingesta de estroncio consumiendo especias, mariscos, granos enteros, raíces, vegetales de hojas y legumbres.[92] El estroncio debe tomarse con el estómago vacío. Yo recomiendo 1 o 2 cápsulas de estroncio de 680 mg 1 o 2 veces al día.

### Silicio

El silicio también es importante para mantener la fuerza de los huesos. Se encuentra en altas cantidades en el trigo, la avena y el salvado de arroz. También se encuentra en la alfalfa y en la hierba cola de caballo. Los vegetales de color verde oscuro, el aguacate, la cebolla y las fresas también contienen silicio. Esta sustancia ayuda a restaurar y reforzar los huesos, fortaleciendo el tejido conectivo colágeno, que es la matriz del hueso. Este se puede encontrar en muchos multivitamínicos integrales. Yo suelo recomendar 30 mg de silicio 1 o 2 veces al día.

## PÉRDIDA DE LA MEMORIA

La pérdida de la memoria relacionada con el envejecimiento, a menudo comienza alrededor de los 45 o 50 años de edad. Cerca del 15 por ciento de la gente que experimenta pérdida de memoria progresiva relacionada con el envejecimiento desarrolla mal de Alzheimer. Aunque algunos piensan que la pérdida de memoria es una parte inevitable del envejecimiento, esto no es cierto. La buena alimentación, la elección de un estilo de vida saludable, el ejercicio, las vitaminas y los suplementos pueden darnos la capacidad de detener los efectos debilitantes de la pérdida de la memoria. A todos mis pacientes con pérdida de memoria yo les quito el gluten, el glutamato monosódico y el Nutra-Sweet, y les pido que sigan la dieta descrita en *Let Food Be Your Medicine*.

Tomar los suplementos correctos es especialmente vital para detener y revertir la situación. Esto es particularmente cierto en el caso de los antioxidantes, los cuales combaten los radicales libres. El cerebro genera más radicales libres que cualquier otro tejido en el cuerpo. El Dr. Lester Packer, quien se desempeñó como jefe del Laboratorio Packer, y además fue profesor e investigador en la Universidad de California en Berkeley durante cuarenta años, opina que la mejor defensa del organismo contra los radicales libres es una cadena de antioxidantes. El Dr. Packer señala cinco extraordinarios antioxidantes al describir esta cadena. Estos antioxidantes incluyen la vitamina E, el ácido lipoico, la vitamina C, el glutatión y la coenzima $Q_{10}$ ($CoQ_{10}$).[93]

Estos cinco ingredientes se unen para formar un escudo impenetrable contra el ataque de los radicales libres. Cuando un antioxidante falla en neutralizar el ataque de un radical libre, otro antioxidante lanza un ataque de contraofensiva. La vitamina C o la $CoQ_{10}$ pueden donar electrones para revivir un golpe fallido de la vitamina E. Y el ácido lipoico puede resucitar a todos los demás antioxidantes, además de a sí mismo.

## El equipo de defensa

Este equipo de defensa antioxidante para la protección del cerebro se puede tomar como suplemento diario. Si se están experimentando algunos síntomas de pérdida de memoria, comenzar este régimen de suplementación puede proporcionar alivio inmediato. Veamos esto con más detalle.

### Vitamina E

La vitamina E protege la grasa en la membrana de las células para que no se vuelva rancia. En abril de 2007 *The New England Journal of Medicine* reportó que los síntomas debilitantes del mal de Alzheimer se redujeron a la mitad en pacientes con mal de Alzheimer que tomaron 1000 UI de vitamina E a diario.[94]

Algunos expertos afirman que el 30 por ciento de los estadounidenses tienen deficiencias de vitamina E. Además de esto, en todos los países desarrollados la población tiene ligeras deficiencias de vitamina E.[95] Se deben tomar 400 UI de vitamina E natural, a diario, para obtener protección antioxidante. Las dosis de 800 UI o más pueden diluir la sangre. Por lo tanto, se debe consultar con un médico antes de tomar más de 400 UI.

### Vitamina C

El antioxidante vitamina C de hecho dona electrones para ayudar a la vitamina E a regenerarse. El cerebro también utiliza la vitamina C para fabricar los neurotransmisores dopamina y adrenalina. La vitamina C también aumenta los niveles de glutatión, el cual es uno de los antioxidantes más importantes del organismo.

Tome 500 mg de vitamina C, dos o tres veces diarias.

### Coenzima $Q_{10}$

La $CoQ_{10}$ es un antioxidante extremadamente importante, que mejora las funciones cerebrales ya que protege la grasa del cerebro para que no se ponga rancia. Este daño por radicales libres, llamado peroxidación lipídica, puede matar las células cerebrales. La $CoQ_{10}$ también ayuda a reciclar la vitamina E y a producir energía en el cerebro. La $CoQ_{10}$ apaga los radicales libres antes de que deterioren las membranas de las células nerviosas.

Se debe tomar al menos 30 mg de $CoQ_{10}$ al día. Si usted es fumador y está experimentando pérdida de la memoria, o si tiene una enfermedad cardíaca, tome al menos 200 a 400 mg de $CoQ_{10}$ al día.

### Ácido lipoico

El ácido lipoico es uno de los antioxidantes más poderosos. Penetra fácilmente la barrera hematoencefálica en las porciones hidrosolubles y liposolubles de las células. También es el único antioxidante que puede reciclarse a sí mismo.

El ácido lipoico no solo neutraliza los radicales libres, también aumenta la eficiencia de las mitocondrias. Este poderoso defensor ayuda a controlar la insulina y el azúcar en la sangre al prevenir los productos finales de la glicación avanzada (AGE), los cuales sabemos que tienden a acelerar el envejecimiento.

Tome al menos 600 mg diarios de ácido lipoico, 300 mg en la mañana y 300 mg en la tarde. Si usted es diabético, incremente la dosis a 600 mg diarios tres veces al día. Asegúrese de hacerse un examen de tiroides si está tomando la dosis máxima de ácido lipoico.

### Glutatión

El quinto antioxidante poderoso que el cerebro necesita diariamente es el glutatión, pero no es fácil aumentar los niveles de este potente antioxidante con alimentos o suplementos. Tomar ácido lipoico aumenta los niveles de glutatión, y ayuda al cuerpo a reciclar el glutatión que ya posee.

Los suplementos de glutatión son absorbidos con dificultad, y yo no los recomiendo. Los suplementos de N-acetil-cisteína también pueden aumentar el glutatión en el organismo. Si se escoge esta alternativa, entonces debe tomar de 500 a 1000 mg, dos veces al día. Sin embargo, la Riboceina es el mejor potenciador del glutatión (ver el Apéndice A).

### Acetil L-carnitina

La carnitina es una sustancia parecida a las vitaminas que se utiliza para ciertas condiciones como insuficiencia cardíaca congestiva y angina. La acetil L-carnitina (ALC) es una forma especial de la carnitina que ayuda al funcionamiento mental.

La ALC aumenta la energía a través de las membranas mitocondriales del cerebro, y esto mejora la comunicación entre los dos hemisferios del cerebro.

La ALC parece ser mucho más efectiva en pacientes que están comenzando a manifestar pérdida de la memoria relacionada con el envejecimiento.

Si usted está experimentando un leve deterioro de la memoria, tome 500 mg de ALC diariamente. Si está experimentando un deterioro de la memoria que va de moderado a grave, tome de 500 a 1000 mg tres veces al día.

### Fosfatidilserina

La fosfatidilserina (FS) es un fosfolípido que desempeña un papel importante en la función de la membrana celular. Esta permite que las células cerebrales metabolicen la glucosa y liberen neurotransmisores. Es esencial para la capacidad del cerebro de enviar y recibir la comunicación química. Sin embargo, a medida que envejecemos la producción de FS disminuye, y podemos llegar a tener una deficiencia de FS. Dos grandes estudios clínicos concluyeron que la FS puede proporcionar beneficios significativos en las funciones cognitivas que suelen disminuir con la edad, incluyendo: la memoria, el aprendizaje, la concentración y la capacidad del habla. Se ha demostrado que un suplemento de 100 mg de FS tres veces al día mejora el rendimiento cognitivo en pacientes con deterioro de la memoria asociado a la edad.[96]

### La curcumina

La curcumina es el pigmento que da el color amarillo brillante carácterístico a la cúrcuma. Es uno de los compuestos antiinflamatorios más potentes de la naturaleza. En un estudio realizado entre más de mil pacientes de más de sesenta años en Singapur que no habían sido diagnosticados con ninguna forma de demencia, se hizo una encuesta sobre la dieta y luego fueron evaluados usando el Mini Examen del Estado Mental para el Alzheimer. Aquellos que consumían curry frecuentemente tenía un riesgo 49 por ciento menor de tener problemas cognitivos en comparación con aquellos que nunca o raramente comían curry.[97]

El promedio de casos de Alzheimer en la población de la India está entre los más bajos del mundo, y viene a ser solo un cuarto del promedio en los Estados Unidos. Creo firmemente que es porque el curry es consumido de forma habitual por la gente de la India. El Dr. James A. Duke publicó un resumen completo de más de setecientos estudios sobre la cúrcuma. Se encontró que la cúrcuma (la curcumina) contrarresta los síntomas de la enfermedad de Alzheimer, bloqueando la formación de beta-amiloide, la proteína pegajosa asociada con la enfermedad de Alzheimer.[98] Yo recomiendo generalmente entre 250 y 1000 mg de curcumina dos veces al día, o a veces tres veces al día.

### La PQQ

La PQQ es la coenzima de la próxima generación, y es uno de los suplementos más prometedores que se han descubierto, no solo porque protege a las mitocondrias (las fábricas de energía de cada célula) del daño oxidativo (los radicales libres), sino que estimula el crecimiento de nuevas mitocondrias, incluso en células envejecidas. La PQQ también protege al cerebro y optimiza la salud y el funcionamiento de todo el sistema nervioso central. La PQQ fue capaz de revertir el deterioro cognitivo causado por el estrés oxidativo crónico. La PQQ también protege al cerebro de neurotoxinas, incluyendo el mercurio. La PQQ estimula la producción y liberación del factor de crecimiento nervioso en las células que favorecen a las neuronas en el cerebro. También se ha demostrado que protege la memoria y la cognición en personas y animales de edad avanzada.[99] Yo recomiendo 20 mg de PQQ una o dos veces al día.

## PESO Y OBESIDAD

Aunque ya hablamos acerca del peso y el metabolismo en el capítulo 5, vale la pena abordar el tema de la obesidad y la manera de lidiar con una condición de sobrepeso a través de los suplementos naturales. Dado que hay muchas causas para la obesidad, recomiendo suplementos nutricionales seguros que trabajan a través de diferentes mecanismos, tales como los agentes termogénicos, los supresores naturales del apetito que aumentan la saciedad, los suplementos que incrementan la sensibilidad a la insulina y los productos energéticos.

### Un buen multivitamínico y multimineral

Es importante para usted asegurarse de obtener un buen suministro de la variedad de vitaminas que necesita su organismo, especialmente si está debilitado. La mayoría de los multivitamínicos solo contienen doce vitaminas en sus formas inactivas. Debe escoger un multivitamínico que pueda tomar dos o tres veces diarias. Para prevenir que nuestras glándulas adrenales se cansen, necesitamos suplementar nuestra dieta diaria con una fórmula multivitamínica integral con minerales, que contenga las cantidades adecuadas de vitaminas del complejo B.

### Agentes termogénicos (quemadores de grasa)

La palabra *termogénico* describe la manera natural del organismo para elevar su temperatura para quemar más calorías. En resumen, la termogénesis es el proceso de hacer que el organismo queme grasa corporal blanca, que es el tipo de grasa que con frecuencia acumulamos cuando envejecemos. Los agentes termogénicos entonces son quemadores de grasas que ayudan a incrementar la tasa de descomposición de grasa corporal blanca. Afortunadamente, la mayoría de los agentes termogénicos que no son seguros han sido retirados del mercado.

#### Té verde

El té verde y el extracto de té verde son buenos suplementos para la pérdida de peso. El té verde ha sido utilizado por miles de años en Asia tanto como té como medicina herbal. Tiene dos ingredientes clave: una catequina llamada galato de epigalocatequina (EGCG) y cafeína. Ambos producen liberación de mayores cantidades de epinefrina, lo cual aumenta la tasa metabólica. Finalmente, el té verde propicia la oxidación de la grasa, lo cual la quema. También aumenta la tasa a la que usted quema calorías por un período mayor a veinticuatro horas.

Una dosis diaria efectiva de EGCG es de 90 mg o más, los cuales se pueden consumir al beber tres o cuatro tazas de té verde al día. No le añada azúcar, miel o endulzantes artificiales, aunque puede utilizar el endulzante natural stevia. Además de beber té verde, recomiendo 100 mg de suplemento de té verde, tres veces al día.

*Extracto de grano de café verde*

En enero de 2012, un estudio controlado por placebos reportó que el extracto de grano de café verde produjo pérdida de peso en el cien por ciento de los participantes con sobrepeso.

Durante veintidós semanas, a los participantes se les dieron 350 mg de extracto de grano de café verde, dos veces al día. Ellos no cambiaron sus dietas, consumieron un promedio de 2400 calorías diarias, pero quemaron 400 calorías diarias haciendo ejercicio. La pérdida promedio de peso fue de 17,6 libras (7.9 kg), algunos individuos perdieron hasta 22,7 libras (10.2 kg) y no tuvieron efectos secundarios.[100]

El fitonutriente clave en el extracto de grano de café verde es el ácido clorogénico, el cual tiene la capacidad de reducir la absorción de glucosa, grasas y carbohidratos de los intestinos y de este modo reduce la absorción de calorías. También tiene efectos positivos en la manera como el cuerpo procesa la glucosa y las grasas, y ayuda a reducir los niveles de azúcar en la sangre y los de insulina. Beber café no le proporcionará los mismos efectos. Debido al proceso de tostado, la mayoría del ácido clorogénico del café es destruido. En comparación, el extracto es mucho mejor. El extracto de grano de café verde contiene un 45 por ciento más de ácido clorogénico. Además de—o en vez de—beber café, yo recomiendo tomar 400 mg de extracto de grano de café verde, treinta minutos antes de cada comida.

## Apoyo a la tiroides

A todos los pacientes obesos se les debe practicar una evaluación de hipotiroidismo, por medio de pruebas como los análisis de sangre TSH, T3 libre, T4 libre y anticuerpos peroxidasa tiroidea para descartar la tiroiditis de Hashimoto, que es la causa más común de baja actividad en la tiroides. Si un paciente tiene baja temperatura corporal (menos de 98 grados), probablemente tiene un metabolismo lento y una función tiroidea perezosa.

Es especialmente importante optimizar el nivel de T3 libre en la sangre para mejorar la tasa metabólica. El rango normal de T3, de acuerdo con el laboratorio que yo utilizo, es de 2,1 a 4,4. Trato de optimizar el nivel de T3 a un rango de 3,0 a 4,2 utilizando T4 y extracto natural de tiroides (T3). Algunas veces puedo optimizar los niveles de T3 con suplementos naturales como el Metabolic Advantage o suplementos de yodo como Lugol's Iodine. Normalmente practico un examen de laboratorio para ver si un paciente está bajo en yodo antes de comenzar con un suplemento de este mineral. De acuerdo con la American Thyroid Association, el 40 por ciento de la población mundial está en riesgo de tener una deficiencia de yodo.[101]

## Supresores del apetito

Estos suplementos generalmente actúan en el sistema nervioso central para disminuir el apetito o crear una sensación de llenura. Aunque algunos medicamentos de esta categoría incluyen a la riesgosa fenilpropanolamina (que se encuentra en productos como el Dexatrim), he encontrado algunos suplementos naturales que son seguros y extremadamente efectivos para suprimir el apetito.

### L-triptófano y 5-HTP

Estos son aminoácidos que ayudan al organismo a fabricar serotonina. La serotonina ayuda a controlar los antojos de carbohidratos y azúcar. El L-triptófano y el 5-HTP también funcionan como antidepresivos naturales. Si usted está tomando los medicamentos llamados triptanos o ISRS (inhIbídor selectivo de la recaptación de serotonina) para la migraña, consulte con su médico antes de tomar cualquier suplemento. La dosis típica de L-triptófano es de 500 a 2000 mg, antes de dormir. Para el 5-HTP normalmente es de 50 a 100 mg de una a tres veces diarias, o de 100 a 300 mg antes de ir a dormir. Serotonin Max es un suplemento excelente que ayuda a estimular los niveles de serotonina de forma natural.

### L-tirosina, N-acetil L-tirosina y L-fenilalanina

Estos son aminoácidos que se forman naturalmente en numerosos alimentos proteicos, incluyendo el requesón, el pavo y el pollo. Ayudan a elevar los niveles de norepinefrina y dopamina en el cerebro, que son los que hacen que disminuya el apetito y los antojos, y mejoran el estado de ánimo. Las dosis de L-tirosina, N-acetil L-tirosina y L-fenilalanina oscilan entre 500 y 2000 mg diarios (a veces más), pero deben ser ingeridos antes de comer. Prefiero la N-acetil L-tirosina para la mayoría de mis pacientes ya que el organismo lo absorbe mejor que la L-tirosina o la L-fenilalanina.

Normalmente comienzo el tratamiento con 500 a 1000 mg de N-acetil L-tirosina, treinta minutos antes de desayunar y treinta minutos antes de almorzar. No recomiendo tomar ninguno de estos suplementos al final de la tarde, ya que pueden interferir con el sueño.

*Frijol terciopelo*

Se ha utilizado tradicionalmente para tratar la depresión o el mal de Parkinson, pero este suplemento también puede ser de utilidad para ayudar a la gente a perder peso, ya que se ha demostrado que incrementa los niveles de dopamina.[102] Los bajos niveles de dopamina están relacionados con el antojo de azúcar, chocolate y carbohidratos.[103] Elevar la dopamina con frijol terciopelo ayuda a eliminar los antojos de comida y, por lo tanto, ayuda a perder peso. Yo recomiendo la mucuna que contiene 60 por ciento de L-dopamina en una cápsula de 100 mg. Simplemente tome 1 cápsula por la mañana, 30 minutos antes del desayuno. No tome más de 2 cápsulas al día.

### Suplementos para incrementar la saciedad

Los suplementos de fibra y los alimentos ricos en fibra aumentan la sensación de llenura, utilizando diferentes mecanismos. La fibra desacelera el paso de la comida a través del tracto digestivo, reduce la absorción de azúcares y almidones en el estómago y expande y llena el estómago, disminuyendo el apetito. Aunque la *American Heart Association* y el Instituto Nacional del Cáncer recomiendan 30 gr. o más de fibra al día, el estadounidense promedio solo consume entre 12 y 17 gr.[104]

Cuando se trata de perder peso y de controlar los niveles de azúcar en la sangre, un poco de fibra puede servir de mucho. Un estudio encontró que el consumo de 14 gr. diarios adicionales de fibra soluble durante dos días, se relacionó con una reducción del 10 por ciento en la ingesta calórica.[105] Los suplementos de fibra soluble aumentan de forma significativa la satisfacción después de comer y deben ser ingeridos antes de cada comida para ayudar con la pérdida de peso. La fibra soluble disminuye el nivel de azúcar en la sangre, desacelerando la digestión y la absorción de azúcares y carbohidratos. Esto permite un aumento más progresivo en el azúcar de la sangre, lo cual reduce el índice glicémico de los alimentos que usted ingiere. Esto ayuda a mejorar los niveles de azúcar en la sangre.

La fibra que yo prefiero para mis pacientes que están perdiendo peso es la PolyGlycopleX (PGX). Comienzo con una cápsula, tomada con 8 a 16 onzas de agua, antes de cada comida o refrigerio y luego incremento gradualmente la dosis a dos a cuatro cápsulas, hasta que los pacientes puedan controlar su apetito. Siempre tome PGX con las comidas de la noche y los refrigerios.

Además de la PGX, otra gran fibra para la pérdida de peso es el glucomanano, que se extrae de la raíz del konjac asiático. El glucomanano es cinco veces más efectivo para reducir el colesterol en comparación con otras fibras como el psilio, la fibra de avena o la goma guar. Gracias a que aumenta hasta diez veces su tamaño original cuando se le coloca en agua, es un gran suplemento para tomar antes de la comida, ya que reduce el apetito al expandirse en el estómago, pero debe tomarlo con 16 oz. de agua o té verde o negro sin endulzar.

Otra fuente de fibra muy buena y de bajo costo son las semillas de chía. Yo recomiendo una cucharada en una cantidad de 4 a 8 onzas de agua antes o después de cada comida.

## Suplementos para aumentar la producción de energía

La L-carnitina es un aminoácido que ayuda al organismo a convertir los alimentos en energía, al transportar los ácidos grasos a las mitocondrias, las cuales se comportan como fábricas de energía de las células, quemando ácidos grasos para producir energía. Los humanos sintetizamos muy poca carnitina, así que necesitamos suplementarla de fuentes externas. Esto aplica especialmente para los individuos obesos y ancianos, quienes normalmente tienen niveles de carnitina más bajos que el segmento de la población que tiene un peso promedio. Como podrá imaginarse, los individuos con insuficiente carnitina tienen mayor dificultad para quemar grasa y producir energía.

La leche, la carne de cordero y de oveja, el pescado y el queso son buenas fuentes de L-carnitina. Como suplemento, recomiendo una combinación de L-carnitina, acetil-L-carnitina, ácido lipoico, PQQ (pirroloquinolina quinona), coenzima $Q_{10}$ y un suplemento potenciador del glutatión. Yo recomiendo 500 mg tanto de L-carnitina como de acetil-L-carnitina, y 300 mg de ácido lipoico dos veces al día. La mejor hora para tomar estos suplementos es en la mañana y temprano en la tarde (antes de las tres de la tarde) o antes de las comidas. Si los toma más tarde, pueden interferir con el sueño. Los suplementos de té verde y N-acetil L-tirosina también ayudan a aumentar la energía.

Entre los suplementos que aumentan la energía, tenemos la coenzima $Q_{10}$ ($CoQ_{10}$), la PQQ, y la riboceina (un suplemento que aumenta el glutatón).

## Otros suplementos para la pérdida de peso

Hay un par de suplementos adicionales que pueden ayudarle a perder peso.

### *Mango africano*

El mango africano es una planta frutal que crece en las selvas de Camerún, en África. El mango africano ayuda a sensibilizar de nuevo sus células a la insulina. Este parece ser capaz de revertir la resistencia a la leptina al reducir los niveles de proteína C reactiva (PCR), un intermediario en los procesos inflamatorios. La leptina es una hormona que le dice al cerebro que ya hemos comido lo suficiente y que es momento de parar. También mejora la capacidad del organismo para utilizar la grasa como fuente de energía. También se necesita zinc, alrededor de 12 a 15 mg diarios, para que la leptina pueda funcionar de forma óptima.

Debido al estilo de vida sedentario de los estadounidenses y a la ingesta de alimentos altamente procesados y con alto contenido glucémico, muchos pacientes con sobrepeso y obesos han adquirido resistencia a la leptina. Como resultado, esta hormona ya no funciona apropiadamente en sus organismos.

Como ocurre con la resistencia a la insulina, la resistencia a la leptina es una condición inflamatoria crónica que contribuye con el exceso de peso. Es de vital importancia seguir una dieta antiinflamatoria (descrita en mi libro *La nueva cura bíblica para la pérdida de peso*). Con solo reducir la ingesta de alimentos inflamatorios, la mayoría de la gente comienza a perder grasa abdominal y también ayudan a que la leptina funcione de forma óptima. La dosis recomendada generalmente es de 150 mg de extracto de mango africano estandarizado, dos veces al día, treinta minutos antes del almuerzo y la cena.

### 7-keto-DHEA

Derivado de la hormona dehidroepiandrosterona (DHEA), la 7-keto DHEA se toma para ayudar a acelerar el metabolismo y perder peso. A diferencia de la DHEA, que es producida por las glándulas que están cerca de los riñones, la 7-keto-DHEA no afecta los niveles de las hormonas sexuales.[106] Este suplemento también se utiliza para mejorar la masa corporal magra, fabricar músculos, potenciar el sistema inmunológico, mejorar la memoria y desacelerar el envejecimiento, aunque la evidencia científica que respalda todos estos beneficios es limitada.[107] Sin embargo, se ha demostrado que la 7-keto-DHEA aumenta la tasa metabólica de descanso en los individuos que están haciendo dieta y que están comprometidos con un programa de ejercicio periódico.

Un estudio de ocho semanas de duración demostró que los participantes que tomaron 100 mg de 7-keto-DHEA, dos veces diarias, perdieron alrededor de seis libras de peso, mientras que los que recibieron un placebo perdieron poco más de dos libras.[108] No se encontró que el suplemento tuviera algún efecto secundario adverso después de una serie de evaluaciones toxicológicas. Un estudio de seguridad, publicado en el *Clinical & Investigative Medicine*, indicó que el 7-keto-DHEA era seguro para el consumo humano en dosis de 200 mg al día, hasta un límite de cuatro semanas. Se desconoce la seguridad de su uso después de cuatro semanas.[109]

## RESFRIADO, GRIPE Y OTRAS INFECCIONES SINUSALES

Nuestro cuerpo necesita un suministro constante de vitaminas y minerales básicos para mantener su capacidad defensiva. La alimentación actual no siempre provee todas las sustancias esenciales. De hecho, aunque nuestra dieta contenga frutas y vegetales en abundancia, es bastante probable que hayan sido sembrados en suelos agotados. Por lo tanto, para mantener la fuerza y el poder del sistema inmunológico, debemos tomar un buen suplemento mineral o multivitamínico a diario. También debemos llevar una dieta antiinflamatoria, y si somos propensos a sufrir de resfriados e infecciones sinusales frecuentes, evitar el azúcar y los productos lácteos. Una vez que el sistema inmunológico se ha recuperado y los resfriados e infecciones sinusales han sanado, rote los productos lácteos cada cuatro días. Si las infecciones regresan, elimine los lácteos.

## Un multivitamínico integral con minerales

Algunas vitaminas y minerales son de vital importancia para que el sistema inmune funcione de forma óptima, lo que es vital durante los resfriados y en las temporadas de gripes. Un multivitamínico general es de gran importancia para aportar las vitaminas y minerales básicos que nuestro cuerpo no puede crear por sí mismo. No podemos obtener las cantidades adecuadas solamente de los alimentos que consumimos. Por lo tanto, recomiendo un suplementos multivitamínico integral con minerales como el Divine Health's Enhanced Multivitamin. Este proporciona las vitaminas y minerales esenciales, al igual que la mayoría de los antioxidantes que su cuerpo requiere diariamente.

## Vitamina A

Si al cuerpo le hace falta vitamina A, tenderá a albergar muchos tipos de infecciones, especialmente resfriados y gripes. La vitamina A trabaja para mantener la integridad estructural de las mucosas. También es de vital importancia en la producción de leucocitos T.

Un nivel bajo de vitamina A hace que la glándula timo se reduzca, lo cual genera deficiencias en el sistema inmunológico. A muchos médicos les preocupan las sobredosis de vitamina A, ya que están asociadas con daños al hígado, pérdida de cabello, dolores de cabeza, vómitos y otros síntomas. Sin embargo la sobredosis de vitamina A es bastante rara, aunque el consumo inadecuado de vitamina A es muy común.

Yo recomiendo de 5000 a 10 000 UI de vitamina A diariamente, que es una dosis segura. Sin embargo, si se encuentra en estado de gestación, limite su dosis a 5000 UI de vitamina A al día.

Algunos creen que no necesitan vitamina A porque toman suplementos de beta-caroteno. Piensan que como el betacaroteno es un precursor de la vitamina A, no necesitan nada más. Pero la vitamina A, el betacaroteno y otros carotenoides tienen funciones independientes en el fortalecimiento y la protección de la inmunidad. Por lo tanto, estos nutrientes se deben tomar regularmente. La vitamina A está presente en la mayoría de los multivitamínicos.

## Complejo B

La vitamina B también es muy importante para un funcionamiento inmunológico óptimo. La vitamina $B_5$, o ácido pantoténico, es importante para mantener un timo saludable y para producir anticuerpos. El ácido fólico ayuda al funcionamiento óptimo de los leucocitos T y B, ya que es vitamina $B_6$. Los fagocitos necesitan vitamina $B_{12}$ para matar las bacterias.

**Vitamina C**

La vitamina C también es muy importante para el sistema inmunológico. La vitamina C es un agente antiviral y antibacterial; fortalece los tejidos conectores y neutraliza las sustancias tóxicas que liberan los fagocitos.

En 1970, el Dr. Linus Pauling lanzó el libro *La vitamina C y el resfriado común*.[110] Él fue uno de los científicos más prominentes y respetados del siglo XX, y fue ganador de dos premios Nobel. Pero levantó una enorme controversia en la comunidad médica cuando les recomendó a los pacientes tomar 1000–2000 mg de vitamina C al día para el bienestar general. Para combatir los resfriados, recomendaba aumentar la dosis a 4000–10 000 mg al día.

El Dr. Pauling descubrió que un suplemento de 1000 mg de vitamina C al día reduce la incidencia de resfriados en 45 por ciento y los síntomas de los resfriados en 63 por ciento.[111] Como dosis preventiva, yo recomiendo 1000 mg de vitamina C diariamente, de preferencia 250 mg, cuatro veces al día o 500 mg, dos veces al día. Si tiene un resfriado o infección sinusal, le recomiendo aumentar la dosis a 2000 mg de vitamina C, preferiblemente en polvo, cada dos o tres horas. Mantenga esta dosis durante varios días y bájela gradualmente hasta que regrese a los 1000 mg al día, que es la dosis de mantenimiento.

Tomar más de 3000 mg de vitamina C de una vez puede provocar diarrea y gases. Si presenta estos síntomas, baje la dosis a solo 500–1000 mg. En casos contados, las altas dosis de vitamina C pueden causar piedras en los riñones, por lo tanto es de vital importancia tomar por lo menos medio galón de agua filtrada al día.

Consulte con su médico antes de comenzar una terapia con dosis altas de vitamina C.

**Vitamina D**

Las investigaciones han demostrado que la vitamina D puede ser tan efectiva como la vitamina C para combatir y prevenir los resfriados. Los individuos con bajos niveles de vitamina D tienden a sufrir más resfriados que aquellos con niveles normales. En un estudio de 19 mil participantes, se analizaron los niveles de vitamina D y se reportó la frecuencia de resfriados e infecciones respiratorias. Los que tenían niveles de vitamina D por debajo de 10 ng/Ml, fueron 36 por ciento más propensos a sufrir o haber sufrido un resfriado que los que tenían niveles de vitamina D por encima de 30 ng/mL.[112] La mayoría de mis pacientes toman entre 2000 y 5000 UI de vitamina $D_3$ al día. Debemos hacernos examinar nuestros niveles de vitamina $D_3$ para asegurarnos de que estamos tomando sufiente vitamina $D_3$.

**Selenio**

Los minerales también son de vital importancia para el buen funcionamiento inmunológico. Uno de los minerales más importantes para fortalecer el sistema inmunológico, es el selenio. La deficiencia de selenio causa una disminución en la actividad celular de los leucocitos T y la producción de anticuerpos.

También puede disminuir nuestra resistencia a las infecciones virales y bacterianas. Los suplementos de selenio mejoran significativamente la producción de glóbulos blancos, especialmente los leucocitos T y las células aniquilantes naturales.

Tome aproximadamente 200 mcg de selenio al día. Un multivitamínico integral contiene selenio.

## Zinc

El zinc es otro mineral muy importante para el sistema inmunológico. De hecho, es vital para el funcionamiento del timo y se requiere para la inmunidad celular. Una deficiencia de zinc causa una disminución de glóbulos blancos, células aniquilantes y la hormona tímica. En los tubos de ensayo, se ha demostrado que el zinc es efectivo para evitar que los virus gripales se reproduzcan.

En un estudio de pastillas para la garganta se descubrió que los tiempos de recuperación eran más cortos en los sujetos que disolvieron pastillas para la garganta en su boca cada dos horas después de notar los síntomas del resfriado. El tiempo de recuperación promedio para quienes tomaron las pastillas fue de 4, 4 días y de 7, 6 para los que tomaron un placebo.[113]

La mayoría de las dietas en los Estados Unidos son bajas en zinc. Algunos expertos creen que nuestra baja ingesta de zinc es la causa de muchos de nuestros problemas inmunológicos. Pero no todos los tipos de zinc son iguales. El gluconato de zinc y el acetato de zinc son mejores que el picolinato de zinc y el citrato de zinc. Asegúrese de que sus pastillas para la garganta con zinc no contengan azúcar, citrato o rellenos de tartrato, ya que el zinc se enlaza con estos rellenos y se hace menos disponible.

Si usted toma pastillas para la garganta con zinc, es importante que lo haga dentro de las 24 horas siguientes a la aparición de los primeros síntomas, para que reciba el máximo beneficio. El zinc está presente en los multivitamínicos integrales. Yo recomiendo al menos 15 mg al día.

## Remedios naturales

Ahora veamos algunos remedios naturales que pueden ayudarnos a combatir los síntomas del resfriado, la gripe o las infecciones respiratorias.

### Saúco

Los nativos americanos hacían tés de flores de saúco para tratar infecciones respiratorias. Se ha demostrado que el extracto de baya de saúco, que tiene grandes cantidades de tres tipos de flavonoides, es de gran ayuda en el tratamiento de los virus.

Un estudio publicado en *The Journal of Alternative and Complementary Medicine* en el año 1995 evaluó el poder antigripal del Sambucol, una preparación a base de extracto de baya de saúco. El estudio demostró que la baya de saúco inhibió el crecimiento varias clases de virus de influenza A y B en los cultivos de células.[114]

Durante un brote de gripe en un kibutz israelí, se les suministró baya de saúco o un placebo a 27 sujetos, durante un lapso de tres días. Los resultados fueron sorprendentes: 90 por ciento de los que tomaron baya de saúco estaban completamente bien tres días después. Los que habían tomado el placebo, tardaron seis días para recuperarse.[115] Yo recomiendo el extracto de baya de saúco. Tome 2–4 cucharadas diarias de Black Elderberry Extract, o la dosis que le indique su médico.

### Oscillococcinum

El oscillococcinum, el tratamiento antigripal sin prescripción más popular de Francia, se ha utilizado por más de sesenta años. Es una mezcla homeopática que contiene un extracto diluido de hígado y corazón de pato, y viene en presentación granulada. Los estudios han demostrado que el oscillococcinum puede reducir la duración de la enfermedad y la severidad de los síntomas. Un estudio publicado en la edición de abril de 1998 de *The British Homeopathic Journal* afirmó que 17, 4 por ciento de quienes tomaron el suplemento oscillococcinum no mostraron síntomas al día siguiente, en comparación con solo 6 por ciento de los que tomaron placebos.[116] Un artículo publicado en 2015 analizó varios estudios sobre la efectividad del oscillococcinum. Estos estudios mostraron una mejora de los síntomas de la gripe en los pacientes tratados con este extracto en comparación con los que tomaron un placebo.[117]

Este remedio debe usarse a la primera señal de gripe, preferiblemente dentro de las primeras ocho horas luego de la aparición de los síntomas, y se puede encontrar en la mayoría de las tiendas naturistas. Siga las instrucciones del empaque para tomar la dosis adecuada.

### Enzimas proteolíticas

Las enzimas proteolíticas son agentes antinflamatorios extremadamente efectivos en el tratamiento de la sinusitis. La bromelina es una enzima proteolítica que se encuentra en el jugo de piña y en el tallo de las plantas de piña.

En 1993, la Comisión E de Alemania aprobó la bromelina para reducir la hinchazón de la nariz y los sinos causada por heridas y operaciones.

La dosis típica de bromelina es 500 mg, tres veces al día, tomadas antes de las comidas.

Las tabletas de enzimas de papaya y bromelina también pueden ayudar a aliviar la congestion sinusal y el bloqueo de la trompa de Eustaquio. Clear-ease es un producto enzimático que contiene enzimas de bromelina y papaya. Esta de hecho contiene un millón de unidades de enzimas de bromelina y 500 000 unidades de papaya. Se recomienda diluirla en la boca, tres veces al día.

### Fitoesteroles

Unos de los suplementos más importantes para evitar los resfriados, la gripe y las infecciones sinusales son los fitoesteroles. Los esteroles son grasas de plantas similares al colesterol de los animales. Todas las plantas, incluidos los vegetales, las frutas, los frutos secos y las semillas, contienen esteroles y esterolines.

Estos esteroles juegan un papel fundamental en la actividad inmunológica. Los fitoesteroles pueden ayudar a los leucocitos T a multiplicarse. De hecho, un estudio demostró que esta sustancia provoca una aumento de 20 a 920 por ciento en los niveles de leucocitos T, después de solo cuatro semanas en la mezcla de esteroles/esterolines.

Otro experimento demostró un aumento drástico en la actividad de las células aniquilantes. He comprobado que los fitosteroles son muy efectivos contra los resfriados, la gripe y las infecciones sinusales.

Los fitoesteroles se encuentran en un producto sin receta llamado Modu-care. Yo recomiendo una tableta tres veces al día, una hora antes de las comidas, o dos en la mañana y una en la noche antes de las comidas.

### Extracto de hoja de oliva

La *oleuropeína* es una sustancia amarga que fue aislada de la hoja de oliva. Se ha descubierto que el ingrediente activo de la oleuropeína tiene poderosas propiedades antibacteriales, así como la capacidad de inhibir el crecimiento de los virus. La hoja de oliva tiene la habilidad de interrumpir la multiplicación de varios patógenos diferentes, entre ellos las bacterias y los virus. Se halló que es efectiva para tratar la gripe, los resfriados y las infecciones sinusales.

La dosis normal de este extracto es 500 mg, cada seis horas, entre comidas. Para las infecciones agudas, algunos médicos recomiendan dos tabletas cada seis horas.

### Silver Biotics o plata activa

Un antiguo refrán dice: "Nació con una cucharilla de plata en la boca". Proviene de la época atroz de las plagas en Europa, cuando no existían los antibióticos u otras medicinas para detener la ola desenfrenada de enfermedades que arrasó ciudades enteras. A los niños más acaudalados se les daban cucharillas de plata para que la chuparan durante el día. La plata de las cucharillas brindaba un efecto antibiótico, dándoles a estos infantes una mayor probabilidad de sobrevivir.

Actualmente, la plata sigue siendo valorada por sus poderes medicinales. La plata coloidal es un líquido transparente compuesto de 99.9 por ciento de partículas de plata pura, de aproximadamente 0,001–0,01 micrones de diámetro, que están suspendidas en agua pura. No recomiendo la plata coloidal, ya que está asociada con efectos secundarios como la argiria, una decoloración cutánea grisácea o plateada. La plata coloidal normalmente contiene 50 000–300 000 partes por millón de plata. Sin embargo el silver biotic, una nueva tecnología para la plata, solo contiene 5 a 20 partes por millón y no causa argiria.

La tecnología del silver biotic usa 10 000 voltios de corriente alterna mientras que la plata coloidal usa 110 voltios de corriente directa. Este aumento del poder sobrecarga la plata, otorgándole poderes catalíticos para destruir virus, bacterias y moho. El silver biotic puede matar la bacteria en solo seis minutos, y suprimir y limitar los efectos de las infecciones virales.[118] Esta solución de silver biotic puede ser ingerida, colocada en la nariz con un rociador nasal, o nebulizada e inhalada en los pulmones.

*Xlear*

El Xlear contiene xilitol, que es un polialcohol natural que se encuentra en muchas frutas y vegetales, el cual sabe y luce como el azúcar.

Esta sustancia provoca que las bacterias perjudiciales pierdan su adherencia a las membranas del cuerpo, impidiéndoles el crecimiento. Una vez que el poder de agarre de estas bacterias se deteriora, el xilitol las enjuaga y las expulsa.

Los antibióticos suelen matar tanto las bacterias buenas como las malas, y dan lugar al crecimiento de bacterias resistentes. Xlear contiene xilitol y es un tratamiento excelente para las infecciones sinusales. También es seguro de usar en los niños.

*Saventaro*

El Saventaro es una forma de uña de gato, una hierba utilizada por los pobladores de los Andes, especialmente en Perú, para tratar dolencias como las infecciones, la artritis, la disentería y la inflamación. La uña de gato contiene alcaloides que estimulan el sistema inmunológico. Su ingrediente activo es un grupo de compuestos llamado "alcaloides pentacíclicos de oxindol", también conocidos como APOs, por sus siglas en inglés.

El Saventaro es la primera y única forma de uña de gato que proviene de la raíz, donde los APOs son mucho más concentrados. Esto hace a este producto mucho más potente que la uña de gato regular.

Para la gripe, los resfriados y las infecciones sinusales, tome dos cápsulas, tres veces al día, de 7 a 10 días. Yo también recomiendo que mis pacientes utilicen un irrigador nasal o Sinu- Cleanse, disponibles en la mayoría de las farmacias sin receta médica. Se utiliza una solución salina y bicarbonato para irrigar los conductos nasales, aliviando las infecciones de los senos paranasales, los resfriados y las gripes.

## SÍNDROME DEL INTESTINO IRRITABLE (SII)

Durante la mayor parte de nuestras vidas tenemos que lidiar con muchas preocupaciones, problemas, obstáculos, decepciones y otras situaciones estresantes. Todas estas emociones pueden liberarse directamente en nuestro intestino, generando un SII que se va volviendo cada vez más crónico. Para comenzar el proceso de sanación y renovación física, debemos apuntar hacia uno de los lugares donde el estrés puede hacer más estragos, el tracto intestinal. Podemos hacerlo con la ayuda de poderosos suplementos que funcionan especialmente para aliviar y reparar el daño. La mayoría de los pacientes con SII también sufren de sensibilidades alimenticias, especialmente al gluten, y necesitan hacerse un ALCAT para identificar sus sensibilidades alimenticias. También muchos pacientes con SII tienen sobrecrecimiento de candida, sobrecrecimiento bacteriano del intestino delgado, o parásitos.

Echemos un vistazo a algunos suplementos que son vitales para recuperarnos de esta afección.

### Bacterias buenas

Cuando sufrimos de SII, es esencial proporcionarle bacterias buenas al organismo. Tal vez le resulte difícil creer que en el colon viven más de cuatrocientos tipos de bacterias en este momento. Estas bacterias buenas son necesarias para la salud.

Las bacterias buenas más importantes son los lactobacilos acidófilos y las bifidobacterias. Para aumentar la presencia de estas bacterias en el tracto digestivo, se pueden tomar como suplementos. Recomiendo L-acidófilos y bifidobacterias así como otras cepas de probióticos. Véase el apéndice A. Yo por lo general recomiendo al menos entre 50 a 100 mil millones de unidades formadoras de colonias al día o más, con el estómago vacío, al levantarse.

### Prebióticos

Los prebióticos son las enzimas que alimentan los probióticos en las bacterias buenas. Los FOS (fructooligosacaridos), un tipo de prebióticos, son azúcares que promueven el crecimiento de las bacterias buenas. Se encuentran en vegetales tales como la banana, el ajo y otros.[119] Yo suelo recomendar unos 2000 mg de FOS diariamente conjuntamente con el prebiótico. Este suplemento se puede conseguir en casi todas las tiendas naturistas. La inulina y la escarola también son buenos prebióticos. Las semillas de chía son también un excelente prebiótico, y yo recomiendo una cucharada dos veces al día, tomada igualmente con el prebiótico.

### Olmo deslizadizo

El olmo deslizadizo es una planta que se utiliza para aliviar los tejidos irritados, tal como la irritación en el intestino delgado o en el intestino grueso. El olmo deslizadizo puede ser consumido como té, o en su forma herbal. Evite las capsulas de gelatina, ya que estas pueden agravar el SII. Puede tomar pastillas de olmo deslizadizo tres veces al día.

## Glutamina

Cuando se trata el SII, es extremadamente importante reparar el revestimiento del intestino delgado o curar el intestino con fuga. El aminoácido glutamina es uno de los suplementos más importantes para reparar el tracto gastrointestinal.

Se debe tomar de 500 a 1000 mg, treinta minutos antes de las comidas, tres veces al día. Tómelo en forma de comprimidos o en polvo, en lugar de cápsulas.

## Suplementos para la depresión y la ansiedad

El estrés excesivo, la ansiedad y la depresión pueden estar relacionados con el SII. Veamos algunos suplementos que pueden ser de utilidad. Si usted está luchando contra la depresión, escoja un suplemento de la siguiente lista:

+ 5-HTP (50 mg, tres veces al día) o 150 mg al acostarse
+ SAM-e (200 a 400 mg, dos veces al día, antes de las comidas)
+ Hierba de San Juan (300 mg, tres veces al día)

No tome ninguno de estos suplementos si está tomando un antidepresivo con prescripción. Por favor, consulte mi libro *La cura bíblica contra la depresión y la ansiedad*.

Un suplemento excelente para combatir la ansiedad y el estrés es Stress Relief Drops. Este suplemento no es adictivo como los medicamentos Xanax y Valium. No afecta el funcionamiento mental, y funciona muy bien para controlar el estrés y la ansiedad. Tome diez gotas en 2 onzas de agua según sea necesario. Consulte el Apéndice A.

## Superar el estreñimiento

Los individuos que sufren SII tienden a pasar mucho tiempo lidiando tanto con el estreñimiento como con la diarrea, o ambos en momentos diferentes. Combatir el estreñimiento de una forma natural y saludable le ayudará.

Mucha gente depende de los laxantes para producir movimientos intestinales. Si usted pertenece a ese grupo, es fundamental reestablecer el funcionamiento normal en su organismo. Evite todos los laxantes estimulantes, incluyendo laxantes como los senósidos y la cáscara sagrada. Estos remedios estimulan los músculos del intestino para que se contraigan, lo cual realmente empeora los síntomas del SII.

Los laxantes más seguros son las variantes productoras de bultos en los diferentes tipos de fibras.

*Fibra*

La mayoría de las fibras que utilizo para los pacientes con SII contienen una combinación de fibra soluble e insoluble. La fibra insoluble mejora el tiempo de tránsito en el intestino grueso, y ayuda a mantener limpio el colon. Evite todas las fibras que contengan trigo, ya que la sensibilidad al gluten es muy común en la mayoría de los pacientes que veo con SII. La fibra insoluble también ayuda a eliminar la levadura, las malas bacterias, y los parásitos, barriéndolos literalmente fuera del colon. La fibra soluble, por otra parte, se une a las toxinas, incluyendo las toxinas bacterianas y de la levadura, así como a los carcinógenos en los alimentos, evitando que sean reabsorbidos por nuestro tracto gastrointestinal.

1. *Salvado de arroz*. Esta es una fuente maravillosa de fibra para aquellos que tienen un tracto gastrointestinal sensible. Recomiendo empezar con 1 cucharada de salvado de arroz, e ir incrementando gradualmente la dosis a 2 cucharadas, dos veces al día.

2. *Cáscaras de semillas de psilio*. Podemos encontrar esta fuente de fibra en el Metamucil, en la fibra Perdiem y en muchas otras preparaciones sin prescripción. Son una fuente excelente de fibras, tanto solubles como no solubles (evite las marcas que contienen azúcar o NutraSweet). Estas fibras se deben introducir lentamente en la dieta, tomando 1 cucharadita diaria. Luego se incrementa gradualmente la medida hasta 1 cucharada, dos veces al día.

3. *Semillas de chía o linaza molida*. Tomar 2 o 3 cucharadas de semillas de chía o de linaza molida, una o dos veces al día, es una manera excelente de combatir el estreñimiento. Prefiero las semillas de chía porque no tienen que ser molidas.

Los suplementos van directo a hacer su trabajo, el cual es apoyar, relajar y aliviar el tracto gastrointestinal. Sin embargo, las cápsulas de gelatina y los comprimidos pueden agravar el SII en algunos pacientes; si es así, evítelos. Muchos pacientes con SII tienen cándida e intolerancia a algunos alimentos. Por favor, consulte el libro *The Bible Cure for Candida and Yeast Infections* y al test ALCAT para identificar intolerancias a alimentos. Por favor, refiérase a la dieta FODMAP en el Apéndice B, para encontrar la mejor dieta para pacientes con SII.

## TRASTORNOS AUTOINMUNES

Los suplementos son cruciales para proveerle al cuerpo la materia prima indispensable que necesita para su recuperación, para que la curación pueda fluir libremente. Vamos a examinar los suplementos de sustancias vitales que pueden darnos la clave para recuperarnos de una enfermedad autoinmune. Recomiendo leer los libros *The Bible Cure for Autoimmune Diseases* y *Let Food Be Your Medicine*, y seguir las recomendaciones dietéticas.

## Multivitamínico integral

Un multivitamínico integral es de vital importancia para obtener las vitaminas y los minerales que necesitamos para una salud óptima. Lamentablemente, hoy en día el consumo de comida rápida deja a nuestro organismo con hambre de muchas vitaminas y nutrientes esenciales. Hasta las frutas frescas y vegetales frescos que comemos carecen de estos nutrientes, ya que crecen en suelos agotados.

Las vitaminas y los minerales son componentes esenciales que nuestro cuerpo no puede producir por sí mismo. Dependemos de nuestra alimentación para obtenerlos, pero a menudo los alimentos que ingerimos no nos proveen cantidades suficientes de estos nutrientes.

Algunos pacientes con enfermedades autoinmunes presentan intolerancia a los multivitamínicos y no pueden tomarlos hasta que hayan sido insensibilizados, o pueden tomar dosis bajas, cada tres o cuatro días. Si siente náuseas cuando tome un multivitamínico, consulte a un médico que pueda prestarle ayuda.

## Antioxidantes

Los pacientes con enfermedades autoinmunes generalmente tienen mucha más inflamación y muchos más radicales libres en su organismo. Por lo tanto, es de vital importancia que todos los días ingieran algunos suplementos de antioxidantes. Los suplementos potenciadores del glutatión son los más importantes para combatir las enfermedades autoinmunes. La Riboceína es el mejor suplemento potenciador del glutatión y se encuentra en el MaxOne y el Cellgevity (véase el apéndice A); o puede tomar de 500 a 1000 mg de N-acetilcisteína dos veces al día.

## Esteroles y esterolines

El Moducare contiene esteroles y esterolines. Estas sustancias son grasas vegetales. Un estudio reciente sobre el Moducare ha demostrado que tiene potentes propiedades antiinflamatorias.[120]

Los esteroles y esterolines activan e inhiben el sistema inmune de forma selectiva, lo cual proporciona un control más efectivo de una reacción autoinmune disfuncional. Debido a que la dieta del estadounidense promedio es baja en frutas y vegetales, mucha gente carece de esteroles y esterolines. Moducare se los puede suministrar.

Para ayudar a modular la respuesta inmunológica y reducir la inflamación, les recomiendo Moducare a muchos de mis pacientes con enfermedades autoinmunes. Puede adquirirlo en la mayoría de las tiendas naturistas.

Advertencia: los pacientes con EM no deben tomar Moducare, ya que puede agravar su condición.

## Aceite de kril

El aceite de kril es rico en ácidos grasos omega-3 y tomarlo como suplemento por cuatro semanas puede ayudar a elevar los niveles de EPA y DHA. Estos ácidos grasos son útiles en el tratamiento de enfermedades autoinmunes.[121] El aceite de kril es diferente al aceite de pescado porque también contiene el poderoso antioxidante astaxantina, que proporciona el color rojo. También contiene fosfolípidos que lo hacen más biodisponible, más estable y que contenga menos peróxidos lipídicos, que son radicales libres. Yo realmente recomiendo 300 mg de kril de 1 a 3 tabletas, dos veces al día.

## Curcumina

Este suplemento proviene del pigmento amarillo de la cúrcuma y tiene propiedades antiinflamatorias muy fuertes. La dosis normal de curcumina es de 40 a 1000 mg, dos o tres veces diarias.

## Boswellia

Esta es una hierba que puede reducir la inflamación y calmar las reacciones autoinmunes.

## Enzimas proteolíticas

Las enfermedades autoinmunes a menudo responden ante las enzimas proteolíticas sistémicas. Los complejos inmunes están relacionados con estas enfermedades. Son sustancias que se forman cuando el cuerpo ataca lo que él cree que un agente externo, pero en realidad se está atacando a sí mismo. Estas sustancias, o complejos, se adhieren a los tejidos del cuerpo, ocasionando inflamación y propiciando la posible destrucción de los tejidos. Las enzimas proteolíticas destruyen los complejos inmunes. Es importante tomar enzimas proteolíticas entre comidas o antes de comer.

Yo suelo recomendar de 3 a 4 tabletas de Vascuzyme o Wobenzym dos o tres veces al día con el estómago vacío (consulte mi libro *The Bible Cure for Autoimmune Diseases* para mayor información).

## Naltrexona en dosis bajas

Una dosis baja de naltrexona suele ser muy beneficiosa para los pacientes con trastornos autoinmunes. Esta ha sido utilizada en dosis más altas (50 mg) durante décadas para tratar pacientes adictos a la heroína, otros opiáceos y el alcohol. Una dosis baja de naltrexona a la hora de acostarse, ayuda a prevenir la hiperactividad del sistema inmune. La dosis habitual es 1,5 a 4,5 mg a la hora de acostarse. Requiere de prescripción médica.

## Trastornos de la tiroides

¿Se ha sentido muy cansado últimamente? Tal vez ha ganado peso, o simplemente no puede perderlo por mucho que lo intente. ¿Tiene resfriados con frecuencia? ¿Su piel está más seca de lo normal, o ha notado que siempre tiene mucha sed o está adolorido? Tal vez ha estado un poco decaído, distraído, estreñido o inusualmente irritable. Si alguno de estos síntomas le resulta familiar, tal vez forme parte de una epidemia silenciosa: el hipotiroidismo, o baja actividad tiroidea. Gran parte del hipertiroidismo es causada por una tiroiditis autoinmune. Yo veo que la mayoría de mis pacientes con hipotiroidismo son sensibles al gluten, así que les pido que se abstengan de todos los productos que contengan gluten. Si se detecta a tiempo, algunos pacientes con hipotiroidismo no necesitarán medicamentos para la tiroides. Consulte mi libro *Let Food Be Your Medicine* para obtener más información.

El hipertiroidismo (enfermedad de Graves) es tan raro, que muy pocas veces trato a pacientes con este padecimiento. Por ese motivo, no me extenderé en ella. Cuando tengo un paciente con hipertiroidismo, prescribo Moducare y dosis bajas de naltrexona.

### Suplementos para los trastornos de tiroides

Si usted tiene problemas con la tiroides o está a punto de tenerlos, los suplementos pueden ayudarle a restaurar el balance. He aquí algunos suplementos que pueden ser de ayuda.

Un buen multivitamínico con minerales. Este multivitamínico debe contener vitamina A, vitamina $B_2$, $B_6$, $B_{12}$, vitamina C y zinc. Cantidades moderadas de estas sustancias son esenciales para fabricar hormonas tiroideas. El zinc es esencial, pero debe estar equilibrado con el cobre en una relación 10:1.

### Selenio

El selenio es un antioxidante excelente y uno de los nutrientes más importantes que el cuerpo utiliza para convertir hormona tiroidea y suplir las necesidades del cuerpo. Curiosamente, la nuez amazónica contiene una cantidad asombrosa de selenio, 840 mcg por onza, doce veces la cantidad que necesitamos diariamente.

La IDR para el selenio es de 70 mcg, así que revise la etiqueta del producto, ya que las dosis pueden variar en gran medida de una marca a otra.

Dosis: tome un multivitamínico que contenga al menos 100 mcg de selenio, o un suplemento de selenio. También puede comerse una nuez amazónica al día.

### Naltrexona en dosis baja

Una dosis baja de naltrexona suele ser muy beneficiosa para los pacientes con trastornos autoinmunes. La naltrexona ha sido utilizado en dosis más altas (50 mg) durante décadas para tratar pacientes adictos a la heroína, otros opiáceos y alcohol. Una dosis baja de naltrexona a la hora de acostarse, ayuda a prevenir la hiperactividad del sistema inmune, que es la causa principal de la enfermedad autoinmune. La dosis habitual es de 1.5 a 4.5 mg al acostarse. Requiere prescripción médica.

### Moducare

El Moducare es una mezcla de esteroles y esterolines vegetales que trabajan para restaurar, fortalecer y equilibrar el sistema inmunológico de su organismo. Debido a que ayuda a equilibrar el sistema inmunológico, el Moducare se ha demostrado efectivo para ayudar en el tratamiento de la tiroiditis de Hashimoto, que es la causa principal del hipotiroidismo, y de la enfermedad de Graves, que es la causa principal del hipertiroidismo. Recomiendo los esteroles y esterolines vegetales especialmente para los pacientes con enfermedad de Graves.

El Moducare se puede encontrar en casi todas las tiendas naturistas y es uno de los tratamientos con esterol vegetal más populares.

Los adultos pueden tomar una cápsula tres veces al día, o dos cápsulas al levantarse y una antes de ir a dormir. Puede que se deba aumentar la dosis a dos o tres cápsulas, tres veces diarias, una hora antes de las comidas.

### Yodo

Niveles bajos de yodo son la causa principal de la disfunción tiroidea en el mundo entero, aunque demasiado yodo también puede ocasionar hipertiroidismo. Muchos estadounidenses que desterraron la sal en su dieta diaria están comenzando a experimentar problemas. El 70 por ciento de la gente no está consumiendo suficiente yodo.[122] Yo recomiendo entre 250 y 500 mg de yodo al día. Yo suelo revisar los niveles de yodo, y encuentro pacientes que necesitan dosis más altas.

## ¿Adrenales estresadas?

Las glándulas adrenales producen diferentes hormonas, incluyendo la cortisol, la DHEA, la pregnenolona y la testosterona. Cuando usted está bajo mucho estrés prolongado, estas glándulas vitalmente importantes pueden comenzar a producir cortisol en exceso. El exceso de cortisol puede llevar finalmente a una fatiga adrenal y posiblemente a un agotamiento adrenal acompañado de una baja producción de cortisol. Ambos estados—la excesiva o la poca producción de cortisol—pueden ocasionarle problemas para convertir la hormona T4 en T3. Recuerde, T3 es la forma activa de la hormona tiroidea y es mucho más fuerte que la T4.

He aquí algunos suplementos que pueden ayudar.

*Bufera*

El estrés excesivo y el alto nivel de cortisol inhiben la conversión de la más débil hormona tiroidea T4 en la más fuerte hormona tiroidea T3. Los suplementos de bufera ayudan en este proceso de conversión, y como son adaptógenos, estos suplementos también ayudan a las adrenales.[123]

*DSF o Drenamin*

Durante períodos prolongados de estrés, usted puede ayudar a que su organismo equilibre su producción de cortisol al suplementarlo con DSF. Esta fórmula para quitar el estrés es una fórmula glandular cuidadosamente mezclada que ayuda a restaurar la función adrenal del organismo.

*DHEA*

La DHEA es una hormona producida naturalmente por las glándulas adrenales. Muchos la llaman la hormona de la "juventud" porque los bajos niveles de DHEA se asocian al envejecimiento. Cuando sus adrenales están agotadas, a menudo su suministro de DHEA es bajo, lo cual hace sufrir la regulación hormonal en el organismo entero. Cuando sus niveles de cortisol son altos, los niveles de DHEA por lo general son bajos. Usted se puede reabastecer de esta hormona vital al tomarla en forma de suplemento.

Dosis: tome una pequeña cantidad de DHEA (las mujeres normalmente necesitan de 10 a 25 mg diarios; los hombres normalmente de 25 a 50 mg diarios).

**Préstele atención a esto**

Le sugiero encarecidamente que se haga revisar los niveles de todas sus hormonas y que comience a suplementar cualquier hormona de la que tenga un nivel bajo. Los pacientes con hipotiroidismo e hipertiroidismo por lo general tienen reservas adrenales bajas y se benefician enormemente de la DHEA y la DSF.

**Advertencia**

Tal vez usted cuide mucho su salud y esté tomando varios suplementos para fortalecer su cuerpo, pero si tiene un trastorno en la tiroides, debe reevaluar lo que está ingiriendo. Algunos suplementos podrían agravar su condición. He aquí algunos suplementos con los que debe tener cuidado.

*Ácido lipoico*

El ácido lipoico es un potente antioxidante utilizado por muchos médicos para tratar la diabetes, la hepatitis y la psoriasis. Sin embargo, el ácido lipoico puede reducir su capacidad para convertir la hormona T4 en T3. Esta es la razón por la que algunos individuos que toman ácido lipoico comienzan a mostrar algunos de los síntomas del hipotiroidismo.

Si usted comenzó a tomar el ácido lipoico y ha venido desarrollando síntomas de baja actividad en la tiroides, quizás deba reducir la dosis o dejar de tomarlo.

*Algas kelp y sargazo vejigoso*

Estas plantas son conocidas por brindar muchos beneficios para la salud, pero también contienen mucho yodo. Demasiado yodo puede aumentar el riesgo de desarrollar hipertiroidismo. Esto es particularmente cierto si usted ya está obteniendo mucho yodo de su sal de mesa.

Si usted tiene síntomas de trastornos de tiroides y está tomando alguna de estas algas, le recomiendo que se haga revisar los niveles de yodo para asegurarse de que estén en un rango normal.

## Tratamiento del hipotiroidismo

Existen medicamentos que se pueden tomar para tratar el hipotiroidismo, pero si usted prefiere algo más natural, también tiene opciones. Lea abajo para obtener más información sobre las medicinas tradicionales y sobre las opciones naturales.

*Preparaciones sintéticas (artificiales)*

Si usted padece hipotiroidismo, no existe un suplemento o una hierba que pueda sustituir lo que usted necesita en realidad, que es la hormona tiroidea. Su médico probablemente comience recetándole la hormona T4, la cual suministran las principales marcas de hormona tiroidea T4 sintética (Synthroid, Levothroid, Levoxyl, Levothyroxine y Unithroid). Algunos pacientes, por alguna razón, no responden tan bien a las preparaciones genéricas de hormona T4 sintética y es por eso que recomiendo tomar la hormona de las principales marcas mencionadas arriba.

La mayoría de los doctores escogen las hormonas tiroideas T4 sintéticas como la opción estándar para el tratamiento. Muy rara vez un médico dejará de prescribir una de las cuatro preparaciones que se mencionaron arriba, o una preparación genérica de ellas. Synthroid sigue siendo la hormona tiroidea de mayor venta en los Estados Unidos, su sustituto genérico se llama *levotiroxina*.

Muchos pacientes son incapaces de convertir exitosamente la hormona T4 en hormona T3, sin embargo sus pruebas de tiroides arrojan resultados normales. A estos pacientes normalmente les administro T4 o levotiroxina y una pequeña dosis de extracto natural de tiroides, el cual contiene T3. El Dr. Kenneth Blanchard, un endocrinólogo, ha utilizado esta combinación por varios años, con un éxito impresionante.

No obstante, casi todos los médicos prescriben solamente la hormona T4, tal como el Synthroid. Creo que, en el futuro, más médicos comenzarán a prescribir una mezcla apropiada de T4 y T3, lo cual se parece más a la secreción real de hormonas de la glándula tiroides.

*Un camino más natural*

Quizás usted haya decidido que prefiere tratar su hipotiroidismo con métodos más naturales. Mantenerse lo más apegado posible a lo natural es con frecuencia la mejor decisión. No obstante, tal vez usted piense que solo aquellos individuos que padecen enfermedad tiroidea con valores en el límite tienen esa opción, pero es incorrecto. La medicina natural existe incluso para aquellos que han padecido hipotiroidismo por largo tiempo. Veamos algunas de las opciones naturales.

Las preparaciones naturales de hormona tiroidea, incluyendo la Armour Thyroid, Biotech Thyroid, Westhroid y la Nature-throid, son medicinas producidas a partir de glándulas tiroides disecadas de los cerdos. Contienen tanto hormonas T4 como T3. Cada uno de estos productos de tiroides natural son básicamente iguales, solo tienen diferentes rellenos. Una nota importante: si usted tiene alergia al maíz, tome el producto de Biotech o el de Nature-throid, ya que no tienen relleno de maíz.

Por lo general, les prescribo a mis pacientes muy poca cantidad de hormona tiroidea natural como aquellas que mencioné arriba. Utilizo una cantidad mayor de T4, como la Synthroid o levotiroxina. Normalmente en una proporción de 95 a 98 por ciento de T4 y 2 a 5 por ciento de T3 y extracto de tiroides.

De nuevo, muchos individuos con hipotiroidismo toman alguna forma de T4 sintética, casi siempre Synthroid, pero no están obteniendo toda la T3 que necesitan, ya que muchos de ellos tienen deficiencias para convertir la T4 en T3. Esta es la razón por la que siguen presentando síntomas de hipotiroidismo. Al cambiar a una fórmula de 95 a 98 por ciento de T4 y 2 a 5 por ciento de T3, se pueden eliminar la mayoría de los síntomas de hipotiroidismo.

## Trastornos del sueño

Los beneficios para el cuerpo y la mente de una buena noche de sueño son inconmensurables. El sueño es vital para nuestra salud y el bienestar, porque nos permite recargarnos y recuperarnos del agotamiento.

Es de sabios aprender a administrar nuestra propia salud y proporcionarle al cuerpo todo lo que necesita para dormir bien. También debemos aprender qué tipo de nutrientes, hierbas y otros suplementos nos pueden ayudar.

Complementar nuestra dieta con vitaminas, minerales, hierbas, aminoácidos y otros suplementos puede mejorar drásticamente muchos trastornos del sueño. Así que vamos a echar un vistazo a un programa de suplementación que le ayudará a dormir.

Para comenzar un programa de suplementación, asegúrese de que su cuerpo tiene todas las vitaminas y minerales que necesita para funcionar a niveles óptimos. Comience con un buen suplemento multivitamínico integral con minerales. Recomiendo ampliamente los que tienen niveles adecuados de vitaminas del complejo B, magnesio y oligoelementos. Esto proveerá una cantidad óptima para tener un sueño beneficioso.

## Insomnio

Algunas hierbas y suplementos son especialmente eficaces para ayudarnos a dormir. Sin embargo, se ha demostrado que la suplementación con magnesio, melatonina, ciertos aminoácidos, hierbas y hormonas antes de acostarse, así como el consumo de té, son muy efectivos; estos tés y suplementos son no adictivos, a diferencia de la mayoría de los medicamentos para el sueño. Las hierbas y suplementos para dormir se utilizan generalmente a corto plazo, a menos que el paciente sufra de ansiedad, depresión, o una deficiencia de melatonina o ciertos neurotransmisores calmantes.

Veamos algunos de estos suplementos.

### La melatonina

La melatonina es una hormona producida por una glándula pequeña, llamada glándula pineal, la cual se encuentra en el cerebro. La melatonina ayuda a regular los ciclos de sueño y vigilia, o los ritmos circadianos. Por lo general, la melatonina comienza a elevarse en la noche, permanece alta durante la mayor parte de la madrugada y disminuye por la mañana. La luz afecta la producción de melatonina. Con el paso de los años, los niveles de melatonina van disminuyendo.

Los adultos mayores suelen producir cantidades muy pequeñas de melatonina, o nada en absoluto. Los estudios sugieren que la melatonina induce el sueño REM sin suprimir la fase de sueño, mientras que la mayoría de los medicamentos para el sueño suprimen la fase REM.[124]

La melatonina funciona mejor si los niveles de melatonina del paciente son bajos. Los niños, generalmente, tienen niveles normales de melatonina; por lo tanto, la suplementación con melatonina en niños no es eficaz. Sin embargo, en los adultos, especialmente los ancianos, puede ser muy eficaz para tratar el insomnio y es excelente en el tratamiento del *jet lag*. También suele ser muy eficaz para los que trabajan en turnos nocturnos.

El principal efecto secundario de la melatonina es la somnolencia, lo cual es bueno. Otros efectos secundarios pueden ser los sueños vívidos, somnolencia por la mañana y dolores de cabeza. La dosis típica recomendada de melatonina es 1-6 mg, antes de acostarse. Yo recomiendo la melatonina en pastilla, ya que se disuelve en la boca y al parecer es la que funciona mejor para la mayoría de los pacientes. Empiezo con una dosis baja y la voy aumentando gradualmente hasta que el paciente logra dormir bien.

También suelo complementar el tratamiento de melatonina con otros productos naturales que ayudan a dormir, de los cuales hablaré más adelante.

Recuerde, la melatonina, al igual que otros productos que inducen sueño funcionan mejor cuando nuestra vida es más tranquila.

### L-triptófano y 5-HTP (5-hidroxitriptófano)

Normalmente les recomiendo a mis pacientes con insomnio melatonina y el aminoácido L-triptófano, o 5-HTP. El L-triptófano mejora el sueño e incrementa la cuarta fase (la fase más reparadora) del sueño. También se ha demostrado que mejora la apnea obstructiva del sueño en muchos pacientes, sin disminuir el rendimiento cognitivo.

Tanto el L-triptófano como su metabolito, el 5-HTP, se utilizan para aumentar los niveles de serotonina en el cerebro. La serotonina es un neurotransmisor del cerebro que promueve el sueño reparador y el bienestar, así como la sensación de saciedad.

Sin embargo, cuando los niveles de serotonina son bajos en el cerebro, somos más propensos a sufrir de insomnio. Los niveles de serotonina también se incrementan mediante la ingestión de hidratos de carbono. Cuando los carbohidratos, como la pasta, se ingieren con L-triptófano o 5-HTP, el alto nivel de insulina aumenta la eliminación de otros aminoácidos que compiten con el triptófano y el 5-HTP para el transporte en el cerebro. Los carbohidratos también aumentan los efectos sedantes del 5-HTP y el triptófano.

Recomiendo vitamina B6, niacina y magnesio, que funcionan como cofactores en la conversión de L-triptófano y 5-HTP a serotonina. Por lo general, recomiendo 1000–2000 mg de L-triptófano, o 100–300 mg de 5-HTP antes de dormir. También recomiendo un multivitamínico completo que contenga cantidades adecuadas de vitamina B6, niacina y magnesio, que ayudan a convertir la L-triptófano y el 5-HTP en serotonina. Además, los pacientes por lo general tienen que tomar su L-triptófano o 5-HTP con una comida que sea alta en carbohidratos y baja en proteínas, tales como la barra Fiber One o, si no tiene sobrepeso, una porción de pasta de arroz integral.

### L-teanina y GABA

He descubierto que la mayoría de los pacientes con insomnio están bajo mucho estrés y que en muchos casos sufren de ansiedad y depresión. El exceso de estrés, la ansiedad y la depresión se asocian con niveles elevados de cortisol, especialmente por la noche. Los altos niveles de hormonas del estrés, especialmente el cortisol, interrumpen la química del cerebro, causando desequilibrios en neurotransmisores como la serotonina, la dopamina, la norepinefrina, el GABA y otras sustancias químicas del cerebro.

Sin embargo, el aminoácido L-teanina atraviesa la barrera hematoencefálica y es capaz suprimir las hormonas del estrés, como el cortisol. La L-teanina es uno de los productos químicos naturales que se encuentran en el té verde y ayuda a disminuir el estrés y la ansiedad. También ayuda al cuerpo a producir neurotransmisores calmantes, entre ellos el GABA, la serotonina y la dopamina. En Japón, la L-teanina se añade a los refrescos y la goma de mascar para brindar una efecto relajante y calmante.[125]

Opino que la L-teanina funciona mejor con el aminoácido GABA. El GABA también es un neurotransmisor cerebral que tiene un efecto calmante sobre el sistema nervioso. Los suplementos de L-teanina y GABA tomados con vitamina $B_6$, por lo general ayudan a calmar la mente, reducen las hormonas del estrés y ayudan a conciliar el sueño. Recomiendo 200–400 mg de L-teanina con 500–1000 mg de GABA antes de dormir, tomadas con un multivitamínico completo que contenga vitamina $B_6$. Esta combinación también se puede hacer con la melatonina y el 5-HTP o L-triptófano. Para obtener más información sobre el GABA, por favor consulte *La nueva cura bíblica para la depresión y la ansiedad*.

*Magnesio*

Ya sabemos que se necesitan cantidades adecuadas de magnesio para ayudar a convertir el L-triptófano y el 5-HTP en serotonina. También hay una estrecha relación entre la arquitectura del sueño normal y el magnesio. El neurotransmisor excitatorio glutamato altera la arquitectura normal del sueño, causando insomnio, mientras que el neurotransmisor inhIbídor GABA suele mejorar la arquitectura del sueño. El magnesio es un mineral que ayuda a disminuir la actividad del glutamato en el cerebro, al mismo tiempo que aumenta la actividad GABA. Esto por lo general ayuda a mejorar el sueño. Por lo tanto, el magnesio puede ayudar a muchos pacientes con problemas de insomnio.

Yo recomiendo el polvo de magnesio Neuro-Mag powder para los pacientes con insomnio. Disuelva 1 medida de Neuro-Mag powder en 4 oz. de agua caliente y tómelo como un té antes de dormir. Esto proporciona 144 mg de magnesio, y 500 mg de lactato de calcio, que ayuda a muchos de mis pacientes a dormir. Neuro-Mag contiene treonato de magnesio, que es un tipo de magnesio que atraviesa la barrera hematoencefálica, lo que ayuda a inducir el sueño.

*Medicamentos para dormir*

Yo no suelo recomendar medicamentos para el insomnio, ya que a menudo tienen efectos secundarios, entre ellos la adicción o dependencia de la droga, el insomnio de rebote y la interrupción de la arquitectura normal de sueño.

El insomnio de rebote se produce cuando el insomnio empeora después de dejar el medicamento. La interrupción de la arquitectura del sueño significa que algunos medicamentos para dormir nos harán caer rendidos, pero no pasaremos suficiente tiempo en las etapas más profundas del sueño, que son las etapas tres y cuatro. Por el contrario, la mayor parte del tiempo de sueño transcurrirá en las etapas superficiales, que son las etapas uno y dos.

## Suplementos para otros trastornos del sueño

Dado que existen tantos trastornos del sueño, vamos a ver otras enfermedades aparte del insomnio y algunos suplementos que nos ayudan a aliviarlas.

*Síndrome de las piernas inquietas*

Si usted sufre del síndrome de las piernas inquietas, pídale a su médico que le haga una prueba para determinar si su organismo tiene bajos niveles de hierro. Una prueba llamada prueba de sangre de los niveles de ferritina puede medir las reservas de hierro en el cuerpo.

Si su nivel de ferritina es bajo, los suplementos de hierro pueden aliviar el síndrome de las piernas inquietas. El ejercicio regular aeróbico, los masajes en las piernas, y los baños de agua tibia con 1 a 4 tazas de sales de Epsom en la bañera, también pueden ayudar a aliviar los síntomas del síndrome de las piernas inquietas. También la suplementación con magnesio a la hora de acostarse puede ayudar. Yo suelo recomendar el polvo de magnesio Neuro-Mag, una medida en 4 onzas de agua al acostarse.

*Trastorno del movimiento periódico de las extremidades*

El trastorno del movimiento periódico de las extremidades es otro trastorno del movimiento asociado con el insomnio. Este trastorno involuntario causa espasmos repetitivos en las piernas, que duran entre uno y tres segundos. Esta contracción puede despertar a la persona que duerme, o a su cónyuge. Quienes sufren este trastorno suelen sentirse muy somnolientos durante el día.

Aquí enumero algunos suplementos que pueden ayudar:

+ 400 mg de magnesio en forma de citrato de magnesio, aspartato de magnesio, glicinato de magnesio o:
+ 1 medida de Neuro-Mag en 4 oz el agua caliente, antes de acostarse

Tomar un baño caliente y agregar 1–4 tazas de sales de Epsom en el agua del baño también puede ayudar.

## TRASTORNOS PROSTÁTICOS

Si usted está luchando contra un trastorno de la próstata, está enfrentando un enemigo peligroso. Aunque no está peleando contra guerreros de carne y hueso, su adversario es malvado y destructivo como cualquier enemigo armado en un combate. Lea mi libro *Let Food Be Your Medicine* y siga las sugerencias dietéticas para prevenir el cáncer. Los suplementos también son importantes.

Los suplementos pueden armar su organismo con lo que necesita para ejecutar un ataque frontal contra la fuente del cáncer de próstata o la enfermedad de la próstata. Tomar los suplementos correctos puede ayudarle a reducir dramáticamente su riesgo de desarrollar enfermedades de la próstata. Además, los suplementos pueden ayudar a su organismo en la batalla para revertir la enfermedad de la próstata, incluso después de ser diagnosticada.

## Antioxidantes

Los antioxidantes son su mejor arma para atacar a los radicales libres que causan el cáncer. Los antioxidantes son poderosamente efectivos en la prevención del cáncer de próstata y evitan que se vuelva activo y se propague cuando está en estado inactivo.

En un estudio finlandés llamado estudio ATBC, se registró un descenso del 40 por ciento en la tasa de muertes por cáncer de próstata entre los hombres que tomaron el antioxidante vitamina E, comparado con los que no tomaron antioxidantes. Además de esto, los hombres presentaron un 30 por ciento menos de riesgo de padecer cáncer de próstata. He aquí una lista de algunos antioxidantes y otros suplementos que usted debería tomar diariamente.

### Vitamina E integral

La vitamina E es liposoluble, lo cual significa que es particularmente efectiva para alcanzar los tejidos adiposos, como los que se encuentran en la próstata. Tome por lo menos 400 UI diarias y revise la etiqueta para asegurarse de que contiene las ocho formas de vitamina E, especialmente las gamma-tocotrienol y gamma-tocoferol. Un estudio encontró que el gamma-tocoferol fue efectivo con las células madres en el cáncer de próstata.

### Selenio

Este potente antioxidante es vital para combatir el cáncer. Se ha demostrado que los hombres que tienen los niveles más bajos de selenio en su torrente sanguíneo tienen casi un cincuenta por ciento más de probabilidades de desarrollar cáncer de próstata, mientras que aquellos con los niveles más altos tienen el cincuenta por ciento menos de probabilidades.

El selenio y la vitamina E integral se complementan asombrosamente bien. Juntos forman un escudo poderoso de protección antioxidante contra el cáncer de próstata. Tome al menos de 100 a 200 mcg de selenio diariamente.

### Vitamina D

Desde hace mucho tiempo la vitamina D ha sido vista como un protector natural contra el cáncer. Hace algunos años, los científicos descubrieron que los estadounidenses que vivían en los estados del norte tenían tasas más elevadas de mortalidad por cáncer de próstata que aquellos que vivían en el sur. Los científicos dedujeron que el factor determinante de esta diferencia era la vitamina D, ya que la exposición a la luz del sol aumenta la producción de vitamina D en el organismo. Los hombres que vivían en los estados sureños tenían mayor exposición a la luz del sol que los que vivían en el norte.

Adicionalmente, la falta de vitamina D es una de las razones fundamentales de las elevadas tasas de incidencia de cáncer de próstata entre los hombres de color, ya que su piel más oscura absorbe menos luz solar, lo cual trae como consecuencia niveles más bajos de vitamina D.

La mejor manera de aumentar los niveles de vitamina D es pasando más tiempo en el exterior, bajo la luz del sol. De quince a veinte minutos diarios al mediodía es lo mejor. Si usted está atrapado en su oficina todo el día, trate de almorzar en el exterior, en una mesa para picnic. Les receto 2000 UI diarias de vitamina D a casi todos mis pacientes, pero algunos requieren 5000 UI diarias o más para poder llevar sus niveles de vitamina D a un rango óptimo, el cual es de 50 a 80 ng/ml.

**Curcumina**

La curcumina, el valioso compuesto que se encuentra en la cúrcuma, puede ayudar a prevenir y combatir el cáncer de próstata. Esto probablemente ocurre porque la curcumina inhibe la enzima COX-2, la cual promueve la inflamación. Las investigaciones han demostrado que la curcumina puede eliminar diez factores cancerígenos diferentes:

- Bloquea el factor nuclear kappaB, una molécula que causa inflamación
- Interrumpe la formación de productos finales de glicación avanzada en el organismo, los cuales causan inflamación
- Mejora el control de la replicación de las células
- Promueve la muerte celular en las células cancerígenas que se reproducen rápidamente
- Incrementa la vulnerabilidad de los tumores
- Aumenta la muerte de las células cancerígenas al regular los caminos para los supresores de tumores
- Controla la invasividad de los tumores
- Bloquea las "vías de penetración de tejido"
- Reduce el suministro de sangre a los tumores
- Limita la capacidad del cáncer para extenderse[126]

La curcumina puede ser ingerida en forma de suplemento. Es un antioxidante mucho más poderoso que la vitamina E. La piperina, un componente que se encuentra en la pimienta, aumenta la absorción de curcumina. Debido a esto, y a los increíbles beneficios para la salud que tiene la curcumina en el tratamiento de muchas enfermedades, sugiero tomar de 500 a 1000 mg de cúrcuma, una o dos veces diarias, en un suplemento que también incluya piperina, para aumentar su efectividad.

**Estrategia suplementaria para la hiperplasia prostática benigna (HPB)**

Además de prevenir y tratar el cáncer, los suplementos son una parte importante de la estrategia de salud para combatir la HPB, un agrandamiento de la glándula prostática.

*Palmito salvaje*

Esta eficaz hierba sanadora de la próstata se hace de las bayas de la planta palmito salvaje, la cual se encuentra en Florida, mi estado natal. El palmito salvaje ha sido reconocido como un tratamiento efectivo para el HPB en muchos países europeos.

Los síntomas de la HPB mejoran entre las cuatro y las seis semanas en dos tercios de los hombres que toman palmito salvaje. Algunos estudios han demostrado que el palmito salvaje es tan efectivo como la medicina Proscar, con muchos menos efectos secundarios.

La dosis estándar de palmito salvaje es 160 mg, dos veces al día; sin embargo, si los síntomas no han mejorado después de seis semanas, debe incrementar esta dosis a 320 mg, dos veces al día.

Antes de empezar a tomar palmito salvaje, es importante que su médico le practique un examen rectal digital y un examen PSA para descartar el cáncer de próstata. Además, asegúrese de informarle a su médico que usted está tomando palmito salvaje antes de hacerse un examen PSA, ya que este puede reducir su nivel de PSA.

*Beta-sitosterol*

Probablemente este es el suplemento más importante que usted puede tomar para el HPB. El beta-sitosterol es un potente nutriente vegetal que se ha utilizado en Alemania desde hace más de veinte años para tratar la hiperplasia prostática benigna. Algunos vegetales, como el salvado de arroz, la soya y el germen de trigo, contienen niveles particularmente altos de beta-sitosterol. Recomiendo entre 400 y 800 mg de beta-sitosterol, dos veces diarias.

El sitosterol inhibe la producción de prostaglandinas inflamatorias, las cuales a su vez reducen la congestión prostática. Los estudios han demostrado que el beta-sitosterol puede mejorar los síntomas urinarios relacionados con los trastornos de la próstata. Este suplemento, común en Europa, ayuda a la próstata reduciendo la inflamación.[127]

*Ciruelo africano*

Otra poderosa hierba que mejora los síntomas de la HPB es el ciruelo africano. Este proviene de un árbol de hoja perenne que es oriundo de África. La corteza contiene esteroles activos y ácidos grasos, y el ciruelo africano contiene beta-sitosterol. Sin embargo, los estudios indican que el palmito salvaje es más efectivo. La dosis estándar de extracto de ciruelo africano es de 100 mg, dos veces al día.

*Raíz de ortiga*

Otra hierba efectiva para el tratamiento de la HPB es la raíz de ortiga. Esta hierba a menudo se combina con el palmito salvaje y el ciruelo africano para tratar la HPB. Tome 120 mg, dos veces diarias.

*Zinc*

Ingerir suficiente zinc es vital para la salud de la próstata, especialmente si usted padece de HPB. Las secreciones de la próstata contienen altas concentraciones de zinc. Por lo tanto, el zinc juega un papel fundamental en el buen funcionamiento de la próstata.

Tome de 50 a 75 mg de zinc quelado, como citrato de zinc, en dosis divididas. Repita la prueba de recuento de zinc después de un mes de tomar los suplementos.

Colóquese una cucharada de sulfato de zinc sobre la lengua y manténgalo allí durante cinco segundos. Si no puede saborear el zinc, el cual tiene un sabor amargo, entonces usted probablemente no esté absorbiendo suficiente cantidad de zinc. Tal vez necesite ingerir este suplemento en una presentación líquida.

*Crila*

La Crila proviene de una rara hierba que se dice que ha sido utilizada durante siglos por la realeza de Vietnam para el tratamiento de los trastornos de la próstata. Ahora se utiliza como suplemento para combatir la HPB. Esta proviene de una hierba de Vietnam que contiene crinum latifolium. Los estudios han demostrado que este suplemento tiene resultados increíbles en el tratamiento de individuos con trastornos en la próstata. Ciento cincuenta y siete hombres tomaron Crila para la salud de la próstata, de los cuales 140 tuvieron mejorías notables en tan solo dos semanas. Para mejores resultados, debe ser tomada durante un período de ocho semanas.[128]

# PRODUCTOS RECOMENDADOS

V ISITE SU TIENDA naturista local para adquirir las diferentes hierbas y suplementos. A continuación presento algunos productos y servicios específicos.

## PRODUCTOS NUTRICIONALES DIVINE HEALTH

1908 Boothe Circle
Longwood, FL 32750
Teléfono: (407) 331-7007
Página de internet: www.drcolbert.com
Correo electrónico: info@drcolbert.com

**Divine Health Fermented Green Supremefood:** una mezcla de superalimentos de diez vegetales orgánicos fermentados, y cuatro hierbas fermentadas.

**Divine Health Red Supremefood:** contiene diez frutas orgánicas ricas en antioxidantes.

**Divine Health Living Chia With Probiotics:** semillas de chía orgánica en polvo con probióticos.

**Divine Health Fermented Plant Protein:** proteína de arroz y de guisantes con curcuma y gengibre.

**Divine Health Fermented Beet Root Power:** bajo en azúcar, activador del óxido de nitrito en el cuerpo (enproducción).

**Divine Health Blood Pressure Support:** contiene extracto de hoja de olivo, extracto de semilla de apio, extracto de semilla de uva, y magnesio quelado.

**Divine Health Enhanced Multivitamin:** una vitamínico completo de frutas y vegetales enriquecido con minerales quelados, formas activas de las vitaminas B, y metiltetrahidrofolato (MTHF).

**Divine Health Brain Defense:** contiene curcumina, granada y pterostilbeno para defender al cerebro del estrés oxidativo.

**Divine Health Living Serene-3:** una fórmula adaptogénica para el estrés que incluye ginseng (GS15-4) que tiene quince veces mayor absorción, ashwaghanda y Rhodiola.

**Divine Health Prostate Formula:** contiene beta-sitosterol, boswellia, licopeno, semilla de calabaza, palmito salvaje, selenio y zinc.

## Otros suplementos provistos por el consultorio del Dr. Colbert

Teléfono: (407) 331-7007

La mayoría de los suplementos de este manual se pueden encontrar en tiendas de alimentos naturistas. Hay suplementos especiales que son difíciles de encontrar.

**Coromega Omega-3:** se absorbe un 300 por ciento más efectivamente que las cápsulas blandas de aceite de pescado, es extremadamente alto en pureza, muy bajo en peróxidos lípidos, y sabe bien

**Resina mástic y DGL:** contiene elementos para el reflujo y la salud gastrointestinal

**Neuro-Mag Powder:** contiene L-treonato de magnesio, calcio, y vitamina $D_3$

**Mucuna:** contiene 60 por ciento L-Dopa en cápsulas de 100 mg

**Vascuzyme:** contiene enzimas proteolíticas

**Aceite de kril** con astaxantina

**Ácido hialurónico** de bajo peso molecular

**Riboceína** (MaxOne o Cellgevity)

**Curcumina**

**De-Stress Formula (DSF):** fórmula de regeneración adrenal

**ALA Max:** ácido alfa lipoico 600 mg

**Gamma E:** mezcla de tocoferoles y tocotrienoles

**Crila:** una hierba de Vietnam que es beneficiosa para la próstata

**Stress Relief Drops:** gotas minerales para el estrés

**Sinus Formula:** alivio para las alergias ambientales y la rinitis alérgica

## Institute for Better Bone Health (IBBH)
### Suplementos para la salud de los huesos y las articulaciones

1908 Boothe Circle
Longwood, FL 32750
info@bonehealthnow.com
kyle@bonehealthnow.com
1-800-242-6149

**IBBH Silical 1:** contiene calcio, magnesio, y vitamina $D_3$

**IBBH Silical 2:** contiene silicio, vitamina $K_2$, boro, vitamina C, inositol, y L-arginina para la salud de los huesos

**IBHH Joint Formula:** contiene colágeno UCII, ASU para ayudar en la producción del colágeno, y boswellia para bajar la inflamación

TERAPIA DE REEMPLAZO DE HORMONAS BIOIDÉNTICAS, Y MEDICINA ANTIENVEJECIMIENTO

Visite el directorio de medicos de la Academia de Medicina Antienvejecimiento.

Página de internet: www.worldhealth.net

CELL SCIENCE SYSTEMS

852 S. Military Trail
Deerfield Beach, FL 33442
800-875-5228
Página de internet: www.alcat.com
Correo electrónico: info@alcat.com
**Prueba de sensibilidad a los alimentos: ALCAT**

# LA DIETA FODMAP

E N LA DIETA FODMAP (oligosacáridos, disacáridos, monosacáridos y polioles fermentables) se deben evitar las frutas con fructosa, el jarabe de maíz alto en fructosa, las drupas, los lácteos, el trigo, la cebolla, el ajo, los frijoles y las lentejas. Se ingieren alimentos como carne de res, pollo, leche de almendras, pequeñas cantidades de queso crema o quesos duros, plátanos, bayas, verduras de hojas verdes, patatas, tomates, y mucho más. Siga esta dieta durante seis semanas antes de ir añadiendo un alimento a la vez. Esto le ayudará a identificar el alimentos que son desencadenantes.[1]

# NOTAS

## CAPÍTULO 1: EL DÉFICIT NUTRICIONAL

1. Robert H. Fletcher y Kathleen M. Fairfield, "Vitamins for Chronic Disease Prevention in Adults", *Journal of the American Medical Association* 287 (2002): 3127–3129.
2. *Ibíd.*
3. Joseph Mercola, "11 Most Common Nutrient Deficiencies", Mercola.com, 19 de octubre de 2015, visitada el 20 de junio de 2016, http://articles.mercola.com/sites/articles /archive/2015/10/19/most-common-nutrient-deficiencies.aspx.
4. "Why You Can't Eat Well", The Results Project, referenced in Don Colbert, "Curbing the Toxic Onslaught", *NutriNews*, agosto de 2005, visitada el 15 de agosto de 2016, https:// www.douglaslabs.ca/pdf/nutrinews/Detoxification%20III.pdf.
5. Rex Beach, "Modern Miracle Men", S. Doc. No. 264 (1936), visitada el 15 de agosto de 2016, http://www.senate.gov/reference/resources/pdf/modernmiraclemen.pdf.
6. "Vegetables Without Vitamins", *Life Extension*, March 2001, visitada el 15 de agosto de 2016, http://www.lifeextension.com/magazine/2001/3/report_vegetables/page-01.
7. "Acid Rain Threatens Future Productivity of Forests, Research Shows", *ScienceDaily*, 15 de marzo de 1999, visitada el 15 de agosto de 2016, https://www.sciencedaily.com /releases/1999/03/990315081321.htm.
8. "Dirt Poor: Have Fruits and Vegetables Become Less Nutritious?", EarthTalk, editores Roddy Scheer y Doug Moss, *Scientific American*, 27 de abril de 2011, visitada el 15 de agosto de 2016, http://www.scientificamerican.com/article/soil-depletion-and-nutrition-loss/.
9. "The World's Healthiest Foods", The George Mateljan Foundation, visitada el 16 de octubre de 2015, http://www.whfoods.org/foodstoc.php.
10. "Digestive Disorders", LifeExtension.org, visitada el 15 de agosto de 2016, http:// www.lef.org/protocols/prtcl-044.shtml.

## CAPÍTULO 2: QUÉ HAY EN LOS ALIMENTOS Y EL AGUA QUE CONSUMIMOS

1. "How We Eat", *Rural Migration News*, 2, no. 4 (octubre 1996), visitada el 15 de agosto de 2016, https://migration.ucdavis.edu/rmn/more.php?id=158.
2. "Life Expectancy", Centers for Disease Control and Prevention, visitada el 15 de agosto de 2016, http://www.cdc.gov/nchs/fastats/life-expectancy.htm; "High Blood Pressure Facts", Centers for Disease Control and Prevention, visitada el 15 de agosto de 2016, http:// www.cdc.gov/bloodpressure/facts.htm; "Adult Obesity Facts", Centers for Disease Control and Prevention, visitada el 15 de agosto de 2016, http://www.cdc.gov/obesity/data/adult .html.
3. Sue Hughes, "Alzheimer's Cases May Triple by 2050", WebMD, 7 de febrero de 2013, visitada el 21 de julio de 2016, http://www.webmd.com/alzheimers/news/20130207 /alzheimers-cases-may-triple.
4. Elizabeth Renter, "Researchers Link MSG to Weight Gain, Obesity", Natural Society, 24 de febrero de 2013, visitada el 21 de julio de 2016, http://naturalsociety.com/flavor -enhancer-msg-linked-to-weight-gain/.
5. Daniel J. DeNoon, "Drink More Diet Soda, Gain More Weight?" WebMD, 13 de junio de 2005, visitada el 20 de junio de 2016, http://www.webmd.com/diet/20050613 /drink-more-diet-soda-gain-more-weight?printing=true.
6. Eric Schlosser, *Fast Food Nation* (Nueva York: Houghton Mifflin, 2001).

7. Michelle Jamrikso, "Americans' Spending on Dining Out Just Overtook Grocery Sales for the First Time Ever", *Bloomberg*, 14 de abril de 2015, visitada el 20 de junio de 2016, http://www.bloomberg.com/news/articles/2015-04-14/americans-spending-on-dining-out -just-overtook-grocery-sales-for-the-first-time-ever.

8. "Meat Drippings (Lard, Meat Tallow, Mutton Tallow)", CalorieKing.com, visitada el 20 de junio de 2016, http://tinyurl.com/jku32an.

9. "Know Your Fats", American Heart Association, actualizada el 18 de marzo de 2016, visitada el 20 de junio de 2016, http://www.heart.org/HEARTORG/Conditions /Cholesterol/PreventionTreatmentofHighCholesterol/Know-Your-Fats_UCM_305628 _Article.jsp#.ViJr8it1z3U.

10. Dina Spector, "Here's How Many Days a Person Can Survive Without Water", Business Insider, 9 de mayo de 2014, visitada el 15 de agosto de 2016, http://www.business insider.com/how-many-days-can-you-survive-without-water-2014-5.

11. Barbara Levine, "Hydration 101: The Case for Drinking Enough Water", HealthPointe 2.0, visitada el 15 de agosto de 2016, http://www.myhealthpointe.com/health _Nutrition_news/index.cfm?Health=10.

12. D. A. Mansfield, "What Percentage of the Human Body Is Water, and How Is This Determined?" *Boston Globe*, 12 de enero de 1998, visitada el 15 de agosto de 2016, https:// www.highbeam.com/doc/1P2-8457255.html.

CAPÍTULO 3: FUENTES INESPERADAS DE TOXINAS

1. "Cancer Facts & Figures 2015", American Cancer Society, visitada el 16 de agosto de 2016, http://www.cancer.org/acs/groups/content/@editorial/documents/document/acspc -044552.pdf.

2. "Tobacco Related Cancer Fact Sheet", American Cancer Society, actualizada el 21 de febrero de 2014, visitada el 20 de junio de 2016, http://www.cancer.org/cancer/cancercauses /tobaccocancer/tobacco-related-cancer-fact-sheet; Harvard Reports on Cancer Prevention, "Volume I: Human Causes of Cancer", *Cancer Causes and Control* 7 (Supplemento, noviembre de 1996).

3. Gene Marine y Judith Van Allen, *Food Pollution—the Violation of Our Inner Ecology* (Canada: Holt, Rinehart, y Winston, 1972), citado en Judy Campbell et al., "Nutritional Characteristics of Organic, Freshly Stone-Ground, Sourdough and Conventional Breads", Ecological Agricultural Projects, visitada el 16 de noviembre de 2015, citada en Colbert, "Curbing the Toxic Onslaught".

4. "PCBs and DDT: Banned but Still With Us" Pollution in People, julio de 2006, visi-tada el 19 de octubre de 2015, http://www.pollutioninpeople.org/toxics/pcbs_ddt.

5. T. S. Johnson, "Diagnosis and Treatment of Five Parasites: Enterobus vermicularis, Giardia lamblia, Trichuris trichuira, Ascaris lumbricoides, Entamoeba histolytica", *Drug Intelligence and Clinical Pharmacy* 15, no. 2 (1981): pp. 103–110.

6. Michael D. Gershon, *The Second Brain* (Nueva York: HarperPerennial, 1999), pp. 152–153.

7. Don Colbert, *What You Don't Know May Be Killing You* (Lake Mary, FL: Siloam, 2004); también, Don Colbert, *Get Healthy Through Detox and Fasting* (Lake Mary, FL: Siloam, 2006).

8. Greg Ciola, "Mercury: The Unsuspected Killer!" *Crusader Special Report*, abril/mayo 2004, 3, citado en Colbert, "Curbing the Toxic Onslaught".

9. Donald W. Miller Jr., "Mercury on the Mind", LewRockwell.com, visitada el 16 de agosto de 2016, https://www.lewrockwell.com/2004/09/donald-w-miller-jr-md/the-curse-of -mercury-in-vaccines/, referenced in Colbert, "Curbing the Toxic Onslaught".

10. Walter J. Crinnion, "Environmental Medicine, Part Three: Long-Term Effects of Chronic Low-Dose Mercury Exposure", *Alternative Medicine Review* 5, no. 3 (2000): pp. 209–223, visitada el 21 de junio de 2016, http://www.altmedrev.com/publications/5/3/209.pdf.

11. Agency for Toxic Substances and Disease Registry, "A Toxicology Curriculum for Communities Trainer's Manual", lecture notes for module four, visitada el 21 de junio de 2016, http://www.atsdr.cdc.gov/training/toxmanual/modules/4/lecturenotes.html.

12. "Safe Substitutes at Home: Non-toxic Household Products", Fact Sheet, http://infohouse.p2ric.org/ref/07/06634.pdf, visitada el 21 de junio de 2016, extracto de Gary A. Davis y Em Turner, "Safe Substitutes at Home: Non-toxic Household Products", University of Tennessee—Knoxville Waste Management Institute.

13. *Ibíd.*

14. *Ibíd.*

15. Environmental Working Group, "Ethyl Benzene", visitada el 21 de junio de 2016, http://www.ewg.org/sites/bodyburden1/popup_chemdetail.php?chem_id=90001&sub=s4.

16. Christian Nordqvist, *Medical News Today*, "High Benzene Levels Found in Some Soft Drinks", May 20, 2006, visitada el 21 de junio de 2016, http://www.medicalnewstoday.com/articles/43763.php.

17. "Case Studies in Environmental Medicine: Tetrachloroethylene Toxicity", Agency for Toxic Substances and Disease Registry, mayo de 2008, visitada el 22 de junio de 2016, http://www.atsdr.cdc.gov/csem/pce/docs/pce.pdf.

18. N. Hanioka et al., "Interaction of 2,4,4'-trichloro-2'-hydroxydiphenyl Ether With Microsomal Cytochrome P450-dependent Monooxygenases in Rat Liver", *Chemosphere* 33, no. 2 (julio de 1996): pp. 265–276; H. N. Bhargava and P. A. Leonard, "Triclosan: Applications and Safety", *American Journal of Infection Control* 24, no. 3 (junio de 1996): pp. 209–218.

19. Garth H. Rauscher, David Shore, y Dale P. Sandler, "Hair Dye Use and Risk of Adult Acute Leukemia", *American Journal of Epidemiology* 160, no. 1 (2004): pp. 19–25.

CAPÍTULO 4: CÓMO AGOTA EL ESTRÉS NUESTRO CUERPO

1. John Hagee, *The Seven Secrets* (Lake Mary, FL: Charisma House, 2004), p. 31.

2. Tara Parker-Pope, "Health Journal: Secrets of Successful Aging", *Wall Street Journal*, 20 de junio de 2005, R-3.

3. D. A. Snowdon et al., "Linguistic Ability in Early Life and Cognitive Function and Alzheimer's Disease in Late Life. Findings From the Nun Study", *Journal of the American Medical Association* 275 (21 de febrero de 1996): pp. 528–532.

4. S. Kennedy, J. K. Kiecolt-Glaser, and R. Glaser, "Immunological Consequences of Acute and Chronic Stressors: Mediating Role of Interpersonal Stressors", *British Journal of Medical Psychology* 61 (1988): pp. 77–85.

5. H. J. Eysenck et al., "Personality Type, Smoking Habit, and Their Interaction as Predictors of Cancer and Coronary Disease", *Personality and Individual Difference* 9, no. 2 (1988): pp. 479–495.

6. *Ibíd.*

7. *Ibíd.*

8. D. Wayne, "Reactions to Stress", encontrado en: Identifying Stress, una serie ofrecida por la página de Internet de Health-Net & Stress Management, febrero de 1998.

9. P. M. Plotsky, et al., "PsychoNeural Endocrinology of Depression: Hypothalamic-Pituitary-Adrenal Axis", *Psychoneurology* 21, no. 2 (1998): pp. 293–306.

10. "Stress in America Findings," American Psychological Association, accessed October 13, 2016, https://www.apa.org/news/press/releases/stress/2010/national-report.pdf.

11. Don Colbert, *Stress Less* (Lake Mary, FL: Siloam, 2005).

12. Doc Childre y Howard Martin, *The HeartMath Solution* (San Francisco: HarperSanFrancisco, 2000).

13. David L. Rambo, "Come Apart Before You Fall Apart", marzo de 1993, en Swenson, *The Overload Syndrome*, p. 181.

## CAPÍTULO 5: PESO Y METABOLISMO

1. Barbara Bushman and Janice Clark-Young, *Action Plan for Menopause* (Champaign, IL: American College of Sports Medicine, 2005), pp. 68–70.

2. *Ibíd.*

3. *Webster's New World College Dictionary*, fourth edition (Foster City, CA: IDG Books Worldwide Inc., 2001), s.v. "metabolism".

4. Jim Harvey, "Measuring BMR in the Pulmonary Lab", *FOCUS: Journal for Respiratory Care and Sleep Medicine* (1 de julio de 2006), visitada el 24 de junio de 2016, http://www .thefreelibrary.com/Measuring+BMR+in+the+Pulmonary+lab.-a0186218061.

5. Osama Hamdy, "Obesity", eMedicine.com, 21 de mayo de 2009, visitada el 24 de junio de 2016, http://emedicine.medscape.com/article/123702-overview.

6. James Levine et al., "Interindividual Variation in Posture Allocation: Possible Role in Human Obesity", *Science* 307, no. 5709 (2005): pp. 584–586.

7. Lawrence C. Wood, David S. Cooper, and E. Chester Ridgway, *Your Thyroid: A Home Reference* (Nueva York: Ballantine Books, 1995).

8. Karilee Halo Shames et al., "The Thyroid Dance: Nursing Approaches to Autoimmune Low Thyroid", *AWHONN Lifelines* 6, no. 1 (2002): pp. 52–59.

## CAPÍTULO 6: EL ALFABETO NUTRICIONAL: VITAMINAS A, C, D, E Y K

1. Alanna Moshfegh, Joseph Goodman, y Linda Cleveland, "What We Eat in America, NHANES 2001–2002: Usual Nutrient Intakes From Food Compared to Dietary Reference Intakes", US Department of Agriculture, Agricultural Research Service, 2005, visitada el 24 de junio de 2016, http://www.ars.usda.gov/SP2UserFiles/Place/80400530/pdf/0102/usual intaketables2001-02.pdf.

2. Phyllis A. Balch, *Prescription for Nutritional Healing*, edición ampliada y revisada (Nueva York: Avery Books, 2000), pp. 14–15.

3. "Vitamin A: Fact Sheet for Health Professionals", National Institutes of Health Office of Dietary Supplements, NIH Clinical Center, visitada el 24 de junio de 2016, https://ods.od.nih.gov/factsheets/VitaminA-HealthProfessional/#h2.

4. *Ibíd.*

5. K. J. Rothman, L. L. Moore, y M. R. Singer, "Tertogenecity of High Vitamin A Intake", *New England Journal of Medicine* 333 (1995): pp. 1369–1373.

6. Joseph E. Pizzorno Jr. y Michael T. Murray, eds., *Textbook of Natural Medicine* (Nueva York: Churchill Livingston, 1999), p. 1013.

7. Tomado de un correo electrónico de Cathy Leet, Directora de Desarrollo de Mercado, Integrative Therapeutics Inc., dirigido al autor, martes 31 de enero de 2006.

8. "Dietary Supplement Fact Sheet: Vitamin A and Carotenoids", National Institutes of Health Office of Dietary Supplements, NIH Clinical Center, visitada el 9 de septiembre de 2008, http://ods.od.nih.gov/factsheets/vitamina.asp; Dana Angelo White, "Nutrient to Know: Vitamin A", Food Network, June 11, 2009, visitada el 23 de agosto de 2016, http:// blog.foodnetwork.com/healthyeats/2009/06/11/nutrient-to-know-vitamin-a/; Betty Kovacs, "Vitamin and Calcium Supplements", MedicineNet.com, visitada el 23 de agosto de 2016, http://www.medicinenet.com/vitamins_and_calcium_supplements/page6.htm; "Vitamin A: Fact Sheet for Health Professionals", National Institutes of Health Office of Dietary Supplements.

9. Pizzorno and Murray, *Textbook of Natural Medicine*, pp. 1007–1013.

10. Ross Bloom, "92% of U.S. Population Have Vitamin Deficiency. Are You One of Them?" TheBiostation.com, 3 de febrero de 2014, visitada el 17 de agosto de 2016, http://thebiostation.com/resource-center/wellness/92-of-u-s-population-have-vitamin-deficiency-are-you-one-of-them/.

11. Moshfegh, Goodman, y Cleveland "What We Eat in America, NHANES 2001–2002: Usual Nutrient Intakes From Food Compared to Dietary Reference Intakes".

12. "Extension Fact Sheet: Vitamin C (Ascorbic Acid)", Ohio State University, visitada el 24 de junio de 2016, http://ohioline.osu.edu/factsheet/HYG-5552.

13. "Symptoms of Vitamin C deficiency", RightDiagnosis.com, visitada el 17 de agosto de 2016, http://www.rightdiagnosis.com/v/vitamin_c_deficiency/symptoms.htm.

14. Pizzorno y Murray, *Textbook of Natural Medicine*, 549, 836, pp. 915–916.

15. Bloom, "92% of U.S. Population Have Vitamin Deficiency. Are You One of Them?"

16. Balch, *Prescription for Nutritional Healing*, p. 21.

17. "Dietary Supplement Fact Sheet: Vitamin D", National Institutes of Health Office of Dietary Supplements, NIH Clinical Center, visitada el 24 de octubre de 2015, https://ods.od.nih.gov/factsheets/VitaminD-HealthProfessional/.

18. Según un análisis publicado en el año 2004 basado en el Third National Health and Nutrition Examination Survey (NHANES III).

19. Raloff, "Understanding Vitamin D Deficiency".

20. "Dietary Supplement Fact Sheet: Vitamin D", National Institutes of Health Office of Dietary Supplements.

21. *Ibíd.*

22. "Sources of Calcium", National Osteoporosis Foundation, visitada el 19 de agosto de 2016, https://www.nof.org/patients/treatment/calciumvitamin-d/.

23. "Vitamin D Deficiency May Increase Risk of Hip Fracture in Older Women", National Institute on Aging, 27 de abril de 1999, visitada el 19 de agosto de 2016, https://www.nia.nih.gov/newsroom/1999/04/vitamin-d-deficiency-may-increase-risk-hip-fracture-older-women.

24. Moshfegh, Goodman, and Cleveland, "What We Eat in America, NHANES 2001–2002: Usual Nutrient Intakes From Food Compared to Dietary Reference Intakes".

25. "Is Vitamin E Beneficial or Harmful?", Nutrition Advisor, visitada el 22 de agosto de 2016, http://www.nutritionadvisor.com/vitamin-E.php.

26. "Vitamin E", National Institutes of Health Office of Dietary Supplements, NIH Clinical Center, visitada el 22 de agosto de 2016, https://ods.od.nih.gov/factsheets/VitaminE-HealthProfessional/.

27. Eva Lonn, et al., "Effects of Long-Term Vitamin E Supplementation on Cardiovascular Events and Cancer", *Journal of the American Medical Association* 293, no. 11 (16 de marzo de 2005): pp. 1338–1347.

28. "The Effect of Vitamin E and Beta Carotene on the Incidence of Lung Cancer and Other Cancers in Male Smokers", *New England Journal of Medicine* 330, no. 15 (14 de abril de 1994), visitada el 22 de agosto de 2016, http://atbcstudy.cancer.gov/pdfs/atbc33010291994.pdf.

29. K. J. Helzlsouer et. al., "Association Between Alpha-Tocopherol, Gamma-Tocopherol, Selenium, and Subsequent Prostate Cancer", *Journal of the National Cancer Institute* 92, no. 24 (diciembre de 2000): pp. 1966–1967.

30. Moshfegh, Goodman, y Cleveland, "What We Eat in America, NHANES 2001–2002: Usual Nutrient Intakes From Food Compared to Dietary Reference Intakes".

31. Balch, *Prescription for Nutritional Healing*, pp. 22–23; "Vitamin K", Linus Pauling Institute Micronutrient Information Center, Oregon State University, visitada el 19 de agosto de 2016, http://lpi.oregonstate.edu/infocenter/vitamins/vitaminK/index.html.

32. "Vitamin K: Fact Sheet for Health Professionals", National Institutes of Health, Office of Dietary Supplements, actualizada el 11 de febrero de 2016, visitada el 22 de agosto de 2016, https://ods.od.nih.gov/factsheets/VitaminK-HealthProfessional/.

33. *Ibíd.*

34. Balch, *Prescription for Nutritional Healing*, p. 23.

35. Y. Seyama y H. Wachi, "Atherosclerosis and Matrix Dystrophy", *Journal of Atherosclerosis and Thrombosis* 11, no. 5 (2004): pp. 236–245.

36. A. M. Stapleton y R. L. Rydall, "Crystal Matrix Protein—Getting Blood Out of a Stone", *Mineral and Electrolyte Metabolism* 20, no. 6 (1994): pp. 399–409.

37. William Davis, "Protecting Bone and Arterial Health With Vitamin K2", *Life Extension Magazine*, marzo de 2008, visitada el 25 de julio de 2016, http://www.lifeextension .com/magazine/2008/3/protecting-bone-and-arterial-health-with-vitamin-k2/Page-01.

## CAPÍTULO 7: GRUPO DE VITAMINAS B: LA FAMILIA REAL DE LA NUTRICIÓN

1. "Thiamin: Fact Sheet for Health Professionals", National Institute of Health, updated 11 de febrero de 2016, visitada el 22 de julio de 2016, https://ods.od.nih.gov/factsheets /Thiamin-HealthProfessional/; "Thiamin: Fact Sheet for Consumers", National Institute of Health, actualizada el 13 de abril de 2016, visitada el 22 de julio de 2016, https://ods.od.nih .gov/factsheets/Thiamin-Consumer/; "Health Benefits of Vitamin $B_1$ or Thiamine", Organic Facts, visitada el 22 de julio de 2016, https://www.organicfacts.net/health-benefits/vitamins /vitamin-b1-or-thiamine.html.

2. "Riboflavin: Fact Sheet for Health Professionals", National Institutes of Health, actualizada el 11 de febrero de 2016, visitada el 22 de julio de 2016, https://ods.od.nih.gov /factsheets/Riboflavin-HealthProfessional/; "Riboflavin: Fact Sheet for Consumers", National Institutes of Health, actualizada el 17 de febrero de 2016, accessed July 22, 2016, https://ods.od.nih.gov/factsheets/Riboflavin-consumer/.

3. "Niacin (Vitamin $B_3$)", WebMD, revisada el 1 de mayo de 2015, visitada el 22 de julio de 2016, http://www.webmd.com/diet/supplement-guide-niacin?page=1.

4. A. Fidanz, "Therapeutic Action of Pantothenic Acid", *International Journal for Vitamin and Nutrition Research* 24, supplement (1983): pp. 53–67.

5. Alfred H. Merrill Jr. y J. Michael Henderson, "Diseases Associated With Defects in Vitamin $B_6$ Metabolism or Utilization", *Annual Review of Nutrition* 7 (julio de 1987): pp. 135–156.

6. Moshfegh, Goodman, y Cleveland, "What We Eat in America, NHANES 2001–2002: Usual Nutrient Intakes From Food Compared to Dietary Reference Intakes", U.S. Department of Agriculture, Agricultural Research Service, http://www.ars.usda.gov /SP2UserFiles/Place/80400530/pdf/0102/usualintaketables2001-02.pdf (visitada el 24 de octubre 2015).

7. J. E. Leklem, "Vitamin $B_6$", en M. E. Shils, et al., ed., *Modern Nutrition in Health and Disease*, 9th ed. (Baltimore: Williams and Wilkins, 1999), pp. 413–421.

8. "Vitamin $B_6$: Dietary Supplement Fact Sheet", National Institutes of Health, actualizada el 11 de febrero de 2016, visitada el 22 de julio de 2016, https://ods.od.nih.gov /factsheets/VitaminB6-HealthProfessional/; "Vitamin $B_6$—Pyridoxine", Whfoods.org, visitada el 22 de julio de 2016, http://www.whfoods.com/genpage.php?tname=nutrient&dbid =108#foodsources.

9. "Homocysteine", Wiley.com, visitada el 30 de agosto de 2016, http://www.wiley.com /college/boyer/0470003790/cutting_edge/homocysteine/homocysteine.htm.

10. "Biotin", WebMD, visitada el 22 de julio de 2016, http://www.webmd.com/vitamins -and-supplements/supplement-guide-biotin.

11. "Vitamin $B_9$ (Folic Acid)", University of Maryland Medical Center, revisada el 5 de agosto de 2015, visitada el 22 de julio de 2016, http://umm.edu/health/medical/altmed /supplement/vitamin-b9-folic-acid; "Folate: Dietary Supplement Fact Sheet", National Institutes of Health, actualizada el 20 de abril de 2016, visitada el 22 de julio de 2016, https:// ods.od.nih.gov/factsheets/Folate-HealthProfessional/.

12. R. M. Russell, "A Minimum of 13,500 Deaths Annual From Coronary Artery Disease Could Be Prevented by Increasing Folate Intake to Reduce Homocysteine Levels", *Journal of the American Medical Association* 275 (1996): pp. 1828–1829.

13. M. Fava, et al., "Folate, Vitamin $B_{12}$, and Homocysteine in Major Depressive Disorder", *American Journal of Psychiatry* 153, no. 2 (1997): pp. 426–428.

14. Dr. Mercola, "11 Most Common Nutrient Deficiencies", Mercola, 19 de octubre de 2015, visitada el 22 de julio de 2016, http://articles.mercola.com/sites/articles/archive/2015 /10/19/most-common-nutrient-deficiencies.aspx.

15. Ralph Carmel, "Subtle Cobalamin Deficiency", *Annals of Internal Medicine* 124, no. 3 (1 de febrero de 1996): pp. 338–340.

16. "Getting Enough $B_{12}$?", Tufts University, E-News, 10 de septiembre de 2001, visitada el 22 de agosto de 2016, http://enews.tufts.edu/stories/1263/2001/09/10/Getting EnoughB12/.

17. S. P. Stabler, J. Lindenbaum, y R. H. Allen, "Vitamin $B_{12}$ Deficiency in the Elderly: Current Dilemmas", *American Journal of Clinical Nutrition* 66 (octubre de 1997): pp. 741–749.

CAPÍTULO 8: EN BUSCA DE ORO: LOS MINERALES Y EL CUERPO

1. Dana E. King, et al., "Dietary Magnesium and C-Reactive Protein Levels", *Journal of American College of Nutrition* 24, no. 3 (junio de 2005): pp. 166–171.

2. National Institutes of Health Office of Dietary Supplements, "Dietary Supplement Fact Sheet: Magnesium", NIH Clinical Center, updated 11 de febrero de 2016, visitada el 22 de julio de 2016, https://ods.od.nih.gov/factsheets/Magnesium-HealthProfessional/.

3. National Institutes of Health Office of Dietary Supplements, "Dietary Supplement Fact Sheet: Calcium", NIH Clinical Center, actualizada el 1 de junio de 2016, visitada el 29 de junio de 2016, https://ods.od.nih.gov/factsheets/Calcium-HealthProfessional/.

4. *Ibíd.*

5. *Ibíd.*

6. *Ibíd.*

7. "Important News on Osteoporosis and Bone Health", CalciumInfo.com, visitada el 30 de agosto de 2016, https://web.archive.org/web/20060302040120/http://calciuminfo.com/; "Calcium Deficiency", MDHealth.com, visitada el 30 de agosto de 2016, http://www.md -health.com/Calcium-Deficiency.html.

8. Rekha Mankad, "Heart Attack", 11 de febrero de 2016, visitada el 22 de julio de 2016, http://www.mayoclinic.org/diseases-conditions/heart-attack/expert-answers/calcium -supplements/faq-20058352.

9. Adam Drewnowski, Matthieu Malliot, y Colin Rehm, "Reducing the Sodium-Potassium Ratio in the US Diet: A Challenge for Public Health", *The American Journal of Clinical Nutrition* 96, no. 2 (1 de agosto 2012), visitada el 28 de junio de 2016, http://ajcn .nutrition.org/content/96/2/439.full.pdf+html.

10. "Potassium", WebMD, revisada el 1 de marzo de 2015, visitada el 22 de julio de 2016, http://www.webmd.com/diet/supplement-guide-potassium; "The American Heart Association's Diet and Lifestyle Recommendations", American Heart Association,

actualizada el 20 de enero de 2016, visitada el 22 de julio de 2016, http://www.heart.org /HEARTORG/HealthyLiving/Diet-and-Lifestyle-Recommendations_UCM_305855 _Article.jsp#.V5J0JbgrLcs.

11. Moshfegh, Goodman, y Cleveland, "What We Eat in America, NHANES 2001–2002".

12. "Dietary Guidelines for Americans: 2015–2020", USDA, diciembre de 2015, visitada el 22 de julio de 2016, https://health.gov/dietaryguidelines/2015/resources/2015-2020 _Dietary_Guidelines.pdf.

13. Joseph G. Hollowell et al., "Iodine Nutrition in the United States. Trends and Public Health Implications: Iodine Excretion Data from National Health and Nutrition Examination Surveys I and III (1971–1974 y 1988–1994)", *Journal of Clinical Endocrinology & Metabolism* 83, no. 10 (octubre de1998): pp. 3401–3408, visitada el 28 de junio de 2016, http:// jcem.endojournals.org/cgi/content/full/83/10/3401.

14. MedNews.am, "Why are women more likely to have thyroid disease than men?" visitada el 5 de noviembre de 2015, http://med.news.am/eng/news/1155/why-are-women-more -likely-to-have-thyroid-disease-than-men.html.

15. "Dietary Guidelines for Americans: 2015–2020", USDA.

16. "Food Sources of Vitamins and Minerals", WebMD, revisada el 6 de octubre de 2014, visitada el 22 de julio de 2016, http://www.webmd.com/food-recipes/vitamin-mineral -sources?page=1.

17. "Vitamins and Minerals: How Much Should You Take?" WebMD, revisada el 23 de junio de 2016, visitada el 22 de julio de 2016, http://www.webmd.com/vitamins-and -supplements/vitamins-minerals-how-much-should-you-take?page=3.

18. "Chloride in Diet", Medline Plus, actualizada el 2 de febrero de 2015, visitada el 22 de julio de 2016, https://medlineplus.gov/ency/article/002417.htm.

19. Dietary Guidelines for Americans: 2015–2020", USDA.

20. "Iron Dietary Supplement Fact Sheet", National Institutes of Health, visitada el 13 de octubre de 2016, https://ods.od.nih.gov/factsheets/Iron-HealthProfessional/.

21. "Dietary Guidelines for Americans: 2015–2020", USDA.

22. *Ibíd.*

23. "Chromium: Dietary Supplement Fact Sheet", National Institutes of Health, actualizada el 4 de noviembre de 2013, visitada el 22 de julio de 2016, https://ods.od.nih.gov /factsheets/Chromium-HealthProfessional/.

24. Dietary Guidelines for Americans: 2015–2020", USDA.

25. "Vitamins and Minerals: How Much Should You Take?", WebMD, revisada el 23 de junio de 2016, visitada el 22 de julio de 2016, http://www.webmd.com/vitamins-and -supplements/vitamins-minerals-how-much-should-you-take?page=3.

26. "Boron", MedlinePlus, National Institutes of Health, visitada el 13 de octubre de 2016, https://medlineplus.gov/druginfo/natural/894.html.

Capítulo 9: Nuestra necesidad de antioxidantes

1. P. Mecocci et al., "Plasma Antioxidants and Longevity: a Study on Healthy Centenarians", *Free Radical Biology and Medicine* 28, no. 8 (septiembre de 2000): pp. 1243–1248.

2. V. P. Chernyshov et al., "Effects of Rec. Comp. on Immune System on Chernobyl Children With RRD", *International Journal of Immunorehabilitation* 5 (mayo de 1997): p. 72.

3. Sally K. Nelson et al., "The Induction of Human Superoxide Dismutase and Catalase in Vivo: A Fundamentally New Approach to Antioxidant Therapy", *Free Radical Biology and Medicine* 40 (2006): pp. 341–347.

4. Lester Packer, *The Antioxidant Miracle* (Nueva York: John Wiley and Sons, Inc., 1999).

5. "Lipoic Acid", Linus Pauling Institute Micronutrient Information Center, Oregon State University, visitada el 29 de junio de 2016, http://lpi.oregonstate.edu/mic/dietary -factors/lipoic-acid.

6. C. W. Shults et al., "Effects of Coenzyme $Q_{10}$ in Early Parkinson Disease", *Archives of Neurology* 59 (2002): pp. 1541–1550; "A Randomized, Placebo-Controlled Trial of Coenzyme $Q_{10}$ and Remacemide in Huntington's Disease", The Huntington Study Group, *Neurology* 57 (2001): pp. 397–404; P. Langsjoen et al., "The Aging Heart: Reversal of Diastolic Dysfunction Through the Use of Oral $CoQ_{10}$ in the Elderly", in *Anti-Aging Medical Therapeutics*, R. M. Klatz and R. Goldman, eds. (n.p.: Health Quest Publications, 1997), pp. 113–120; C. W. Shults, "Absorption, Tolerability, and Effects on Mitochondrial Activity of Oral Coenzyme $Q_{10}$ in Parkinsonian Patients", *Neurology* 50 (1998): pp. 793–795; K. Folkers, "Lovastatin Decreases Coenzyme Q Levels in Humans", *Proceedings of the National Academy of the Sciences of the United States of America* 87, no. 22 (1990): pp. 8931–8934; C. W. Shults et al., "Pilot Trial of High Dosages of Coenzyme $Q_{10}$ in Patients With Parkinson's Disease", *Experimental Neurology* 188, no. 2 (Agosto de 2004): pp. 491–494.

7. Perry Marcone, "Generate Fresh Mitochondria With PQQ", *Life Extension Magazine*, febrero de 2011, visitada el 25 de julio de 2016, http://www.lifeextension.com/magazine /2011/2/Generate-Fresh-Mitochondria-with-PQQ/Page-01.

CAPÍTULO 10: FITONUTRIENTES: EL ARCOÍRIS DE LA SALUD

1. George Mateljan Foundation, "What Is the Special Nutritional Power Found in Fruits and Vegetables?" visitada el 23 de agosto de 2016, http://www.whfoods.com/genpage .php?tname=faq&dbid=4.

2. Balch, *Prescription for Nutritional Healing*, p. 9.

3. "Amazon Expedition: Threats and Solutions", Greenpeace, visitada el 30 de junio de 2016, http://www.greenpeace.org/international/Global/international/planet-2/report/2001 /9/amazon-threats-and-solutions.pdf.

4. Latetia V. Moore y Frances E. Thompson, "Adults Meeting Fruit and Vegetable Intake Recommendations—United States, 2013", Centers for Disease Control and Prevention, 10 de julio de 2015, visitada el 23 de agosto de 2016, http://www.cdc.gov/mmwr/preview /mmwrhtml/mm6426a1.htm.

5. E. Giovannucci et al., "Intake of Carotenoids and Retinol in Relation to Risk of Prostate Cancer", *Journal of the National Cancer Institute* 87 (6 de diciembre de 1995): pp. 1767–1776.

6. "Prostate Cancer Risk Factors", WebMD.com, visitada el 23 de agosto de 2016, www .webmd.com/prostate-cancer/guide/prostate-cancer-risk-factors.

7. Ethan Trex, "Are Tomatoes Fruits or Vegetables?" MentalFloss.com, 9 de junio de 2010, visitada el 30 de junio de 2016, http://mentalfloss.com/article/24881/are-tomatoes -fruits-or-vegetables; Nix v. Hedden, No. 137, 10 de mayo de 1893, visitada el 30 de junio de 2016, http://caselaw.findlaw.com/us-supreme-court/149/304.html.

8. "The Effect of Vitamin E and Beta-Carotene on the Incidence of Lung Cancer and Other Cancers in Male Smokers", *New England Journal of Medicine* 330, no. 15 (14 de abril de 1994): pp. 1029–1035.

9. J. Michael Gaziano, et al., "A Prospective Study of Consumption of Carotenoids in Fruits and Vegetables and Decreased Cardiovascular Mortality in the Elderly", *Annals of Epidemiology* 5, no. 4 (julio de 1995): pp. 255–260.

10. J. M. Seddon et al., "Dietary Carotenoids, Vitamins A, C, and E, and Advanced Age-Related Macular Degeneration", *Journal of the American Medical Association* 272 (1994): pp. 1413–1420.

11. B. B. Aggarwal and H. Ichikawa, "Molecular Targets and Anticancer Potential of Indole-3-Carbinol and Its Derivatives", *Cell Cycle* 4, no. 9 (septiembre de 2004): pp. 1201–1215.

12. H. Lucille, "Assessing the Underlying Cause", in *Creating and Maintaining Balance: A Woman's Guide to Safe, Natural, Hormone Health* (Boulder, CO: IMPAKT Health, 2004), pp. 15–25.

13. John C. Martin, "Can Curcumin Prevent Alzheimer's Disease?", *Life Extension Magazine*, diciembre de 2004,visitada el 1 de julio de 2016, http://www.lifeextension.com /Magazine/2004/12/report_curcumin/Page-01.

14. I. Alwi, et al., "The Effect of Curcumin on Lipid Levels in Patients With Acute Coronary Syndrome", 4 de octubre de 2008, visitada el 1 de julio de 2016, http://www.ncbi.nlm .nih.gov/pubmed/19151449.

15. Judy McBride, "High-ORAC Foods May Slow Aging", United States Department of Agriculture, Agricultural Research Service, 8 de febrero de1999, visitada el 1 de julio de 2016, http://www.ars.usda.gov/is/pr/1999/990208.htm.

16. Ronald L. Prior et al., "Can Foods Forestall Aging?" *AgResearch Magazine*, febrero de 1999, visitada el 1 de julio de 2016, http://www.ars.usda.gov/is/AR/archive/feb99 /aging0299.htm?pf=1.

17. X. Wu et al., "Lipophilic and Hydrophilic Antioxidant Capacities of Common Foods in the United States", *Journal of Agricultural and Food Chemistry* 52, no. 12 (16 de junio de 2004): pp. 4026–4037.

18. Tiesha D. Johnson, "All About Supplements: Blueberries", *Life Extension*, septiembre de 2006, 88.

19. *Ibíd.*

CAPÍTULO 11: LA IMPORTANCIA DE LAS GRASAS SALUDABLES

1. "Nutrition Calculator", McDonald's, visitada el 23 de agosto de 2016, https://www .mcdonalds.com/us/en-us/about-our-food/nutrition-calculator.html.

2. W. C. Willet, et al., "Intake of Trans Fatty Acids and Risk of Coronary Heart Disease Among Women", *Lancet* 341 (6 de marzo de 1993): pp. 581–585.

3. T. A. Mori and L. J. Beilin, "Omega-3 Fatty Acids and Inflammation", *Current Atherosclerosis Reports* 6, no. 6 (noviembre de 2004): pp. 461–467; W. Elaine Hardman, "(n-3) Fatty Acids and Cancer Therapy", *The Journal of Nutrition* 134, suppl. 12 (diciembre de 2004): 3427S–3430S; A. A. Berbert et al., "Supplementation of Fish Oil and Olive Oil in Patients With Rheumatoid Arthritis", *Nutrition* 21, no. 2 (febrero de 2005): pp. 131–136; P. Guesnet et al., "Analysis of the 2nd Symposium: Anomalies of Fatty Acids, Aging and Degenerating Pathologies", *Reproduction Nutrition Development* 44, no. 3 (mayo/junio de 2004): pp. 263–271; J. A. Conquer et al., "Fatty Acid Analysis of Blood Plasma of Patients With Alzheimer's D, Other Types of Dementia, and Cognitive Impairment", *Lipids* 35, no. 12 (diciembre de 2000): pp. 1305–1312; L. A. Horrocks y Y. K. Yeo, "Health Benefits of Docosahexaenoic Acid (DHA)", *Pharmacological Research* 40, no. 3 (septiembre de 1999): pp. 211–225; E. M. Hjerkinn et al., "Influence of Long-Term Intervention With Dietary Counseling, Long-Chain n-3 Fatty Acid Supplements, or Both on Circulating Markers of Endothelial Activation in Men With Long-Standing Hyperlipidemia", *Alternative Medicine Review* 81, no. 3 (marzo de 2005): pp. 583–589; y Joyce A. Nettleton y Robert Katz, "n-3 Long-Chain Polyunsaturated Fatty Acids in Type 2 Diabetes: A Review", *Journal of the American Dietetic Association* 105, no. 3 (marzo de 2005): pp. 428–440.

4. M. G. Enig, *Trans Fatty Acids in the Food Supply: A Comprehensive Report Covering 60 Years of Research*, 2nd edition (Silver Spring, MD: Enig Associates, Inc., 1995).

5. Don Colbert, *¿Qué comería Jesús?* (Nashville: Thomas Nelson, 2003).

## CAPÍTULO 12: CONFUSIÓN DE VITAMINAS

1. "Multivitamin/mineral Supplements", National Institutes of Health Office of Dietary Supplements, accessed July 60, 2016, https://ods.od.nih.gov/factsheets/MVMS-Health Professional/.

2. "Heart Disease and Stroke Disease Statistics—At-a-Glance", American Heart Association and American Stroke Association, 2015 Heart Disease and Stroke Statistics Update, visitada el 6 de julio de 2016, http://www.heart.org/idc/groups/ahamah-public /@wcm/@sop/@smd/documents/downloadable/ucm_470704.pdf.

3. "Lifetime Risk of Developing or Dying From Cancer", American Cancer Society, visitada el 6 de julio de 2016, http://www.cancer.org/cancer/cancerbasics/lifetime-probability-of -developing-or-dying-from-cancer.

4. Balch, *Prescription for Nutritional Healing*, p.13.

5. Ben Kim, "Synthetic vs. Natural Vitamins", Life Essentials Health Clinic, visitada el 6 de julio de 2016, http://chetday.com/naturalvitamin.htm.

6. "Hidden Hazards of Vitamin and Mineral Tablets", Life Essentials Health Clinic, visitada el 6 de julio de 2016, http://www.chetday.com/vitaminhazards.html.

7. *Ibíd.*

8. Dominique Patton, "Oxidised Fish Oils on Market May Harm Consumer, Warns Researcher", NutraIngredients.com, 20 de octubre de 2005, visitada el 6 de julio de 2016, http://www.nutraingredients.com/news/ng.asp?id=63341-fish-oil-antioxidant.

9. *Ibíd.*

10. *Ibíd.*

## CAPÍTULO 13: LOS PELIGROS DE LAS MEGADOSIS

1. Kim, "Hidden Hazards of Vitamin and Mineral Tablets".

2. "Peripheral Neuropathy and Vitamin B$_6$", University of Virginia Health System, visitada el 6 de julio de 2016, https://cancer.uvahealth.com/images-and-docs/neuropathy.pdf; "Vitamin B$_6$: Fact Sheet for Consumers", National Institutes of Health, updated 17 de febrero de 2016, visitada el 6 de julio de 2016, https://ods.od.nih.gov/factsheets/VitaminB6 -Consumer/.

3. "Dietary Supplement Fact Sheet: Vitamin A and Carotenoids", National Institutes of Health Office of Dietary Supplements.

4. Balch, *Prescription for Nutritional Healing*, p. 32.

5. Lonn, et al., "Effects of Long-Term Vitamin E Supplementation on Cardiovascular Events and Cancer".

6. Patrick J. Skerrett, "High-Dose Vitamin C Linked to Kidney Stones in Men", Harvard Health Publications, Harvard Medical School, 5 de febrero de 2013, visitada el 23 de agosto de 2016, http://www.health.harvard.edu/blog/high-dose-vitamin-c-linked-to -kidney-stones-in-men-201302055854.

7. "Vitamin D", National Institutes of Health Office of Dietary Supplements, visitada el 23 de agosto de 2016, https://ods.od.nih.gov/factsheets/VitaminD-Consumer/.

8. Fletcher y Fairfield, "Vitamins for Chronic Disease Prevention in Adults".

9. "The Effect of Vitamin E and Beta Carotene on the Incidence of Lung Cancer and Other Cancers in Male Smokers", *New England Journal of Medicine*.

10. *Ibíd.*

## CAPÍTULO 14: CÓMO ESCOGER LOS SUPLEMENTOS CORRECTOS

1. Paavo Airola, *How to Get Well* (Scottsdale, AZ: Health Plus Publishers, 1980), p. 210.

2. "Drugs and Supplements: Vitamin $B_{12}$", MayoClinic.com, visitada el 24 de agosto de 2016, http://www.mayoclinic.com/print/vitamin-B12/Ns_patient-vitaminb12/METHOD =print.

CAPÍTULO 15: DESDE ACIDEZ A TRASTORNOS PROSTÁTICOS

1. Kimmi Le, "Nutritional Dangers of Acid Reflux Medications", *Life Extension Magazine*, junio de 2013, visitada el 26 de julio de 2016, http://www.lifeextension.com/magazine /2013/6/nutritional-dangers-of-acid-reflux-medications/page-01; "Gastroesophageal Reflux Disease (GERD)", Life Extension, visitada el 26 de julio de 2016, http://www.lifeextension. com/Protocols/Gastrointestinal/Gastroesophageal-Reflux/Page-08.

2. Laura Cox, "How to Get Rid of Acid Reflux? Try D-Limonene", RefluxMD, visitada el 26 de julio de 2016, http://www.refluxmd.com/how-to-get-rid-of-acid-reflux/

3. Russell Martin, "Natural Relief From Heartburn!", *Life Extension Magazine*, septiembre de 2006, visitada el 26 de julio de 2016, http://www.lifeextension.com/magazine /2006/9/cover_heartburn/page-01.

4. "Mastic", WebMD, visitada el 28 de agosto de 2016, http://www.webmd.com/vitamins -supplements/ingredientmono-565-mastic.aspx?activeingredientid=565.

5. "Astaxanthin: The Antioxidant that Makes Fish Oil Work Better", Mercola; "Astaxanthin", WebMD.

6. John O. A. Pagano, *Healing Psoriasis* (Englewood Cliffs, NJ: The Pagano Organization Inc., 2000).

7. M. Nazzaro-Porro, "Azelaic Acid", *Journal of the American Academy of Dermatology* 17 (1987): pp. 1033–1041.

8. Andrea Markowitz, "Forbidden Fruits and Other Foods", *Chicago Tribune*, 26 de julio de 2010, http://articles.chicagotribune.com/2010-07-26/health/sc-health-0723-allergies-food -20100723_1_food-intolerance-food-allergies-anaphylactic-reaction (visitada el 7 de julio de 2016).

9. "Bacteria That Protect Against Food Allergies Identified", FARS News Agency, 29 de agosto de 2014, visitada el 25 de julio de 2016, http://www.lifeextension.com/news/lefdaily news?NewsID=22793&Section=NUTRITION.

10. "L-Methylfoldate Dosage", Drugs.com, visitada el 20 de octubre de 2016, https:// www.drugs.com/dosage/l-matehyfolate.html.

11. Belinda Rowland and Teresa G. Odle, "Depression", Gale Encyclopedia of Alternative Medicine, 2005, visitada el 25 de agosto de 2016, http://www.encyclopedia.com/utility /printdocument.aspx?id=1G2:3435100255.

12. T. C. Birdsall, "5-Hydroxytryptophan: A Clinically-Effective Serotonin Precursor", *Alternative Medical Review* 3, no. 4 (agosto de 1998): pp. 271–280, vista en PubMed.gov, visitada el25 de agosto de 2016, http://www.ncbi.nlm.nih.gov/pubmed/9727088.

13. "Mucuna Pruriens", Examine.com, visitada el 26 de julio de 2016, https://examine .com/supplements/mucuna-pruriens/; "4 Dopamine Boosters to Improve Depression Symptoms, Mood, and Motivation; UHN Daily, 27 de junio de 2016, visitada el 26 de julio de 2016, http://universityhealthnews.com/daily/depression/dopamine-supplements-for -improving-mood-and-motivation/.

14. "St. John's Wort and Depression: In Depth", National Center for Complementary and Integrative, actualizada el 23 de septiembre de 2013, visitada el 25 de agosto de 2016, http:// nccam.nih.gov/health/stjohnswort/sjw-and-depression.htm.

15. K. Lu, M. A. Gray, C. Oliver, et al., "The Acute Effects of L-theanine in Comparison With Alprazolam on Anticipatory Anxiety in Humans", *Hum Psychopharmacol.* 19, no. 7 (octubre de 2004): pp. 457–465, citado en Tiesha D. Johnson, "Theanine vs. Xanax:

Comparison of Effects", *Life Extension Magazine*, agosto de 2007, visitada el 25 de agosto de 2016, http://www.lef.org/magazine/mag2007/aug2007_report_stress_anxiety_02.htm.

16. "Turmeric", WebMD, visitada el 13 de octubre de 2016, http://www.webmd.com/diet/supplement-guide-turmeric#1.

17. "Boswellia Serrata for Arthritis—Dosage & Research Review", Nootriment, visitada el 13 de octubre de 2016, http://nootriment.com/boswellia-serrata-for-arthritis/.

18. Lane Lenard, Ward Dean, y Jim English, "Controlling Inflammation With Proteolytic Enzymes", *Nutrition Review*, 24 de abril de 2013, visitada el 13 de octubre de 2016, http://nutritionreview.org/2013/04/controlling-inflammation-proteolytic-enzymes/.

19. Jason Ramirez, "Krill Oil Optimizes Multimodal Arthritis Control", *Life Extension Magazine*, noviembre de 2011, visitada el 13 de octubre de 2016, http://www.lifeextension.com/Magazine/2011/11/Krill-Oil-Optimizes-Multimodal-Arthritis-Control/Page-01.

20. Michael Downey, "Halt the Auto-Immune Attack of Arthritis", *Life Extension Magazine*, julio de 2012, visitada el 14 de octubre de 2016, http://www.lifeextension.com/Magazine/2012/7/Hault-Auto-Immune-Attack-Of-Arthritis/Page-01.

21. Natural Standard Patient Monograph "Glucosamine", derechos registrados 2016, Mayo Clinic, visitada el 14 de octubre de 2016, http://www.mayoclinic.org/drugs-supplements/glucosamine/background/hrb-20059572.

22. "Glucosamine/Chondroitin Arthritis Intervention Trial (GAIT)", National Institutes of Health, visitada el 14 de octubre de 2016, https://nccih.nih.gov/research/results/gait.

23. Mariko Oe et al., "Oral Hyaluronan Relieves Knee Pain: A Review", *Nutrition Journal* 15: (2015): 11, visitada el 14 de octubre de 2016, doi: 10.1186/s12937-016-0128-2.

24. Lenard, Dean, y English, "Controlling Inflammation With Proteolytic Enzymes".

25. "Turmeric", WebMD.

26. Downey, "Halt the Auto-Immune Attack of Arthritis".

27. "Boswellia Serrata for Arthritis—Dosage & Research Review" Nootriment.

28. Mariko Oe et al., "Oral Hyaluronan Relieves Knee Pain: A Review".

29. Ramirez, "Krill Oil Optimizes Multimodal Arthritis Control".

30. "Premenstrual Syndrome", Life Extension, visitada el 26 de julio de 2016, http://www.lifeextension.com/protocols/female-reproductive/premenstrual-syndrome/page-06?p=1.

31. Alexis Black, "The Mineral Selenium Proves Itself as Powerful Anti-Cancer Medicine", NaturalNews.com, 4 de enero de 2006, visitada el 26 de agosto de 2016, http://www.naturalnews.com/016446_selenium_nutrition.html.

32. S. Y. Yu, B. L. Mao, P. Xiao, et al., "Intervention Trial With Selenium for the Prevention of Lung Cancer Among Tin Miners in Yunnan, China. A Pilot Study", *Biological Trace Element Research* 24, no. 2 (febrero de 1990): pp. 105–108.

33. "Vitamin D for Cancer Prevention", MedicalNewsToday.com, 7 de febrero de 2007, visitada el 26 de agosto de 2016, http://www.medicalnewstoday.com/articles/62413.php.

34. Suzan Clarke, "In Tests, Vitamin D Shrinks Breast Cancer Cells", ABCNews.com, 22 de febrero de 2010, visitada el 26 de agosto de 2016, http://abcnews.go.com/print?id=9904415.

35. "Vitamin D for Cancer Prevention", MedicalNewsToday.com.

36. "How Curcumin Protects Against Cancer", *Life Extension Magazine*, marzo de 2011, visitada el 25 de julio de 2016, http://www.lifeextension.com/magazine/2011/3/how-curcumin-protects-against-cancer/page-01.

37. Eileen M. Lynch, "Melatonin and Cancer Treatment", *Life Extension*, enero de 2004, http://www.lifeextension.com/magazine/2004/1/report_melatonin/page-01 (visitada el 8 de julio de 2016).

38. L. Brown, et al., "Cholesterol-Lowering Effects of Dietary Fiber: A Meta-Analysis", *American Journal of Clinical Nutrition* 69, no. 1 (enero de 1999).

39. Joseph Mercola, *The No-Grain Diet* (Nueva York: E. P. Dutton, 2003).

40. J. G. Coniglio, "How Does Fish Oil Lower Plasma Triglycerides?" *Nutrition Reviews* 50 (julio de 1992): pp. 195–197.

41. "Fish: What Pregnant Women and Parents Should Know", FDA, junio de 2014, visitada el 26 de julio de 2016, http://www.fda.gov/Food/FoodborneIllnessContaminants/Metals/ucm393070.htm.

42. "Zinc: Fact Sheet for Health Professionals", National Institute of Health, actualizada el 11 de febrero de 2016, visitada el 6 de julio de 2016, https://ods.od.nih.gov/factsheets/Zinc-HealthProfessional/#en2.

43. "Vitamin D Is the 'It' Nutrient of the Moment", ScienceDaily.com, 14 de enero de 2009, visitada el 12 de julio de 2016, http://www.sciencedaily.com/releases/2009/01/090112121821.htm.

44. *Recommended Dietary Allowances*, 10th edition (Washington, D.C.: National Academy Press, 1989); "Chromium", National Institutes of Health, visitada el 28 de agosto de 2016, https://ods.od.nih.gov/factsheets/%20chromium-HealthProfessional/.

45. Neal D. Barnard, *Dr. Neal Barnard's Program for Reversing Diabetes* (Nueva York: Rodale, 2007), p. 142.

46. Ibíd., p. 143.

47. Richard A. Anderson, "Chromium in the Prevention and Control of Diabetes", *Diabetes and Metabolism* 26, no. 1 (2000): pp. 22–27, según se cita en Frank Murray, *Natural Supplements for Diabetes* (Laguna Beach, CA: Basic Health Publications, Inc. 2007), p. 114.

48. Ibíd.

49. Richard A. Anderson, "Chromium, Glucose Intolerance and Diabetes" *Journal of the American College of Nutrition* 17, no. 6 (1998): pp. 548–555.

50. Mark A. Mitchell, "Lipoic Acid: A Multitude of Metabolic Health Benefits", *Life Extension* magazine, octubre de 2007, visitada el 28 de agosto de 2016, http://www.lef.org/LEFCMS/aspx/PrintVersionMagic.aspx?CmsID=115115.

51. "How Does Fiber Affect Blood Glucose Levels?", Joslin Diabetes Center, visitada el 28 de agosto de 2016, http://www.joslin.org/managing_your_diabetes_697.asp.

52. James W. Anderson, *Dr. Anderson's High-Fiber Fitness Plan* (Lexington, KY: University Press of Kentucky, 1994), p. 14.

53. Michael Murray, "What Makes People Fat, Why Diets Don't Work, and What Triggers Appetite?" Life Extension Vitamins, visitada el 28 de agosto de 2016, http://www.lifeextensionvitamins.com/whmapefawhyd.html.

54. "Good Bye to Fad Diets, Revolutionary Natural Fibre Discovered in Canada", Medical NewsToday.com, 14 de agosto de 2004, visitada el 28 de agosto de 2016, http://www.medicalnewstoday.com/articles/12058.php.

55. Alam Khan, et al., "Cinnamon Improves Glucose and Lipids of People With Type 2 Diabetes", December 2003, 26 no. 12 (diciembre de 2003): pp. 3215–3218, visitada el 13 de julio de 2016, http://care.diabetesjournals.org/content/26/12/3215.

56. D. Frances, "Feverfew for Acute Headaches: Does It Work?" *Medical Herbalism: A Clinical Newsletter for the Clinical Practitioner* 7 no. 4 (invierno 1995–1996), pp. 1–2.

57. C. Boehnke et al., "High-Dose Riboflavin Treatment Is Efficacious In Migraine Prophylaxis: An Open Study in a Tertiary Care Centre", *European Journal of Neurology* 11, no. 7 (2004): pp. 475–477, visto en PubMed.gov, visitada el 20 de octubre de 2016, https://www.ncbi.nlm.nih.gov/pubmed/15257686.

58. Darrell Hulisz "Does Butterbur Prevent Migraines?", 2 de febrero de 2015, visitada el 20 de octubre de 2016, http://www.medscape.com/viewarticle/838939.

59. Eugene Braunwald et al., *Harrison's Principles of Internal Medicine*, 15a edición (Nueva York: McGraw-Hill, 2001).

60. Robert Iafelice, "Benefits of Wobenzym", actualizada el 6 de mayo de 2015, visitada el25 de julio de 2016, http://www.livestrong.com/article/161756-bene ts-of-wobenzym/.

61. "Collagen Type II", WebMD, visitada el 25 de julio de 2016, http://www.webmd.com /vitamins-supplements/ingredientmono-714-collagen%20type%20ii.aspx?activeingredientid =714&activeingredientname=collagen%20type%20ii.

62. Perry Marcone, "Generate Fresh Mitochondria With PQQ", *Life Extension Magazine*, febrero de 2011, visitada el 25 de julio de 2016, http://www.lifeextension.com/magazine /2011/2/Generate-Fresh-Mitochondria-with-PQQ/Page-01.

63. Alexander Leaf, "On the Reanalysis of the GSSI-Prevenzione", *Circulation* 105 (2002): pp. 1874–1875.

64. Christine M. Albert, et al., "Blood Levels of Long-Chain n-3 Fatty Acids and the Risk of Sudden Death", *New England Journal of Medicine* 346, no.15 (11 de abril de 2002): pp. 1113–1118.

65. A. Fidanza, "Therapeutic Action of Pantothenic Acid", *International Journal for Vitamin and Nutrition Research* 24, supplement (1983): pp. 53–67.

66. "Vitamin C: Fact Sheet for Health Professionals", National Institutes of Health, actualizada el 11 de febrero de 2016, visitada el 7 de julio de 2016, https://ods.od.nih.gov /factsheets/VitaminC-HealthProfessional/.

67. Ross Bloom, "92% of U.S. Population Have Vitamin Deficiency. Are You One of Them?" The Biostation, 3 de febrero de 2014, visitada el 8 de julio de 2016, http:// thebiostation.com/resource-center/wellness/92-of-u-s-population-have-vitamin-deficiency -are-you-one-of-them/.

68. Janet Renee, "Recommended Dosage of Pregnenolone", LiveStrong.com, actualizada el 19 de febrero 2014, visitada el 25 de julio de 2016, http://www.livestrong.com/article /503522-recommended-dosage-of-pregnenolone/.

69. D.Wallace-Warrior_D.pdf. Shungu, et al, "Increased Ventricular Lactate in Chronic Fatigue Syndrome. III. Relationships to Cortical Glutathione and Clinical Symptoms Implicate Oxidative Stress in Disorder Pathophysiology", *NMR Biomed* 25, no. 9 (septiembre de 2012): pp. 1073–1087.

70. P. C. Tullson y R. L. Terjung, "Adenine Nucleotide Synthesis in Exercising and Endurance-Trained Skeletal Muscle", *American Journal of Physiology* 261, no. 2 (C342–C347), citado en Julius G. Goepp, "Rejuvenate Cardiac Cellular Energy Production", LifeExtension Vitamins.com, mayo de 2008, visitada el 28 de agosto de 2016, http://www.lifeextension vitamins.com/may08denyohe.html.

71. "Royal Jelly", WebMD, visitada el 11 de julio 2016, http://www.webmd.com/vitamins -supplements/ingredientmono-503-ROYAL+JELLY.aspx?activeIngredientId=503&active IngredientName=ROYAL+JELLY&source=0.

72. Lester Packer, *The Antioxidant Miracle* (Nueva York: John Wiley and Sons, Inc., 1999).

73. Stephanie Watson, "Can Hepatitis C Be Cured?", revisado el 20 de mayo de 2016, visitada el 26 de julio de 2016, http://www.webmd.com/hepatitis/features/cure?page=3.

74. Michael Downey, "Olive Leaf Safely Modulates Blood Pressure", *Life Extension Magazine*, marzo de 2012, visitada el 29 de agosto de 2016, https://www.lef.org/magazine /mag2012/mar2012_Olive-Leaf-Safely-Modulates-Blood-Pressure_01.htm.

75. Nadia Arumugam, "Drinking Beetroot Juice Every Day Can Help Lower Blood Pressure by 7 Percent", Forbes, 25 de abril de 2013, visitada el 29 de agosto de 2016, http://www .forbes.com/sites/nadiaarumugam/2013/04/25/drinking-beetroot-juice-every-day-can-help -lower-blood-pressure-by-7-percent/.

76. A. Herrera-Arellano, et al., "Effectiveness and Tolerability of a Standardized Extract From Hibiscus Sabdariffa in Patients With Mild to Moderate Hypertension, A Controlled and Randomized Clinical Trial", *Phytomedicine* 11, no. 5 (julio de 2004): pp. 375–382.

77. "Celery", WebMD, visitada el 18 de julio de 2016, http://www.webmd.com/vitamins -supplements/ingredientmono-882-celery.aspx?activeingredientid=882&activeingredient name=celery.

78. F. C. Luft y M. H. Weinberger, "Sodium Intake and Essential Hypertension", *Hypertension* 4, no. 5 (septiembre-octubre de 1982): pp. 14–19.

79. "Estrovera", Metagenics, visitada el 26 de julio de 2016, http://www.metagenics.com /estrovera.

80. "Rhubarb May Cool Hot Flashes", WebMD, 15 de septiembre de 2006, visitada el 26 de julio de 2016, http://www.webmd.com/menopause/news/20060915/rhubarb-may-cool -hot-flashes.

81. "Flaxseed", *Life Extension Magazine*, octubre de 2008, visitada el 26 de julio de 2016, http://www.lifeextension.com/magazine/2008/10/flaxseed/page-01.

82. Rekha Mankad, "Heart Attack", 11 de febrero de 2016, visitada el 22 de julio de 2016, http://www.mayoclinic.org/diseases-conditions/heart-attack/expert-answers/calcium -supplements/faq-20058352.

83. William Davis, "Protecting Bone and Arterial Health With Vitamin K2", *Life Extension Magazine*, marzo de 2008, visitada el 25 de julio de 2016, http://www.lifeextension.com /magazine/2008/3/protecting-bone-and-arterial-health-with-vitamin-k2/Page-01.

84. D. Feskanich, et al., "Vitamin A Intake and Hip Fractures Among Postmenopausal Women", abstract, *Journal of American Medical Association* 287, no. 1 (enero de 2002): pp. 47–54, visitada el 29 de agosto de 2016, http://www.ncbi.nlm.nih.gov/pubmed/11754708.

85. "How to Best Absorb Calcium Supplements", eHow.com, visitada el 29 de agosto de 2016, http://www.ehow.com/how_3953_absorb-calcium-supplements.html.

86. "Magnesium in Depth", BodyAndFitness.com, http://www.bodyandfitness.com /Information/Health/Research/magnesium.htm (visitada el 6 de julio de 2009).

87. M. Kaneki, et al., "Japanese Fermented Soybean Food as the Major Determinant of the Large Geographic Difference in Circulating Levels of Vitamin K2: Possible Implications for Hip-fracture Risk", *Nutrition* 17, no. 4 (2001): pp. 315–321, según se cita en William Davis, "Protecting Bone and Arterial Health With Vitamin K2", *Life Extension Magazine*, marzo de 2008, visitada el 29 de agosto de 2016, http://www.lef.org/magazine/mag2008 /mar2008_Protecting-Bone-And-Arterial-Health-With-Vitamin-K2_01.htm.

88. Steven M. Plaza y Davis W. Lamson, "Vitamin K2 in Bone Metabolism and Osteoporosis", *Alternative Medicine Review* 10, no. 1 (2005): pp. 24–35, visitada el 29 de agosto de 2016, http://www.altmedrev.com/publications/10/1/24.pdf; Asakura H, et al., "Vitamin K Administration to Elderly Patients With Osteoporosis Induces No Hemostatic Activation, Even in Those With Suspected Vitamin K Deficiency", *Osteoporos Int* 12 (2001): pp. 996–1000.

89. Joseph Pizzorno, "Strong Bones for Life—Naturally (Part 2)", WebMD blog, 16 de octubre de 2008, visitada el 29 de agosto de 2016, http://blogs.webmd.com/integrative -medicine-wellness/2008/10/strong-bones-for-life-naturally-part-2.html.

90. Ward Dean, "Strontium: Breakthrough Against Osteoporosis", American Academy of Anti-Aging Medicine, 5 de mayo de 2004, visitada el19 de julio de 2016, http://www .worldhealth.net/news/strontium_breakthrough_against_osteoporo.

91. P. J. Meunier, et al., "The Effects of Strontium Ranelate on the Risk of Vertebral Fracture in Women With Postmenopausal Osteoporosis", *New England Journal of Medicine* 350, no. 5 (enero de 2004): pp. 459–468, visitada el 19 de agosto de 2016, http://content .nejm.org/cgi/content/abstract/350/5/459.

92. Dean, "Strontium: Breakthrough Against Osteoporosis".

93. Lester Packer, *The Antioxidant Miracle* (Nueva York: John Wiley and Sons Inc., 1999).

94. "Alzheimer's and Vitamin E", *New England Journal of Medicine* (abril de 1997).

95. Steven Bratman y David Kroll, *Natural Health Bible* (n.p.: Prima Health, 1999).

96. Alan Smithee, "Feed Your Brain!", enero de 2011, visitada el 20 de octubre de 2016, www.lifeextension.com/magazine/2011/1/feed-your-brain/page-01.

97. T. P. Ng et al., "Curry Consumption and Cognitive Function in the Elderly", *American Journal of Epidemiology*, 165, no. 9 (1 de noviembre de 2006): pp. 898–906, visto en PubMed.gov, visitada el20 de octubre de 2016, https://www.ncbi.nlm.nih.gov/pubmed /16870699.

98. "Super Food: Let's Talk Turmeric", Alzheimers.net, 4 de agosto de 2014, visitada el 20 de octubre de 2016, http://www.alzheimers.net/2013-07-29/turmeric-and-alzheimers/.

99. Perry Marcone, "Generate Fresh Mitochondria With PQQ", LifeExtension, febrero de 2011, visitada el 20 de octubre de 2016, http://www.lifeextension.com/magazine/2011/2 /Generate-Fresh-Mitochondria-with-PQQ/Page-01.

100. "Green Coffee Bean Extract", *Life Extension Magazine*, febrero de 2012.

101. "Iodine Deficiency", American Thyroid Association, 4 de junio de 2012, visitada el 29 de agosto de 2016, http://www.thyroid.org/iodine-deficiency/.

102. "Mucuna Pruriens", Examine.com.

103. Francine Juhasz, "Symptoms of Dopamine Deficiency", Livestrong.com, 14 de abril de 2015, visitada el 26 de julio de 2016, http://www.livestrong.com/article/346030-symptoms -of-dopamine-deficiency/.

104. J. A. Marlett, M. I. McBurney, J. L. Slavin, y American Dietetic Association, "Position of the American Dietetic Association: Health Implications of Dietary Fiber", *Journal of the American Dietetic Association* 102, no. 7 (2002): pp. 993–1000.

105. N. C. Howarth, E. Saltzman, and S. B. Roberts, "Dietary Fiber and Weight Regulation", *Nutrition Review* 59, no. 5 (2001): pp. 129–138.

106. Andrew Weil, "7-Keto: Supplement to Speed Metabolism?", DrWeil.com, visitada el 29 de agosto de 2016, http://www.drweil.com/drw/u/QAA401158/7Keto-Supplement-to -Speed-Metabolism.html.

107. "7-Keto-DHEA", WebMD.com, visitada el 29 de agosto de 2016, http://www.webmd .com/vitamins-supplements/ingredientmono-835-7-KETO-DHEA.aspx?activeIngredientId =835&activeIngredientName=7-KETO-DHEA.

108. Weil, "7-Keto: Supplement to Speed Metabolism?".

109. J. L. Zenk, J. L. Frestedt, y M. A. Kuskowski, "HUM5007, a Novel Combination of Thermogenic Compounds, and 3-Acetyl-7-Oxo-Dehydroepiandrosterone: Each Increases the Resting Metabolic Rate of Overweight Adults", *Journal of Nutritional Biochemistry* 18, no. 9 (septiembre de 2007): pp. 629–634; Michael Davidson, et al., "Safety and Pharmacokinetic Study With Escalating Doses of 3-Acetyl-7-Oxo-Dehydroepiandrosterone in Healthy Male Volunteers", *Clinical Investigative Medicine* 23, no. 5 (octubre de 2000): pp. 300-310, visitada el 29 de agosto de 2016, http://www.ncbi.nlm.nih.gov/pubmed/11055323.

110. Linus Pauling, *Vitamin C and the Common Cold* (San Francisco: W. H. Freeman, 1970).

111. Linus Pauling, "The Significance of the Evidence of Ascorbic Acid and the Common Cold", *Proceedings of the National Academy of Sciences of the USA* 68 (noviembre de 1971): pp. 2678–2681.

112. Jennifer Warner, "Low Vitamin D Levels Linked to Colds", WebMD, 23 de febrero de 2009, http://www.webmd.com/cold-and-flu/news/20090223/low-vitamin-d-levels-linked -to-colds.

113. Sherif B. Mossad, et al., "Zinc Gluconate Lozenges for Treating the Common Cold", *Annals of Internal Medicine* 125 (15 de julio de 1996): pp. 81–88, visitada el 28 de agosto de 2016, http://www.annals.org/cgi/content/abstract/125/2/.

114. Lynda Liu, "Fighting the Flu With Alternative Remedies", 7 de enero de 2000, visitada el 28 de agosto de 2016, http://www.rense.com/politics6/flufight.htm.

115. *Ibíd.*

116. *Ibíd.*

117. R. T. Mathie, J Frye, y P Fisher, "Homeopathic Oscillococcinum for Preventing and Treating Influenza and Influenza-Like Illness", *Cochrane Database System Review* 1 (28 de enero de 2015), visitada el 11 de julio de 2016, http://www.ncbi.nlm.nih.gov/pubmed/25629583.

118. Gordon Pedersen, *A Fighting Chance: How to Win the War Against Bacteria, Viruses & Mold With Silver*, 2nd ed. (n.p.: Sound Concepts, 2008), pp. 19–20.

119. M. Sabater-Molina, et al., "Dietary Fructooligosaccharides and Potential Benefits on Health", *Journal of Physiology and Biochemistry* 65, no. 3 (septiembre de 2009).

120. I. Louw, et al., "A Pilot Study of the Clinical Effects of a Mixture of Beta-Sisterol and Beta-Sisterol Glucoside in Active Rheumatoid Arthritis", *American Journal of Clinical Nutrition* 75 (2002): 351S (Abstract 40).

121. "Krill Oil is 'Safe, Well Tolerated and Effective'", Mercola, 2 de febrero de 2010, visitada el 25 de julio de 2016, http://articles.mercola.com/sites/articles/archive/2010/02/02/krill-oil-is-safe-well-tolerated-and-effective.aspx.

122. Nancy Piccone, "The Silent Epidemic of Iodine Deficiency", *Life Extension Magazine*, octubre de 2011, visitada el 26 de julio de 2016, http://www.lifeextension.com/magazine/2011/10/the-silent-epidemic-of-iodine-deficiency/Page-01.

123. Sage Kalmus, "Herbs at Help in T4 to T3 Conversion", 16 de agosto de 2013, visitada el26 de julio de 2016, http://www.livestrong.com/article/498835-herbs-that-help-in-t4-to-t3-conversion/.

124. I. V. Zhdanova, et al., "Sleep-inducing Effects of Low Doses of Melatonin Ingested in the Evening", *Clinical Pharmacology and Therapeutics* 57, no. 5 (mayo de 1995): pp. 552–558, visitada el 29 de agosto de 2016, http://www.ncbi.nlm.nih.gov/pubmed/7768078.

125. "Rapid Anxiety and Stress Relief", Discover Nutrition, visitada el 29 de agosto de 2016, http://www.discovernutrition.com/l-theanine.html.

126. "How Curcumin Protects Against Cancer", *Life Extension Magazine*.

127. Stephen Strum y William Faloon, "Beta-Sitosterol", *Life Extension Magazine*, junio de 2005, visitada el 25 de julio de 2016, http://www.lifeextension.com/magazine/2005/6/report_prostate/Page-01; "Beta-Sitosterol", WebMD, visitada el 25 de julio de 2016, http://www.webmd.com/vitamins-supplements/ingredientmono-939-beta-sitosterol.aspx?activeingredientid=939&activeingredientname=beta-sitosterol.

128. John Boudreau, "'King's Herb' One of Many From Vietnam Taking Hold in U.S. Market", *Mercury News*, 26 de junio de 2012, visitada el 4 de agosto de 2016, http://www.mercurynews.com/ci_20942411/kings-herb-one-many-from-vietnam-taking-hold; "Research", Crila Health, visitada el 4 de agosto de 2016, https://crilahealth.com/prostate-uterine-menopause-research?mnu=6.

## Apéndice B: La dieta FODMAP

1. "The Low FODMAP Diet", Stanford Hospital and Clinics, 2012, visitada el 26 de julio de 2016, http://fodmapliving.com/wp-content/uploads/2013/02/Stanford-University-Low-FODMAP-Diet-Handout.pdf.

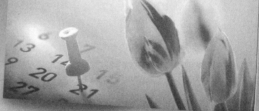

# RECETAS DE
# JUGOS, BATIDOS Y
# ALIMENTOS ORGÁNICOS
## PARA UNA SALUD ÓPTIMA

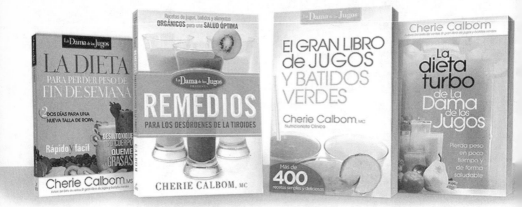

## ESTAS GUÍAS DE FÁCIL ACCESO
## Y DE REFERENCIA RÁPIDA INCLUYEN:

**RECETAS PARA** infusiones, jugos y batidos curativos.

**RECOMENDACIONES PARA** recetas de alimentos crudos
que ayudan a sanar diferentes condiciones de salud.

**CONSEJOS PARA** preparar, limpiar y
almacenarsus jugos y batidos, ¡y más!

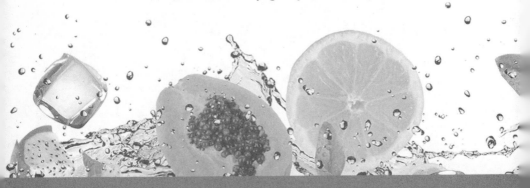